Controversies in
Obstetric Anesthesia
and Analgesia

产科麻醉与镇痛争鸣

【英】伊恩·麦格康纳谢   著

钱金桥 衡新华 姚尚龙   主译

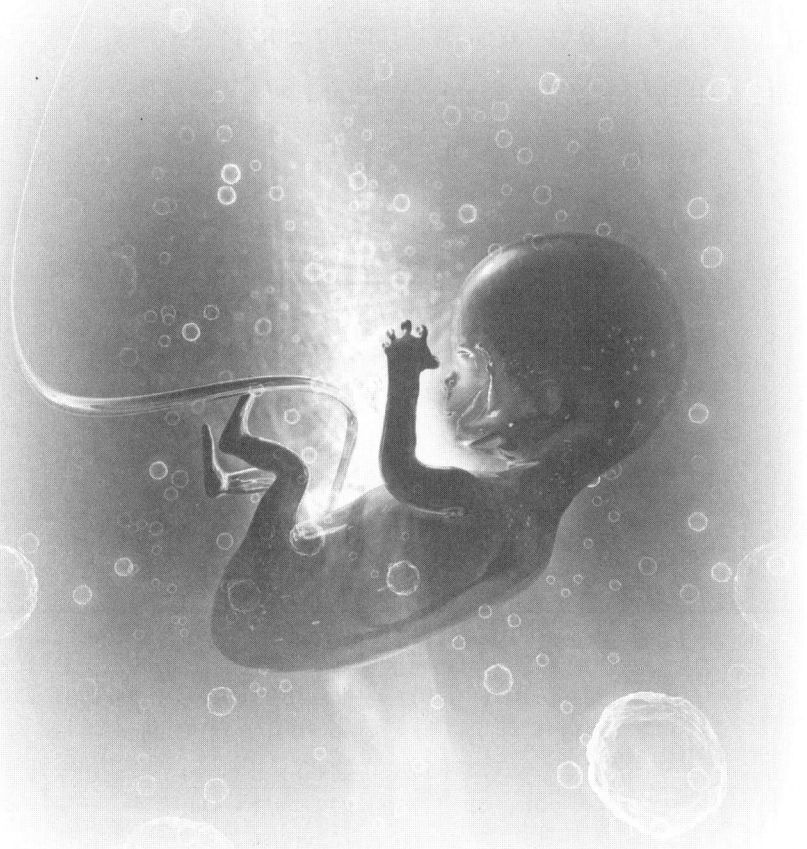

世界图书出版公司

上海·西安·北京·广州

图书在版编目（ＣＩＰ）数据

产科麻醉与镇痛争鸣／（英）麦格康纳谢著；钱金桥，衡新华，姚尚龙译. — 上海：上海世界图书出版公司，2014.9
ISBN 978-7-5100-8297-9

I.① 产… Ⅱ.① 麦… ② 钱… ③ 衡… ④ 姚… Ⅲ.① 产科外科手术—麻醉学 ② 分娩—止痛 Ⅳ.① R719 ② R714.305

中国版本图书馆CIP数据核字(2014)第161304号

产科麻醉与镇痛争鸣

【英】伊恩·麦格康纳谢 著

钱金桥 衡新华 姚尚龙 主译

上海世界图书出版公司 出版发行
上海市广中路88号
邮政编码 200083
杭州恒力通印务有限公司印刷
如发现印刷质量问题,请与印刷厂联系
质检科电话：0571-88914359
各地新华书店经销

开本：787 × 1092 1/16 印张：18.25 字数：300 000
2014年9月第1版 2014年9月第1次印刷
印数：1-2000
ISBN 978-7-5100-8297-9/R · 324
图字：09-2014-232 号
定价：90.00元
http://www.wpcsh.com

译者名单

主　译　钱金桥　衡新华　姚尚龙

副主译　邵建林　梁荣毕　陈红梅　陈　燕　刘　曼　方　育

译　者（按姓氏拼音排序）

陈红梅	昆明同仁医院	钱金桥	昆明医科大学第一附属医院
陈华梅	昆明医科大学第一附属医院	邵建林	昆明医科大学第一附属医院
陈文栋	昆明医科大学第一附属医院	王　全	昆明医科大学第一附属医院
陈　燕	昆明医科大学第一附属医院	王　蔚	昆明医科大学第一附属医院
丁妮娜	昆明医科大学第一附属医院	杨　伟	昆明医科大学第一附属医院
方　育	昆明医科大学第一附属医院	杨文燕	昆明医科大学第一附属医院
衡新华	昆明医科大学第一附属医院	杨玉桥	昆明医科大学第一附属医院
黄　洁	昆明医科大学第一附属医院	姚尚龙	华中科技大学同济医学院附属协和医院
黄　婧	昆明医科大学第一附属医院		
梁荣毕	昆明医科大学第一附属医院	袁　源	昆明医科大学第一附属医院
陆　悦	昆明医科大学第一附属医院	张　琦	昆明医科大学第一附属医院
李　超	昆明市儿童医院	张　毅	昆明医科大学第三附属医院
李　晋	昆明医科大学第一附属医院	钟　颖	昆明医科大学第一附属医院
刘　曼	昆明医科大学第一附属医院	邹志瑶	昆明医科大学第一附属医院
彭佩华	昆明医科大学第一附属医院		

作者介绍

伊恩·麦格康纳谢博士
（Dr I McConachie MB ChB FRCA
FRCPC）
麻醉与围手术医学科
西安大略大学
圣约瑟夫卫生保健
伦敦健康科学中心
伦敦，安大略，加拿大

A. 阿拉瑞比博士
（ Dr A Al-Areibi MD MSc FRCPC）
麻醉与围手术医学科
西安大略大学
圣约瑟夫卫生保健
伦敦健康科学中心
伦敦，安大略，加拿大

P. 阿姆斯特朗博士
（Dr P Armstrong MD FRCPC）
麻醉与围手术医学科
西安大略大学
圣约瑟夫卫生保健
伦敦健康科学中心
伦敦，安大略，加拿大

M. 巴尔基博士
（Dr M Balki MB BS MD）
麻醉科
多伦多大学
西奈山医院
多伦多，安大略，加拿大

P. 巴托博士
（Dr P Batohi MBChB BSc FRCPC）
麻醉与围手术医学科
西安大略大学
圣约瑟夫卫生保健
伦敦健康科学中心
伦敦，安大略，加拿大

G. 贝林厄姆博士
（Dr G Bellingham MD FRCPC）
麻醉与围手术医学科
西安大略大学
圣约瑟夫卫生保健
伦敦健康科学中心
伦敦，安大略，加拿大

C. 布拉德伯里博士
（Dr C Bradbury BSc MB BS MRCP

FRCA）
麻醉科
考文垂和沃里克郡大学医院
考文垂，英国

D. 程博士
（Dr D Cheng MD MSc FRCPC FCAHS）
麻醉与围手术医学科
西安大略大学
圣约瑟夫卫生保健
伦敦健康科学中心
伦敦，安大略，加拿大

V. 克拉克博士
（Dr V Clark MB ChB FRCA）
麻醉科
辛普森生殖健康中心
爱丁堡皇家医院
爱丁堡，英国

C. 德尔布里奇博士
（Dr C Delbridge BSc MD FRCPC）
麻醉与围手术医学科
西安大略大学
圣约瑟夫卫生保健
伦敦健康科学中心
伦敦，安大略，加拿大

A. 迪尔博士
（Dr A Dhir MBBS, MD, FRCA, FRCPC）
麻醉与围手术医学科
西安大略大学

圣约瑟夫卫生保健
伦敦健康科学中心
伦敦，安大略，加拿大

S. 迪尔博士
（Dr S Dhir MD FRCPC）
麻醉与围手术医学科
西安大略大学
圣约瑟夫卫生保健
伦敦健康科学中心
伦敦，安大略，加拿大

R. 费尔南多博士
（Dr R Fernando FRCA）
麻醉科
荣誉高级讲师
伦敦大学医学院附属医院
伦敦，英国

P. 福利博士
（Dr P Foley FCARCSI）
麻醉科
阿尔斯特医院，贝尔法斯特
北爱尔兰，英国

A. 高瑟博士
（Dr A Gauthier BSc PhD MD）
麻醉与围手术医学科
西安大略大学
圣约瑟夫卫生保健
伦敦健康科学中心
伦敦，安大略，加拿大

M. 格罗斯博士
（Dr M Gros MD FRCPC）
麻醉与围手术医学科
西安大略大学
圣约瑟夫卫生保健
伦敦健康科学中心
伦敦，安大略，加拿大

S. 哈本博士
（Dr S Halpern MD MSc FRCPC）
麻醉科
多伦多大学
日溪健康科学中心
多伦多，安大略，加拿大

A. 哈慈博士
（Dr A Hards BSc MB ChB MRCP FRCA）
麻醉科
多伦多大学
西奈山医院
多伦多，安大略，加拿大

M. 哈桑博士
（Dr M Hasan FRCA）
麻醉科
伦敦大学医学院附属医院
诺斯威克公园医院
伦敦，英国

D. 希尔博士
（Dr D Hill MD FFARCSI FFPMCAI）
麻醉科

阿尔斯特医院，贝尔法斯特
北爱尔兰，英国

A. 海纳博士
（Dr A Hinova FRCA）
麻醉科
圣玛丽医院
伦敦，英国

N. 伊马索吉博士
（Dr N Imasogie MB BS FRCA）
麻醉科
利明顿地区纪念医院
利明顿，安大略，加拿大

P. 库斯舍夫斯基博士
（Dr P Kuszewski BSc MD）
麻醉与围手术医学科
西安大略大学
圣约瑟夫卫生保健
伦敦健康科学中心
伦敦，安大略，加拿大

M. 基诺奇博士
（Dr M Kynoch MBChB MRCP FRCA）
麻醉科
皇家马斯登医院
伦敦，英国

R. 拉雯博士
（Dr R Lavi MD）
麻醉与围手术医学科

西安大略大学
圣约瑟夫卫生保健
伦敦健康科学中心
伦敦，安大略，加拿大

K. 马麦博士
（Dr K Marmai MD FRCPC）
麻醉与围手术医学科
西安大略大学
圣约瑟夫卫生保健
伦敦健康科学中心
伦敦，安大略，加拿大

C. 米隆博士
（Dr C Miron BSc MD）
麻醉与围手术医学科
西安大略大学
圣约瑟夫卫生保健
伦敦健康科学中心
伦敦，安大略，加拿大

B. J. 莫雷尔博士
（Dr B J Morrell MD FRCPC）
麻醉与围手术医学科
西安大略大学
圣约瑟夫卫生保健
伦敦健康科学中心
伦敦，安大略，加拿大

S. 莫里森博士
（Dr S Morrison BSc MD）
麻醉与围手术医学科

西安大略大学
圣约瑟夫卫生保健
伦敦健康科学中心
伦敦，安大略，加拿大

J. 帕金博士
（Dr J Parkin MD FRCPC）
麻醉与围手术医学科
西安大略大学
圣约瑟夫卫生保健
伦敦健康科学中心
伦敦，安大略，加拿大

T. 郭博士
（Dr T Quach BSc MD）
麻醉与围手术医学科
西安大略大学
圣约瑟夫卫生保健
伦敦健康科学中心
伦敦，安大略，加拿大

K. 拉奥博士
（Dr K Rao FCARCSI）
麻醉科
诺斯威克公园医院
哈罗，英国

J. 拉辛博士
（Dr J Racine BSc MD）
麻醉与围手术医学科
西安大略大学
圣约瑟夫卫生保健

伦敦健康科学中心
伦敦，安大略，加拿大

N. 罗宾逊博士
（Dr N Robinson MBChB, FRCA）
麻醉科
诺斯威克公园医院
哈罗，英国

A. 舒瓦茨博士
（Dr A Schwartz BSc MD）
麻醉与围手术医学科
西安大略大学
圣约瑟夫卫生保健
伦敦健康科学中心
伦敦，安大略，加拿大

M. 席尔瓦·雷斯特波博士
（Dr M Silva Restrepo MD）
麻醉科
多伦多大学
日溪健康科学中心
多伦多，安大略，加拿大

S. 辛格博士
（Dr S Singh MD FRCPC）
麻醉与围手术医学科
西安大略大学
圣约瑟夫卫生保健
伦敦健康科学中心
伦敦，安大略，加拿大

R. 史密斯博士
（Dr R Smith BSc MSc MD）
麻醉与围手术医学科
西安大略大学
圣约瑟夫卫生保健
伦敦健康科学中心
伦敦，安大略，加拿大

K. 蒂格博士
（Dr K Teague MD FRCPC）
麻醉与围手术医学科
西安大略大学
圣约瑟夫卫生保健
伦敦健康科学中心
伦敦，安大略，加拿大

L. 韦克利博士
（Dr L Wakely BSc MD）
麻醉与围手术医学科
西安大略大学
圣约瑟夫卫生保健
伦敦健康科学中心
伦敦，安大略，加拿大

A. 怀斯博士
（Dr A Wise MB ChB FRCA）
麻醉科
辛普森生殖健康中心
爱丁堡皇家医院
爱丁堡，英国

序

　　产科麻醉与镇痛可追溯到19世纪，从那时起，产科麻醉与镇痛就成为麻醉实践中的一个重要部分。产科麻醉会影响2名患者（产妇和婴儿），因此，产科麻醉是麻醉中最具挑战性的麻醉之一。当代产科麻醉的特点是患者年龄大、患者合并症多，需要在围生期进行处理。虽然，我们对产科麻醉围生期和胎儿的生理学、药理学、镇痛技术和手术有了更好的理解和发展，但是，为了使这些患者接受最佳的治疗，新研究证据和产科麻醉与镇痛的争鸣持续存在。

　　伊恩·麦格康纳谢博士（Dr Ian McConachie）是一位经验丰富的学术型临床医师，他编写的这本书非常实用，突出了围生期当代产科麻醉管理存在的一些争论。这部书的其他作者也是经验非常丰富的临床医师，他们给我们提供的实用信息不仅简洁而且面向问题。麦格康纳谢挑选的杰出作者来自大西洋两岸，他们就产科患者的病理生理学、药物、技术、手术、急诊治疗和重症监护等各种有争议的题目进行了报道。相信读者会学习或更新各章中报道的麻醉处理原则和方法，提高产科麻醉的管理水平。

程戴维

（Davy Cheng, MD, MSc, FRCPC, FCAHS）

加拿大西安大略大学

伦敦健康科学中心和伦敦圣约瑟夫医院

麻醉与围手术医学科

杰出教授和科主任

前　言

　　本书旨在对围手术期和围产期患者的治疗提供指导,这些指导与现代麻醉和重症监护的理念一致,与麻醉医生作为围手术期内科医生的理念一致。这些专题是经精心选择的,另外,还凸显了一些最具挑战性的麻醉病例的处理原则。所以本书实用性强,对大多数产科麻醉医生都有吸引力。一些在普通麻醉课本中未涉及的重要信息在本书也能找到,但要求读者具有基本的生理学、药理学和麻醉学的基本知识和经验。

　　虽然这本书主要读者群是麻醉初学者,但经验丰富的麻醉医生也许会发现本书对一些新概念和进展的更新是有用的。本书还可以作为研究生麻醉学考试有用的“备忘录”,产科护士和助产士也会对本书感兴趣。它不能替代主要的产科麻醉课本,但可以帮助你集中了解目前一些有争论的领域。各章节故意编排的风格各异:有些章节更多的是涉及基本原则、生理学、药理学等。其他章节则注重实用:讨论某些产科情况下麻醉技术原则,或讨论某些产科并发症的治疗。

　　当然,有些章节讨论的专题争议较大,这些章节要讨论的东西较多,所以,篇幅往往较长。其他的作为“争议”纳入本书,是因为这些证据是来自文献,有待于转化来改变临床实践和病人的治疗水平。精选的重要的参考文献或有争议的参考文献已列出,扩展阅读建议也列出。书中以公开的方式讨论的很多药物和报道及讨论的很多临床试验都包括非适应症用药的情况,在这种情况下,各位医生应该对患者病情充分评估,酌情用药。同样,书中报道的药物剂量代表文献中常见的剂量,但医生应该参阅合适的药学文献寻求指导。

　　原著作者都是临床医生,他们医治的对象就是高危产科病人,很多作者积极参与科研,致力于为接受产科麻醉与镇痛的患者提供高水平围术期和围产期治疗。作者们来自大西洋两岸的研究机构,他们在临床和培训都很活跃。因此,本书的目的是编写一部具国际相关性的书。板式设计以简洁的方式呈现信息,故容易获取有效信息,尽力做到删繁就简。

目　录

第一章

妊娠期药物滥用

A. 舒瓦茨　N. 伊马索吉　著

引言

- 近 30 年间,西方国家娱乐性药物的使用大幅增加。

- 美国的一项调查显示,90% 药物滥用的妇女是育龄期妇女[1]。

- 2007 ～ 2008 年间,估计有 5.1% 的妊娠妇女存在有使用违禁药物的情况,这是个保守估计,因为大多数临产妇在直接询问时都表示否认。

- 最常见的滥用药物,包括阿片类、苯丙胺类、大麻、氯胺酮及其他致幻剂、咖啡因、胶毒、烟草、酒精、可卡因[1]。目前多种药物滥用亦比较普遍。

- 孕妇滥用药物可导致母亲与胎儿患病率明显增加,同时潜在死亡率也相应提高。

- 孕妇滥用药物同样可致其陷入严重的经济问题及犯罪活动中。

- 药物滥用的产妇有 80% 以上很可能会要求麻醉医师提供分娩镇痛和麻醉[2]。

争议

争论的焦点并不在于是否存在药物滥用,更多的则是围绕下面几点:

- 滥用不同药物的准确流行程度通常不被人们所认可,几乎确实都存在低估现象。许多调查结果都备受质疑,因为自我报道确实很低。

- 滥用药物对母体及胎儿的影响,尤其是对一些新型药物的使用。

- 药物滥用的检测、识别及孕妇筛查。

识别

识别药物滥用非常重要,因为它可以引起一些潜在的后果,如胎儿死亡、早产及母婴的戒断症状。医务人员保持高度警觉性十分重要,美国产科医师协会推荐直接询问所有的产妇。一些学者则推荐对孕产妇进行违禁药物筛查。

一般性意见

在一些实例中,药物滥用者通常表现为身体健康状况差、营养不良、慢性和急性感染及牙齿发育不良,然而,这也许成为了一种传统形象。其实在药物滥用的人群中也不乏一些稳定而富有家庭的产妇,但药物滥用者孕期没有产前保健也确实很常见。

对医务人员可能会有影响——尤其是经静脉滥用药物者。静脉穿刺会非常困难,在自我注射药物滥用人群中,病毒传染性疾病高度流行,例如,肝炎病毒、HIV。关于药物滥用对母婴影响的详尽描述请参阅其他相关文献。本章简要概括常见药物滥用的影响及如何处理由此引起的一些急性并发症。

酒精

- 2007 ~ 2008 年,一项加拿大的调查显示,有 5.8% 的产妇承认有饮酒史[3]。
- 2002 ~ 2007 年,另一项调查显示,在妊娠的 1 ~ 3 个月有 19% 的孕妇有饮酒史,4 ~ 6 个月有 7.8% 有饮酒史,7 ~ 8 个月有 6.2% 饮酒史。而在妊娠的 1 ~ 3 个月有 8%,4 ~ 6 个月有 1.8%,7 ~ 8 个月有 1% 的孕妇酗酒[4]。
- 怀孕的青少年女性中有 20.3% 承认有饮酒史[5]。
  慢性酒精摄取、急性酒精中毒及戒断症状都对麻醉医师构成了挑战。

对孕妇及胎儿的影响

- 在戒酒后 6 ~ 48h 后可出现戒断症状,包括自主神经功能紊乱、心动过速、心力衰竭及癫痫发作。
- 自主神经功能紊乱可有致命威胁,如果使用 β-受体阻滞剂,可能会降低胎儿对分娩的应激能力。可以使用小剂量的地西泮或咪达唑仑,并且不会引起新生儿抑制。α_2 肾上腺素受体激动剂,例如可乐定,也可能有较好的效果[1]。
- 酒精能够通过胎盘,它的一些初级代谢产物对胎儿及胎盘有直接毒性作用,这会导致胎儿酒精综合征的致畸作用:颅面部畸形、生长迟缓、小头畸形、智力迟滞、心脏畸形。
- 孕期酒精摄取是发达国家新生儿智力迟滞的首要原因。在美国它是导致可预防性先天缺陷发生的首要原因,同时也是影响新生儿死亡的主要原因。

麻醉处理

- 急性酒精中毒是全身麻醉的一个相对禁忌证,因为它可增加产妇误吸及胎儿窘迫的危险性。当然,如果必须使用全麻时则应当预防误吸,采用快速序贯诱导,诱导剂量应当减量[1]。
- 对于慢性酒精摄入的产妇,由于交叉耐受性及血容量增加,应当适当增加麻醉药量,但对于并存有肝功能障碍、心力衰竭及低蛋白血症的患者,则需要减少药量。有报道称,对假性胆碱酯酶水平降低的患者,司可林的使用不受影响。由于血钾及血镁水平的异常,使用非去极化肌松药可引起多种效应。
- 对于这一类产妇区域麻醉较为安全,但对于有肝功能障碍及凝血功能紊乱者应除外。

可卡因

- 据 2009 年报道显示,加拿大 15 岁及以上女性可卡因使用率为 1.2%[6]。
- 在美国可卡因是妊娠期妇女最常用的娱乐性药物。2007 年的一项调查显示,有 6.8% 怀孕的青少年女性使用可卡因[5]。
- 可卡因常与其他的一些药物复合滥用,最常见的是酒精。
- 可卡因滥用的产妇并不局限于某一特定的种族、社会经济状况、文化状况。
- 可卡因滥用者常见的一些特征有经产妇、缺乏产前保健、使用其他违禁药品、饮酒、吸烟、梅毒血清检测阳性[7]。其中最为重要的一个预测因素就是缺乏产前保健。

对母亲及胎儿的影响

- 由于儿茶酚胺释放增加和 α-肾上腺素受体敏感性增加,妊娠可增加心血管对可卡因的反应性。可卡因可通过提升心率、增加全身血管阻力及左室收缩力而增加心肌耗氧量。氧耗的增加及 α-肾上腺素受体介导的冠脉收缩效应使产妇易于发生心肌缺血、心肌梗死及心律失常[8]。
- 可卡应也可引起血压升高、心动过速、惊厥、神经反射增强、发热、蛋白尿及水肿,这有可能被误诊为子痫或妊娠期高血压[9]。肝功能检测、肾功能检测及尿乳胶试验有助于鉴别诊断急性可卡因摄取。
- 对母体的影响,例如,胎盘早剥、子宫破裂、早产、肝破裂、脑梗死及死亡均有报道。

- 对胎儿的影响则源于可卡因可透过胎盘、母体血管收缩及所致的子宫胎盘血流减少。曾有报道，由于氧合功能减退可导致自然流产、胎盘早剥的风险提高 4 倍、早产以及胎儿宫内窘迫需行剖宫产[2]。

- 对胎儿的常见影响则有宫内生长受限(intrauterine growth restriction, IUGR)，低出生体重，储存脂肪减少，低出生体长，头径过小。

- 可卡因几乎对机体的各个系统都有致畸作用，其中最为常见的是泌尿生殖系统畸形。

麻醉处理

- 区域阻滞麻醉——被认为是理想的麻醉镇痛方法——但由于可卡因引起的血小板减少而可能使其成为禁忌证。这类患者区域阻滞麻醉引起的低血压对麻黄碱可能有抵抗性，可考虑使用去氧肾上腺素替代。

- 这类患者可能发生痛觉方面的改变，使得对正常人适宜的硬膜外或蛛网膜下腔麻醉可能不足以给她们提供有效的镇痛。这类产妇蛛网膜下腔应用阿片类药物镇痛的持续时间可能会缩短[2,7]。

- 全身麻醉可以谨慎实施。应当避免使用氟烷，因为它可致心肌对儿茶酚胺的敏感性增加。氯胺酮同样要避免使用，因其具有拟交感作用。司可林的肌松效应可能会延长，因为可卡因的代谢会消耗假性胆碱酯酶。丙泊酚与硫喷妥钠则可安全用于麻醉诱导。

- 推荐预防性用药控制喉镜植入引起的血压升高反应。使用 β - 受体阻滞剂后，由于不能拮抗 α - 受体兴奋效应引起冠脉收缩，因而使其成为了禁忌，最好使用 α -、β - 受体阻滞剂——拉贝洛尔。可以使用肼屈嗪，但可能会引起反射性心动过速。三硝酸甘油与硝普钠则被成功的用于此类患者。钙通道阻滞剂的运用尚有争议[7]。已经有经静脉联合用硫酸镁与阿片类药物的报道，如瑞芬太尼或阿芬太尼[2]。

- 可卡因引起的心肌缺血及胸痛应当给氧、三硝酸甘油及苯二氮䓬类药物进行治疗，只有当血管造影证实存在血管闭塞、血管成形术不可用时才考虑溶栓治疗[8]。

- 一种可卡因结合疫苗正在进行Ⅰ期、Ⅱ期临床试验，这种疫苗通过抗体介导的结合防止可卡因进入中枢神经系统(central nervous system, CNS)，减轻患者对可卡因的渴求。这也许能够帮助使用可卡因的产妇阻止其毒性反应的发生[10]。

苯丙胺类

苯丙胺类是拟交感神经系统药物,包括甲基苯丙胺和3,4-亚甲基二氧基苯丙胺(MDMA),也称为摇头丸。

- 在1992 ~ 2007年间,孕产妇滥用甲基苯丙胺的比率从4.3%上升到了18.8%[5]。
- 在此类药物的滥用中,甲基苯丙胺是最常见的药物[2]。
- 加拿大2009年的一项调查显示,有0.9%的孕妇承认使用过摇头丸,有0.4%承认使用过硫酸苯丙胺(又称甲基苯异丙胺)[5]。

对孕妇及胎儿的影响

- 苯丙胺类药物中毒可致机体儿茶酚胺释放增加,从而引起血压升高、心动过速、心律失常、癫痫、脑卒中、幻觉及皮质警觉性提高。除此之外,还包括瞳孔散大、呼吸变浅、高热、神经反射活动增强、口干、食欲减退、体重减轻及产后出血[11]。
- 急性中毒可能会被误诊为妊娠期高血压或子痫[1]。苯丙胺类药物的心脏效应与可卡因的心脏效应类似(血流动力学不稳定、心律失常、心肌梗死、主动脉夹层),但有两个重要的不同点:苯丙胺类药物及其衍生物没有局麻药的属性,能抑制单胺氧化酶活性从而减少儿茶酚胺降解[1]。
- 对于胎儿,由于血管收缩降低了子宫胎盘血流量可引起胎儿宫内窘迫、脑出血、胎盘早剥及早产。胎儿及新生儿死亡与苯丙胺类药物滥用有关。

麻醉处理

- 肝、肾功能检测或可有助于鉴别苯丙胺类药物滥用与子痫[12]。
- 由于苯丙胺类药物会下调 β- 受体与交感活性,区域麻醉可并发顽固性低血压。使用去氧肾上腺素往往能成功治疗低血压。
- 与可卡因滥用者一样,这类患者同样推荐使用全身麻醉。苯丙胺类药物中毒者诱导用药及吸入麻醉药用量会增加。而对于长期使用者麻醉药需求量会降低,同时吸入麻醉药的最低肺泡气有效浓度(minimum alveolar concentration, MAC)也会降低。建议监测体温,因为苯丙胺类药物可改变体温调节中枢,引起中暑[2]。

阿片类药物

据估计,在美国有1.6% ~ 2.7%的孕妇滥用阿片类药物。2007年美国有3.1%

的怀孕少女使用海洛因[5]。

对母亲及胎儿的影响

- 阿片类药物滥用的孕产妇可并发蜂窝组织炎、脓肿、败血症、感染 HIV 及获得性免疫缺陷综合征(AIDS)。同时,也可能发生病毒性肝炎、感染性心内膜炎及营养不良。

- 这些患者可能会出现用药过量或戒断症状。用药过量者可能会出现呼吸抑制、胃内容物误吸及呼吸骤停以至于死亡。戒断综合征表现为交感神经活动增强的体征,例如,心动过速、出汗、腹泻、坐立不安、血压升高及失眠,但都不足于致命[2]。

- 对胎儿,阿片类药物滥用可能会导致自然流产、胎儿宫内窘迫、低出生体重、早产、胎盘早剥、绒毛膜羊膜炎、胎儿窘迫。戒断则可能会导致胎便斑、围生期窒息及新生儿死亡[1]。

- 新生儿也可能会出现血压升高、呼吸窘迫、癫痫发作、高热、皮肤花斑、音调升高、睡眠异常、拒食、腹泻及婴儿猝死综合征(SIDS)。

- 美沙酮维持治疗可减轻婴儿的戒断症状,同时减少母亲的阿片类药物使用量。

麻醉处理

- 阿片类药物的戒断症状应当给予支持治疗, α_2-受体激动剂可乐定及三环类抗抑郁药多虑平可供选用,同时对于某些特定的病例可以再次使用阿片类药物治疗。

- 为了预防戒断症状,在分娩期应当避免使用阿片类药物拮抗剂,但如果产妇有严重的中毒反应及反应低下时,还是考虑使用。混合的激动剂 / 拮抗剂如纳布啡,在一些机构常用于分娩镇痛及治疗椎管内应用阿片类药物引起的瘙痒症。对于这类患者则应当避免使用,因其可导致戒断症状的风险增加。

- 区域麻醉安全可行,但若患者有蜂窝组织炎、凝血功能障碍、败血症、感染性心内膜炎及化脓性关节炎则不能使用[1]。已有文献报道经静脉吸毒者,脊髓、硬膜外及椎间盘感染的发生率增加,但这与所选的麻醉方式无关。

- 只要没有禁忌证应当首选区域阻滞麻醉,因为阿片类药物滥用者合适的全身用药剂量很难估计。与其他未成瘾的产妇一样,阿片类药物成瘾者也会出现椎管内镇痛失败。镇痛效果不理想应当积极查找原因,而不应当仅仅归咎于患者成瘾,同时也要预料到此类患者发生低血压的倾向增加[1]。

- 美沙酮被推荐用于阿片类药物成瘾者的维持治疗[1]。若产妇在使用美沙酮,则在分娩过程中应当继续使用,同时还应当使用 μ 受体激动剂控制急性疼痛。这类患者的术后疼痛可能会非常剧烈,并且不好处理,应当采用包括区域阻滞、局麻药在内的多模式镇痛方案。因害怕会再次引起患者对阿片类药物的渴望及复吸,而对曾经有过阿片类药物成瘾的患者不进行镇痛治疗是不恰当的,因为有研究表明焦虑与疼痛会促使患者复吸。

- 对长期慢性使用阿片类药物者,全身麻醉诱导用量应当增加,而对于急性摄入者则应当减量,其他中枢神经系统抑制药的使用亦是如此。对于此类患者,静脉通路的建立可能比较困难,有必要建立中心静脉通路[2]。

- 纳曲酮植入已经用于阿片类药物成瘾的产妇,并且没有引起相关的新生儿戒断症状,但是这种方法会影响患者术后获得完善的镇痛[13]。

- 阿片类药物成瘾的产妇所产婴儿需要进行特殊监护,新生儿戒断综合征通常会推迟到出生后第 2 天到第 3 天才会出现, 70% ~ 80% 有戒断综合征的婴儿的母亲在使用海洛因或美沙酮,也见于母亲使用丁丙诺啡的婴儿,但很少见[2]。

烟草

烟草是孕妇最常使用的药物之一。

- 加拿大 2000 ~ 2001 年的一项调查研究显示有 17% 的孕妇吸烟,同时另有 17% 不吸烟的孕妇在怀孕期间经常暴露于吸烟的环境中[14]。

- 美国 2002 ~ 2007 年的研究显示,有 21.8% 的孕妇在妊娠的 1 ~ 3 个月吸烟,有 14.4% 的孕妇在妊娠的 4 ~ 6 个月吸烟,有 13.9% 的孕妇在妊娠的 7 ~ 9 个月吸烟[4]。另一项估计显示,在 2006 ~ 2007 年间孕产妇吸烟率达 59%[15]。

- 在得知怀孕后,有 20% ~ 40% 会停止吸烟,但有 60% ~ 80% 在产后 6 个月内又会再次吸烟。

- 应当鼓励戒烟,尽管对孕妇进行尼古丁替代治疗的有效性尚缺乏足够的评价,但当非药理学机制干预失败时也是值得推荐的。

- 烟草燃烧产生的烟雾中包含 4 000 种化合物,包括尼古丁、一氧化碳及氰化物。关于尼古丁及一氧化碳的研究最多,但人们对于其他化学物质对发育中的胎儿的毒性作用却知之甚少。

对母亲及胎儿的影响

- 尼古丁通过刺激外周及中枢烟碱受体增加儿茶酚胺释放,导致交感神经张力增加、心率增快、收缩压与舒张压升高、心脏做功增加以及外周血管收缩。α-肾上腺素能激活可引起冠脉收缩、冠心病及外周血管疾病。
- 对呼吸的影响包括弥散功能异常,肺防御功能减退,增加支气管炎,慢性阻塞性肺疾病的发生率,呼吸道敏感性增加,患肺癌的危险性增加。黏液分泌亢进,加之纤毛运输功能减退,可导致小气道闭合,气体交换功能降低。
- 当一氧化碳浓度达 3% ~ 15% 时,母体及胎儿运输氧的能力会下降,一氧化碳与血红蛋白的亲和力大于氧气与血红蛋白的亲和力,从而导致母体及胎儿的氧供减少。
- 母亲吸烟对胎儿的影响包括异位妊娠、自然流产、胎儿宫内窘迫、低出生体重、前置胎盘、胎盘早剥、胎儿缺氧、早产及新生儿呼吸功能受损[11]。
- 烟草产生的化学物质成分对胎儿生长的影响比吸烟的量更为密切,并且二手烟有着同样的效应。
- 母亲戒烟可降低发病率,例如,低 Apgar 评分、复苏及新生儿 ICU 入住率达 10% ~ 15%[16]。

麻醉处理

- 由于黏液分泌亢进、气管支气管清除机制受损、急性支气管痉挛使呼吸道并发症明显增加,因此,最好避免气道操作。
- 椎管内麻醉是一种值得推荐的方法,它可避免全麻的气道操作及呼吸系统并发症[17]。
- 全身麻醉可增加围术期呼吸系统并发症,同时合并胃容量增加,因此,误吸风险增加,同时由于肝微粒体酶功能改变,会影响诱导药物的代谢。目前认为吸烟不会影响吸入麻醉药的 MAC。

苯二氮䓬类

孕妇使用苯二氮䓬类的信息很少,但不常用。

对母亲及胎儿的影响

- 苯二氮䓬类药物滥用可引起镇静、嗜睡、呼吸抑制、精神运动障碍、判断力减退、共济失调、肌张力减退、神经反射减弱、言语不清、眼球震颤、心血管系统不稳定及死亡[11]。母亲的戒断症状可能表现为震颤、失眠、癫痫、焦虑、躁动、肌肉痉挛、高血压、厌食及发热[11]。

- 苯二氮䓬类药物很容易通过胎盘，对胎儿的影响包括增加早产的危险性、低Apgar评分、需转新生儿重症监护室及呼吸窘迫综合征[18]。
- 新生儿可能出现戒断症状（易激惹、肌张力亢进及呕吐）、软婴综合征、吮吸困难及产热改变。

麻醉处理

- 用于诱导及维持的麻醉药量可能需要增加[2]。
- 地西泮滥用者吸入麻醉药的 MAC 会降低。

巴比妥类

　　人们对于孕妇滥用巴比妥类药物的了解很少，胎儿接触巴比妥类药物更多的时候是由于孕妇使用其治疗癫痫而不是滥用。

对母亲及胎儿的影响

- 巴比妥类药物抑制中枢神经系统。母亲使用过量可能会导致言语不清，共济失调，烦躁，咽反射及深部腱反射消失，呼吸抑制以及昏迷。心脏并发症包括血管舒缩神经抑制引起的低血压以及心肌抑制。由于横纹肌溶解，也可发生急性肾衰竭[2,11]。
- 戒断可能会引起癫痫、心血管衰竭、高血压、躁动、震颤、睡眠障碍以及高热[2,11]。
- 巴比妥类药物可以自由通过胎盘。其影响包括头围减小、神经管缺损、先天性心脏病、尿道缺损以及唇裂[19]。一些研究关注使用巴比妥类药物治疗癫痫而不是滥用，而致畸效应则归咎于潜在的癫痫。在没有癫痫病史的母亲，使用巴比妥类药物似乎并不会引起结构性缺损，但是婴儿的神经发育问题、新生儿的智能、出血（由于维生素 K 消耗）以及戒断症状则与之有关。
- 新生儿的戒断症状包括易激惹、持续哭泣、入睡困难、震颤、呃逆、嘴角抽动[20]。

麻醉处理

出现低血压应当进行输液治疗，戒断症状应当使用苯巴比妥进行滴注治疗。

这类患者的诱导剂量可能需要增加。

大麻

在烟草与酒精之后,大麻被认为是孕妇最为常用的药物[1],但对此存在争论。据估计,孕妇的大麻使用率在 2.9% ~ 27% 不等。2007 年在美国,怀孕的青少年女性大麻的使用率达 45.9%[5]。

对母亲及胎儿的影响

- 大麻作为一种天然物质被用作娱乐性药物及医疗用途已有数千年的历史。它是从一种名为"大麻"的植物中获得,吸食后具有致幻作用。尽管从该植物中已经提取获得 61 种大麻素,但对精神活动影响最大的是一种被称为δ9- 四氢大麻酚的化学物质。

- 据报道,吸食大麻后有 50% 的药物会进入血液,大麻素通过肝脏代谢,代谢过程中又可产生大约 20 种可影响精神活动的中间产物[1]。

- 使用大麻后会增加交感神经系统的兴奋性,同时降低副交感神经系统的兴奋性,其效应包括心率增加、直立性低血压、烦躁、焦虑、妄想症、失眠、出汗、恶心、呕吐、刺激食欲、腹泻、欣快感、结膜血管舒张变红。

- 大剂量可使副交感神经张力增加,患者可能出现心动过速以及低血压。

- 急性中毒可影响认知及运动功能,同时也可导致心电图上 ST 段与 T 波改变,但在先前无心脏病变的患者很少会引起致命的心律失常。

- 长期使用可导致注意力及记忆功能减退,同时减弱个体分析复杂信息的能力。

- 用药过量并不足以致命,戒断可出现睡眠潜伏期变长、消极情绪及行为改变等特征性症状。

- 与吸烟一样,吸食大麻也会释放一氧化碳及其他有害物质,可导致血红蛋白运载氧的能力下降,与吸烟类似的效应。吸食大麻可导致口咽部罕见恶性肿瘤的发生率增加、支气管炎、鳞状上皮化生、肺气肿,同时降低激素及细胞介导的免疫防御反应。

- 大麻很容易通过胎盘,蓄积在脂肪组织中,以很慢的速度消除,可导致胎儿的暴露时间长达 30d[1]。目前还没发现大麻可导致先天异常,但可能会引起胎儿宫内窘迫(IUGR)、低出生体重、早产、改变垂体-肾上腺皮质轴及激素的产生。

麻醉处理

- 呼吸系统并发症增加,以及口咽部、悬雍垂水肿均有报道。
- 大麻可增强麻醉药对心率及血压的影响,据报道,大麻与普萘洛尔及毒扁豆碱会产生不良相互作用。增加心率的药物,例如氯胺酮、潘库溴铵、阿托品及肾上腺素则应当避免使用。
- 酒精、巴比妥类、阿片类、苯二氮䓬类及酚噻嗪类的镇静作用可能会被大麻增强。
- 大麻抑制胆碱酯酶活性,司可林的肌松效应可能会被延长。
- 疼痛评分可能会表现为双相变化——小剂量不影响评分,中等剂量降低评分,然而大剂量则降低疼痛评分[1]。
  综合上述原因,区域麻醉是首选的麻醉方法。

咖啡因

咖啡因存在于咖啡、茶、可乐及巧克力当中,因此绝大多数孕妇在日常生活中均有摄入咖啡因。

对母亲及胎儿的影响

- 咖啡因作用于多巴胺系统,可以利尿、中等程度的提升血压或致心动过速。
- 长期使用突然停用可引起头痛、疲劳、焦虑及膀胱功能障碍。
- 少量摄入(<400mg/d)在大多数健康人身上并不会引起有害的心血管系统效应。
- 咖啡因可以通过胎盘,并且有很长的半衰期。胎儿不能代谢咖啡因,但尚没有证据证明咖啡因有致畸作用。

麻醉处理

- 咖啡因的戒断症状可出现头痛,这有可能会被误诊为硬脊膜穿破后头痛(PDPH)。使用咖啡因来预防或治疗 PDPH 将在另一章节中讲述。
- 咖啡因可能会增强 β-受体激动剂(如肾上腺素、沙丁胺醇)的效应,同时也增加使用单胺氧化酶抑制剂患者发生高血压危象的风险。

氯胺酮与其他致幻剂

致幻剂包括氯胺酮、麦角酸二乙酰胺(LSD)、苯环己哌啶(PCP)、裸盖菇素(奇幻蘑菇)以及麦斯卡琳。关于孕妇致幻剂的使用率并不清楚。

- 致幻剂可引起幻听、幻视、幻触、焦虑及惊恐发作。
- 致幻剂兴奋交感神经系统,可引起心动过速、高血压、高热及瞳孔扩大。

对母亲及胎儿的影响

- 致幻剂使用过量可导致呼吸抑制、癫痫及昏迷,但死亡很少发生[2,21]。
- PCP通过胎盘,可引起新生儿发生癫痫、易激惹、喂养困难、嗜睡及心动过速。高热可增加母亲及胎儿的氧耗量,可能出现高热导致的神经损伤。
- 氯胺酮很容易通过胎盘,但尚未发现其对胎儿有任何的不利作用。当氯胺酮用作全麻的诱导用药时,可能会导致新生儿Apgar评分过低,需要进行急救复苏的可能性增加。

麻醉处理

- 使用致幻剂的患者要避免应激,因其可导致惊恐发作。苯二氮䓬类药物已经被成功地用于控制这些患者的焦虑与惊恐发作,但大多数镇静剂是相对禁忌,因其会加重这些药物的毒性反应。
- 若患者配合,应当首选区域阻滞麻醉。因为致幻剂可加强阿片类药物对呼吸的抑制作用,故全麻的作用时间可能会延长[2]。
- PCP与LSD会抑制血浆胆碱酯酶,理论上可导致司可林的肌松效应延长,但临床上尚缺乏这方面的证据。
- 氯胺酮会降低吸入麻醉药的最低肺泡气有效浓度(MAC)。

胶毒

滥用胶毒包括甲苯、乙二醇及其他挥发性物质例如汽油、丙烷以及打火机中的丁烷。

- 据估计,在2006年美国有783 000人第一次滥用胶毒[21]。
- 英国的使用率正在逐渐增加,其中大部分的使用者都是青年人。
- 关于孕产妇的使用率很难估计。

对母亲及胎儿的影响

- 胶毒有多种作用机制,由肺吸收,通过肝脏代谢。
- 使用胶毒对心脏的影响包括潜在的致婴儿心律失常、高血压、心动过速、心肌梗死及充血性心力衰竭[2,21]。

- 患者可能会出现急性呼吸窘迫、气道阻力增加、支气管痉挛、肺动脉高压以及由于碳氧血红蛋白与高铁血红蛋白血症引起的低氧血症,也可能发生窒息及误吸。已经有死于窒息、误吸及急性心律失常的报道。
- 目前并没有发现特征性的戒断症状。
- 肝脏毒性及肾衰竭均有报道[22]。
- 胶毒滥用可导致胎儿宫内窘迫、早产及围生期死亡。在新生儿身上可观察到戒断症状:尖叫哭声、睡眠紊乱、CNS 兴奋性增高与喂养困难。苯巴比妥对新生儿戒断症状可能较为有效。

麻醉处理

- 保证气道通畅应当优先考虑,保持呼吸、循环稳定亦是如此。
- 若有电解质异常应当立即纠正。
- 若患者配合,可以考虑使用椎管内麻醉。由于长期胶毒滥用可导致严重的中枢神经系统及外周神经功能缺陷,应当进行一次完整的神经功能检测以发现可能存在的神经功能缺陷。应当避免使用含有肾上腺素的溶液,因其可导致心律失常。
- 若患者不配合,可以选用全身麻醉,建议进行快速序惯性诱导(RSI)。出现低血压应当进行补液、使用去氧肾上腺素、肾上腺素或者阿托品治疗。
- 对于持续性快速性心律失常可用 β-受体阻滞剂进行治疗,以降低心肌对儿茶酚胺的敏感性。
- 胶毒滥用的患者呼末药物浓度检测不可靠,在 1 例临产妇身上所测得呼末药物浓度明显高于实际水平[23],目前认为 MAC 不会由于滥用胶毒而改变。
- 麻醉用药的目的在于尽量降低机体对手术的应激反应,同时避免儿茶酚胺的释放。

γ-**氨基丁酸**

γ-氨基丁酸(GHB)又被称为液态摇头丸。它是一种在哺乳动物脑组织中发现的天然短链脂肪酸。它半衰期较短,没有有毒的代谢中间产物,因而降低了其被发现的可能。

关于孕妇 GHB 的使用了解较少。

对孕妇及胎儿的影响

- GHB 是一种中枢神经系统抑制药,但它有混合的镇静—刺激效应。GHB 中毒可导致肌阵挛发作、意识模糊、攻击性、触觉敏化、尿失禁、咽反射亢进、恶心、呕吐以及记忆损害。

- 20 ~ 30mg/kg 可导致困倦睡眠,50 ~ 60mg/kg 可导致麻醉,同时伴有肌张力减退、眼球震颤、心动过缓、低血压、低热、呼吸变慢、潮式呼吸、严重的循环呼吸抑制、癫痫及昏迷[24]。

- 戒断症状表现为震颤、出汗、心动过速、躁动、失眠、高血压、恶心、呕吐、幻听与幻视。

- 尚无关于孕妇滥用 GHB 的文献报道。

麻醉处理

急性使用 GHB 可能会引起呼吸抑制,需要进行呼吸支持。目前尚无明确的拮抗剂,治疗方法为支持治疗。

总结

表 1-1 总结了本章讨论的滥用药物的重要意义。

表1-1 药物滥用并发症小结

药物	药物过量可能	戒断症状	致畸作用	全麻诱导剂量	最低肺泡气有效浓度(MAC)
酒精	是	有,震颤性谵妄是致命的	有,新生儿酒精综合征	减量	慢性使用者增加急性使用者降低
苯丙胺类	是,可能是致命的	有	很可能会	急性使用者加量慢性使用者减量	急性使用者加量慢性使用者减量
巴比妥类	是	有	可能会	加量	降低
苯二氮䓬类	是	有	可能会	加量	降低(地西泮)
咖啡因	否	有,非致命的	不会	无变化	无变化
可卡因	是	有,通常是非致命的	会,泌尿生殖系统最常见	可能没改变或者与苯丙胺类相同	急性使用者加量慢性使用者减量
GHB	是	有	不会	减量	可能降低
氯胺酮与其他致幻剂	是,死亡率低	无	不会	无变化	减量

（续表）

药物	药物过量可能	戒断症状	致畸作用	全麻诱导剂量	最低肺泡气有效浓度（MAC）
大麻	不可能致命	非致命的	不会	减量	降低
阿片类	致命的	非致命的	不会	慢性使用者加量 急性使用者减量	降低
烟草	否	新生儿没有	不会	无变化	无变化
胶毒	是，可能致命	没有	可能有胎儿胶毒综合征	可能降低	慢性使用者可能增加 急性使用者可能降低 精确测量呼末药物浓度困难

（王　全　刘　曼　译　钱金桥　衡新华　校）

扩展阅读

- Briggs G G, Freeman R K , Yaffe S J. *Drugs in Pregnancy and Lactation*, 8th edn.Philadelphia: Lippincott Williams and Wilkins, 2008.
- Hughes S C , Kessin C. Anesthesia and the drug-addicted mother. In Hughes SC, Levinson G, Rosen M A eds. *Shnider and Levinsnn's Anesthesia for Obstetrics*, 4th edn. Philadelphia: Lippincott Williams and Wilkins, 2002,pp. 599-612.
- Leffert L R. Substance abuse. In Chestnut D H, Polley L H, Tsen L C & Wong C A eds. *Chestnut's Obstetric Anesthesia Principles And Practice*, 4th edn. Philadelphia: Mosby Elsevier, 2009, pp. 1125-1147.
- Stoelting R K & Dierdorf S F. Psychiatric diseases and substance abuse. In Stoelting R K & Dierdorf S F eds. *Anesthesia and Coexisting Disease*, 4th edn. Philadelphia: Churchill Livingston, 2002, pp. 629-654.

参考文献

1. Kuczkowski K M. The effects of drug abuse on pregnancy. *Curr Opin Obstet Gynecol*, 2007, **19**: 758-785.
2. Ludlow J, Christmas T, Paech J ,et al. Drug abuse and dependency during pregnancy: anaesthetic issues. *Anaesth Intensive Care*, 2007, **35**: 881-893.
3. Thanh N X, Jonsson E. Drinking alcohol during pregnancy: evidence from Canadian Community Health Survey 2007/2008. *J Popul Ther Clin Pharmacol*, 2010, **17**: e302-307.
4. The NSDU Report: Substance use among women during pregnancy and following childbirth. Substance Abuse and Mental Health Services Administration, Department of Health and Human Services 2009, www.oas.samhsa.gov/2k9/135/PregWoSubUse.htm [Accessed July 2011].
5. The TEDS Report: Pregnant teen admissions to substance abuse treatment: 1992 and 2007.Substance Abuse and Mental Health Services Administration, Office of Applied Studies, 2010,www.oas.samhsa.gov/2k10/228/228PregnantAdmits2kl0.htm [Accessed July 2011].
6. Major findings From the Canadian Alcohol and Drug use Monitoring Survey (CADUMS). Canada Health, 2009,ww.hc-sc.gc.calhc-psldrugs-drogueslstatlindex-eng.php [Accessed July 2011].
7. Kuczkowski K M. Cocaine abuse in pregnancy: anesthetic implications. *Int J Obstet Anesfhes*, 2002, **11**: 204-210.
8. Kuczkowski K M.The cocaine abusing parturient: a review of anesthetic considerations. *Can J Anesth*, 2004, **51**: 145-154.

9. Towers C V, Pircon R A, Nageotte M P, *et al*. Cocaine intoxication presenting as preeclampsia and eclampsia. *Obstet Gynecol,* 1993, **81**: 545-547.

10. Orson F M, Kinsey B M, Singh R A K, *et al*. Vaccines for cocaine abuse. *Hum Vaccin,* 2009, **5**: 194-199.

11. Stoelting R K , Dierdorf S F. Psychiatric diseases and substance abuse. In Stoelting R K & Dierdorf S F eds. *Anesthesia and Coexisting Disease*, 4th edn. Philadelphia: Churchill Livingston, 2002, pp. 629-654.

12. Kuczkowski K M. Inhalation induction of anesthesia with sevoflurane for emergency caesarean section in an amphetamine intoxicated parturient without an intravenous access. *Acta Anaesthesiol Scand,* 2003, **47**: 1181-1182.

13. Hulse G , O'Neil G. Using naltrexone implants in the management of the pregnant heroin user. *Aust NZ J Obstet Gynaecol,* 2002, **42**: 569-573.

14. Millar W J , Hill G. Pregnancy and smoking. *Health Reports,* 2004, **15**: 53-56.

15. National Institute On Drug Abuse. Prenatal exposure to drugs of abuse. 2009. www.drugabuse.gov/tib/prenatal.html [Accessed July 2011].

16. Burstyn I, Kapur N , Cherry N M. Substance use of pregnant women and early neonatal morbidity: where to focus intervention? *Can J Public Health,* 2010, **101**: 149-153.

17. Kuczkowski K M. Labour analgesia for the tobacco and ethanol abusing pregnant patient: a routine managementt? *Arcn Gynecol Obstet,* 2005, **271**: 6-10.

18. Calderon-Margalit R, Qiu C, Ornoy A, *et al*. Risk of preterm delivery and other adverse perinatal outcomes in relation to maternal use of psychotropic medications during pregnancy. *Am J Obstet GynecoL,* 2009, **201**: 579 e1-8.

19. Schacter S C. Risks associated with epilepsy and pregnancy. *Up To Dato* 2010; www.uptodate.com/online/content/topic.do?topicKey=epileeg/3066&source=see_ link&anchor=search_ result [Accessed July 2011].

20. Kuczkowski K M. Anesthetic implications of drug abuse in pregnancy *J Clin Anesth,* 2003; **15**: 382-394.

21. Raburn W F. Maternal and fetal effects from substance use. *Clin Perinatol,* 2007, **34**: 559-571.

22. Hall A P , Henry J A. Illicit drugs and surgery. Int J Surg 2007, **5**: 365-370. 23. Sicinski M A & Kadam U. Monitoring of the anesthetic volatile agent may be impaired in hydrocarbons users. *Anaesthesia,* 2002, **57**: 510-511.

24. Zvosec D L , Smith S W. Gamma hydroxybutyrate (GHB) intoxication. *UpToDate* 2010, www.uptodate.com/online/content/topic.do?topicKey=ad_tox/14428&selectedTitle=4% 7E14&source=searc h_result [Accessed July 2011].

第二章

妊娠期心脏病

S. 辛格　A. 迪尔　R. 拉雯　著

引言

有 4% 的孕产妇合并心脏病,妊娠期心脏病是孕产妇死亡的一个主要原因。

- 风湿性心脏病,尤其是二尖瓣狭窄,曾是妊娠期间最常见的心脏病。
- 患有先天性心脏病的妇女怀孕变得越来越常见。
- 由于高龄产妇的比例不断增加,缺血性心脏病发生率也不断增加。

受影响的产科患者的麻醉管理是一个挑战,需要对心脏的病理生理学和怀孕的生理效应有一个彻底的了解。

怀孕的心血管变化

怀孕时正常的生理变化导致高动力性心血管系统:

- 妊娠末 3 个月的中期,血容量增加达到了顶峰,增加 50%。
- 在整个怀孕过程中,全身血管阻力下降,因此,收缩压降低,但由于心输出量增加了 30%,平均动脉压仍保持在正常水平。
- 在分娩过程中,由于与疼痛相关的儿茶酚胺的释放,心输出量显著增加,高达50%。每次子宫收缩使中央血容量增加,导致心输出量增加多达 25%。产后腔静脉的梗阻解除,中央血容量进一步增加。
- 产妇处于高凝状态和需要考虑抗凝治疗。

这些变化可能严重威胁有心脏病的产妇,并且影响分娩过程的麻醉管理。

怀孕期间的一般考虑

产科心脏病患者需要提前麻醉会诊,以决定适当的麻醉管理。

- 应该考虑产妇的功能能力和疾病的严重程度,并预期妊娠、分娩和产程对生理变化的影响。
- 必须考虑优化心脏状况的治疗方案。

- 应该检查心脏药物,连续超声波检查和心电图。
- 应该考虑围生期出血的风险和子宫收缩药物的影响。
- 应该考虑用于细菌性心内膜炎的抗生素。

阴道分娩的考虑

分娩应该在一个三级中心的多个学科团队的参与下提前做出计划。

- 虽然有一些重要的例外(主动脉扩张,累及主动脉根部的马方综合征,严重的主动脉瓣狭窄,新近发生的心肌梗死和急性充血性心力衰竭),但缩短的第二产程阴道分娩通常是首选。
- 短程无痛分娩使血流动力学的不稳定减轻。在分娩的第一产程,镇痛对于降低由疼痛导致升高的儿茶酚胺的水平是非常重要的,升高的儿茶酚胺水平增加心率、血压和心输出量,产科心脏病患者对这些变化耐受差。
- 用低剂量局部麻醉药和阿片类药小心调整硬膜外镇痛,使阻滞平面局限于T10 ~ L2 最佳。最好避免注射含肾上腺素的局麻药。
- 减少交感神经阻滞所带来的血流动力学的影响非常重要,而且有创血流动力学监测经常很有帮助。
- 治疗低血压较好的药物是去氧肾上腺素而非麻黄碱。
- 因为第二产程,会阴的麻醉也是必须的。一个预先存在的硬膜外阻滞药小心扩展平面,如果没有硬膜外阻滞,可用低段腰麻或阴部神经阻滞。
- 最好减少推动子宫,以避免 Vasalva 动作引起的前负荷恶性降低。产钳或真空吸引器可以协助分娩。避免截石位,以防止中心血容量的急性增加。

剖宫产的一般考虑

一些有心脏病的患者也可进行剖宫产。

- 关键是要避免心血管参数的突然变化。区域麻醉可以产生广泛的交感神经阻滞。
- 有心脏病的产妇一般对单次腰麻的耐受很差。
- 有各种心脏病的产妇应在有创监测指导下,使用起效慢的局部麻醉药,逐渐增量调整硬膜外麻醉,这在文献中已有很好的描述。
- 对有心脏病的产妇小心实施全身麻醉也有很多成功的报道。经常有人报道阿片类药物为主的麻醉,因为它可减轻喉镜置入时的体循环和肺循环的压力,也避免吸入麻醉药的心肌抑制作用。

● 麻醉方法必须个体化。

产后管理的一般考虑

● 产后,必须考虑子宫收缩药物的影响。心脏病患者缩宫素的使用在其他章节讨论。

● 分娩后,有严重心脏病的患者应该在重症监护室进行观察,小心监测液体治疗和血流动力学。

● 在第一个 24 ~ 72h 内,会发生显著的血流动力学变化,这可能会导致心律失常和充血性心力衰竭。

● 完善的镇痛减少疼痛引起的儿茶酚胺激增导致的高血压和心动过速。

● 早期下床活动可以降低深静脉血栓栓塞的风险。

妊娠和先天性心脏病

● 每 1 000 个活产新生儿,会有 7 ~ 8 个新生儿有先天性心脏病。随着治疗水平的提高,85% 的患者能够活到成年[1]。

● 目前,有先天性心脏病的女性到产妇服务处的越来越多。先天性心脏病是导致产妇发病率和死亡率的心脏方面的原因。

● 与妊娠、分娩相关的生理上的变化使这些患者的肺水肿和心脏衰竭、主动脉夹层、反常栓塞、心律失常,以及发绀加重的风险增加。

● 有必要详细了解不同的病变及对血流动力学的影响。

● 很可能出问题的病变是合并有肺动脉高压或艾森曼格综合征、严重的左心室流出道梗阻和发绀性心脏病。

● 如果母亲的动脉血氧饱和度低于 80%,血细胞比容在 60% 以上,或是反复晕厥,胎儿的预后一般较差[2]。

● 父母一方患有先天性心脏病,其后代患先天性心脏病的风险增加(2% ~ 16%)——母亲有心脏病而不是父亲有心脏病时,后代有先天性心脏病的风险较高[3]。

胎儿的心脏发育

怀孕后 55 ~ 60d 心脏几乎形成。最活跃的时期是在 25 ~ 40d。最初,心脏只是一个管道。随着它不断增长,它需要更多的空间,因此它弯曲和扭转回来。关键事件如下。

1. **心脏管腔的形成** 从中胚层的心脏形成区域。
2. **原始心管扩张** 沿心管长轴出现5次扩张:
   - 静脉窦
   - 原始心房
   - 原始心室
   - 心球
   - 动脉干

   以下结构源于这些扩张:
   - 右心房和冠状窦的光滑部分(静脉窦)
   - 左、右心房的小梁部分(原始心房)
   - 所有心室的小梁部分(原始心室)
   - 所有心室的光滑部分(心球)
   - 主动脉和肺动脉主干(动脉干)
   - 房室管从原始心房和心室之间发展而来,而圆锥隔心室管从心室和心球之间发展而来。

3. **右侧循环** 静脉血进入右心室前先流入左心室。这通过右循环的关键事件(房室管和圆锥隔心室管对齐靠拢)来改正。

4. **主动脉-肺动脉间隔** 在这个阶段,有动脉干嵴和心球嵴形成,它们生长并以螺旋的方式相互缠绕。嵴最终融合形成主动脉-肺动脉间隔,将动脉干和心球分开成为主动脉和肺动脉干。在主动脉-肺动脉间隔形成异常将导致先天性心脏缺陷,例如:
   - 永存动脉干(形成失败)
   - 大动脉转位(旋转失败)
   - 法洛四联症(对齐失败)

5. **房间隔** 事件的顺序如下:
   - 原发隔在原始心房的顶部形成并且在房室管朝着房室垫生长。
   - 在原发隔的游离缘和房室垫之间的空隙被称为原发孔。
   - 原发隔与房室垫融合,因此关闭了原发孔。
   - 继发孔在原发隔中心形成,在胚胎期允许血液从右心房流到左心房。

- 继发隔在原发隔的右侧形成。
- 继发隔上端和下端分支之间的孔隙是卵圆孔。
- 由于原发隔上部退化,继发孔扩大。
- 后来,继发隔的上端分支与原发隔的剩余部分融合。
- 卵圆孔也许会完全关闭或保持开放。

6. **房室隔** 背侧和腹侧的房室垫彼此靠近并融合形成的房室间隔,房室管分成左右两只。房室间隔发育异常导致:
- 原发孔房间隔缺损
- 永久性房间隔缺损
- 三尖瓣下移畸形
- 三尖瓣闭锁

7. **室间隔** 肌性室间隔在原始心室底中线发育,朝融合的房室垫生长。室间孔位于肌部室间隔的游离缘和融合的房室垫之间。膜性室间隔(主动脉-肺动脉间隔形成)与肌性室间隔连接、融合关闭卵圆孔。

病变类型及对血流动力学的影响

先天性心脏病变可分为心内分流(左向右或右向左)或阻塞性病变。

- 分流性病变,分流血液的量取决于孔的大小、通过孔的压力梯度以及全身血管阻力与肺血管阻力之比。
- 怀孕和分娩引起的血容量、心输出量及心率的增加会增加左向右的分流量和肺动脉压。
- 由于肺血管阻力增加或全身血管阻力下降,先前存在的左向右分流可以被逆转。妊娠时全身血管阻力的下降会加重右向左分流或加重低氧血症。
- 心内分流常有反常空气栓塞风险,妊娠期间产妇处于高凝状态,常常需要抗凝治疗,当选择剖宫产的麻醉方法时必须对此加以考虑。输液管道必须小心排气,避免空气栓塞,当置硬膜外导管时用盐水来试阻力的消失比用空气要好。

左向右分流(非紫绀型心脏病)

来自肺的血液又循环回肺而不进入体循环。

- 心脏衰竭的可能发展取决于容量负荷和疾病的持续时间。

- 通常在妊娠和分娩时,患者对少量的左向右分流可以很好地耐受。
- 然而,妊娠相关的血容量和心输出量增加可增加左向右分流量和肺血流量,可能会导致肺动脉高压的发展和右心室肥大。
- 一旦右侧的压力比左侧的高,分流就逆转(变成右向左)。
- 然后,增加的肺血管阻力变得不可逆,导致永久性缺氧(艾森曼格综合征)。
- 先天性心脏病的产妇的主要问题是肺动脉高压的出现。

对于有左向右分流的产妇麻醉处理包括避免分流量增加引起的变化,例如,避免全身血管阻力和心率的增加。

- 对于分娩和阴道分娩,硬膜外镇痛减弱了与疼痛的收缩有关的全身血管阻力和心率的增加。
- 对于剖宫产,可以进行硬膜外麻醉或脊髓麻醉。如果需要全身麻醉,传统的快速序贯诱导必须修改,以避免与插管有关的全身血管阻力的增加。在苏醒和拔管期间,避免全身血管阻力的增加也是很重要的。

病变

房间隔缺损(图 2-1) 右心室容量超负荷。继发孔房间隔缺损(图 2-1 标记为 A)是最常见的;原发孔房间隔缺损(图 2-1 标记为 B)常与二尖瓣裂有关。静脉窦缺损(图 2-1 标记为 C)总是与肺静脉右上支部分异常的肺静脉引流有关。

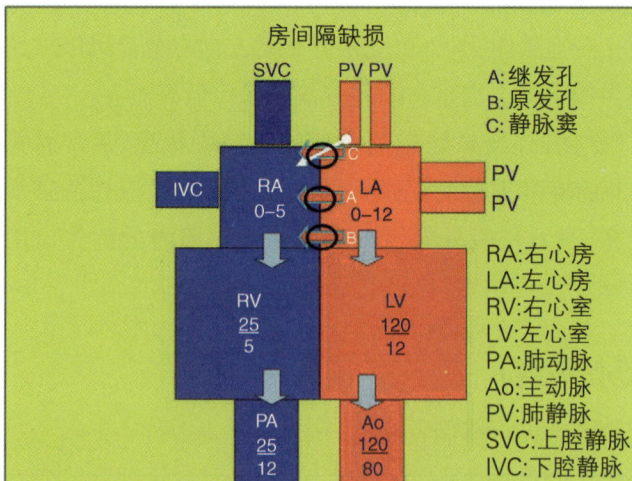

图 2-1 房间隔缺损

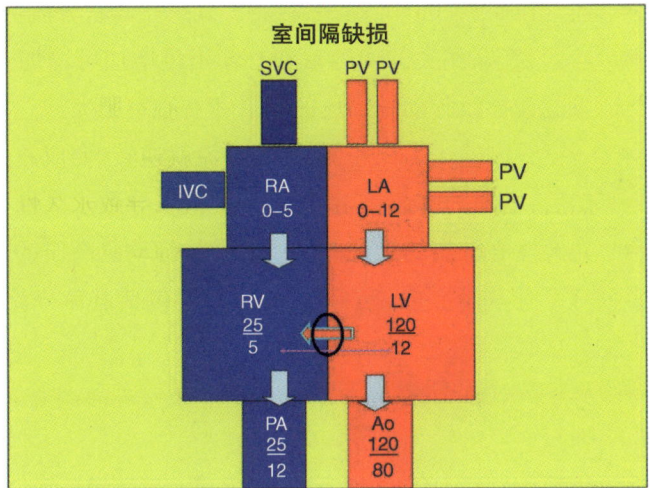

图 2-2 室间隔缺损

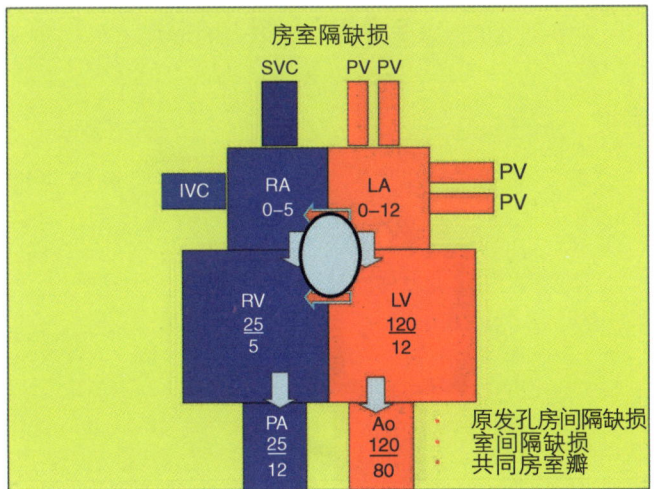

图 2-3 房室隔缺损

室间隔缺损（图 2-2）　最常见的先天性心脏病,有 2/3 会自发关闭。导致两侧心室容量超负荷。膜性室间隔缺损最常见。

房室隔缺损（图 2-3）　完全的房室隔缺损由原发孔房间隔缺损、入口室间隔缺损和一个共同房室瓣组成,横跨 2 个心室。左向右分流量大,肺动脉高压发生早。

动脉导管未闭（图 2-4）　导致左心室容量负荷增加。在有沉默型动脉导管未闭和小型动脉导管未闭的妇女或在怀孕前心功能为 1 级或 2 级的患者,妊娠是很容易耐受的。

肺动脉高压和艾森曼格综合征（图 2-5）　不管病因如何,妊娠期肺动脉高

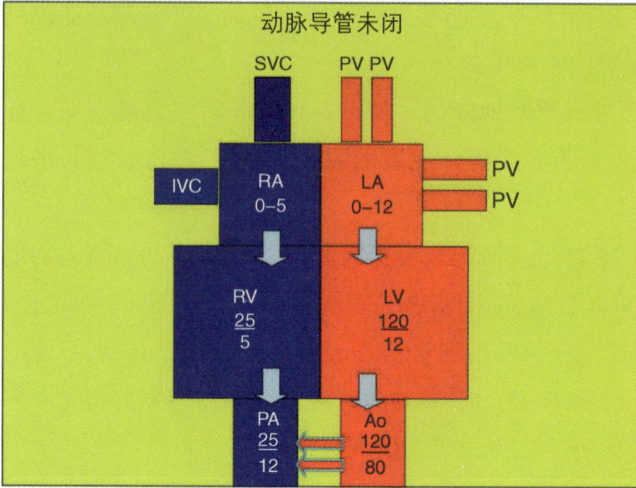

图 2-4 动脉导管未闭

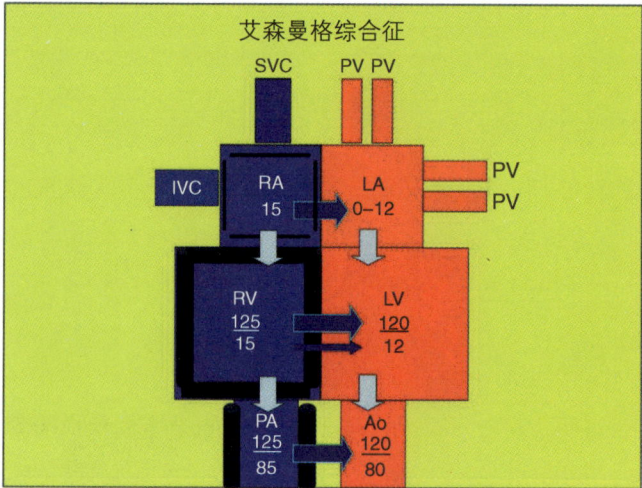

图 2-5 艾森曼格综合征

压都可导致很高的死亡率(尤其是当肺动脉压力超过体循环压力的 70% 时)。由于特发性心脏病、先天性心脏病或其他原因导致的肺动脉高压,孕产妇的死亡率分别为 17%,28% 和 33%[4]。

- 妊娠导致的全身血管阻力降低加重了右向左分流和低氧,从而进一步加重肺血管收缩。
- 在妊娠期间血容量的增加会促发右心衰竭。
- 建议在妊娠中期住院和卧床休息。
- 吸氧有助于降低肺血管阻力和分流量。

- 分娩必须由多科室团队提前计划,在能够进行严密血流动力学监测及能提供肺动脉扩张剂的 3 级保健中心提前进行。
- 这些妇女在分娩后必须进行严密地随访。最近一项关于有艾森曼格综合征的妊娠妇女的综述显示,所有这个群体患者的死亡都发生在妊娠以后,平均死亡时间为产后 6d[4]。

分娩期间麻醉的目标包括避免任何的全身血管阻力下降或肺动脉阻力的增加,两者都将增加分流和加重低氧血症。剖宫产的麻醉管理已经在文献中报道过:

- 低浓度的腰硬联合麻醉(高比重的布比卡因 5mg,舒芬太尼 2.5μg,和不含防腐剂的吗啡 100μg)、连续腰麻(通过脊髓导管缓慢地滴入高比重的布比卡因 12mg)、小心给药的硬膜外麻醉已经被成功地应用[5,6,7]。
- 近来,用氯胺酮、依托咪酯和瑞芬太尼实施的全身麻醉用于患有艾森曼格综合征进行剖宫产患者的麻醉管理[8]。患者血流动力学保持平稳并有一个好的结局。

右向左分流:发绀型心脏病

从体循环流回的血液没有经过肺的氧合又循环回体循环。未经手术纠正的患者妊娠会对母亲和宝宝都构成巨大的风险。妊娠期全身血管阻力下降和分娩期的低血压可能增加右向左分流和加重先前存在的发绀。胎儿的结局取决于产妇的氧饱和度,并且早产儿和低出生体重儿的发生率高。

在分娩期间麻醉的主要目的是避免出现任何的全身血管阻力降低。

- 对于分娩,用低剂量局麻药复合阿片类药物小心给药实施的腰硬联合或硬膜外镇痛和有创血压监测应保持血流动力学稳定。升压药应该准备好,以治疗任何低血压。
- 对于剖宫产,全身麻醉最好避免出现与区域阻滞相关的广泛交感神经阻滞。然而,有一些在严密的血流动力学监测下成功实施连续硬膜外麻醉或腰麻的报道。

病变

右向左分流导致肺血流量减少:

- 法洛四联症(图 2-6)
- 三尖瓣闭锁(图 2-7)
- 肺动脉瓣闭锁

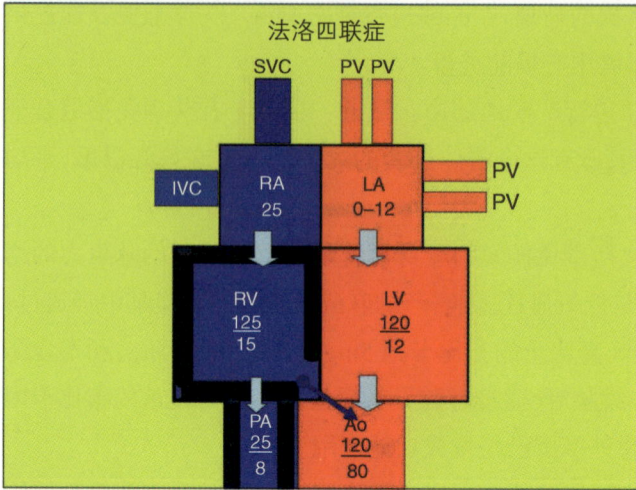

图 2-6 法洛四联症

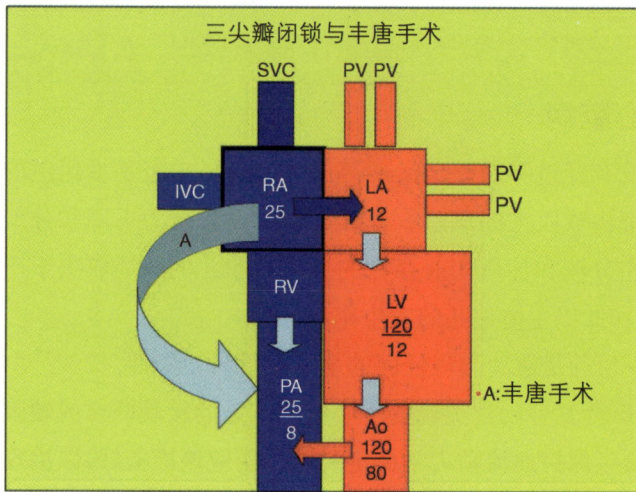

图 2-7 三尖瓣闭锁与丰唐手术

不同肺血流量的右向左分流：

- 大动脉转位（图 2-8 和图 2-9）
- 完全性肺静脉异位连接（图 2-10）
- 动脉干（图 2-11）

  法洛四联症 主动脉-肺动脉隔未能对齐并且向肺动脉侧移动，导致：

- 肺动脉狭窄：瓣膜下（漏斗状）和瓣膜

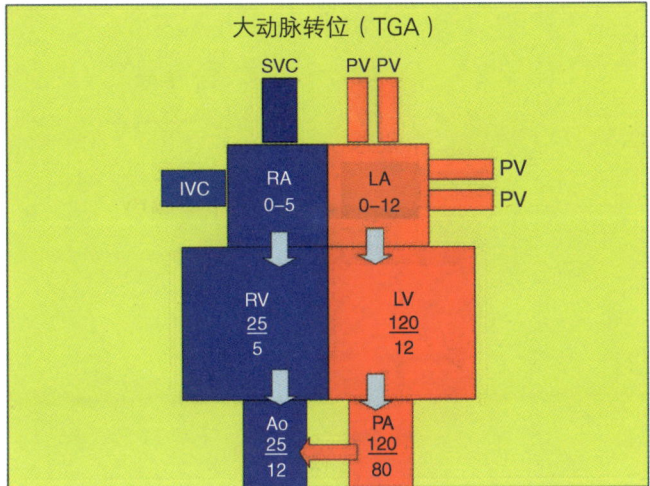

图 2-8 大动脉转位

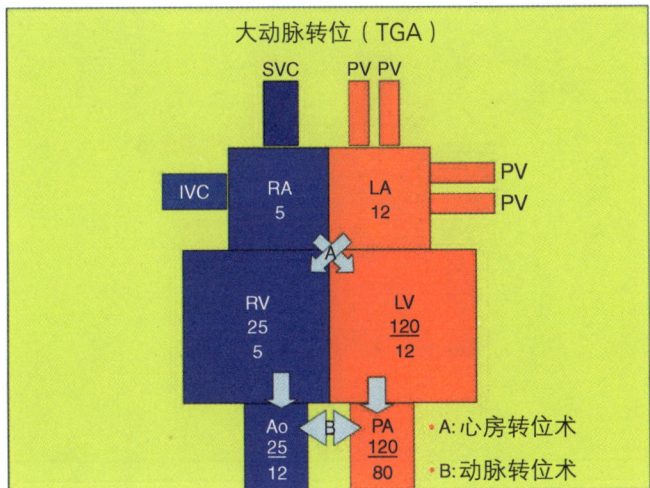

图 2-9 大动脉转位

- 主动脉骑跨两心室
- 动脉瓣下室间隔缺损
- 右心室肥大

　　在有严重残余病变的患者(右心室流出道梗阻,严重的肺动脉瓣或三尖瓣反流,右室功能障碍),怀孕突发的右心衰竭和心律失常大约为7%[9]。

　　大动脉转位　主动脉-肺动脉隔旋转失败,因此主动脉从右心室发出,肺动脉从左心室发出。

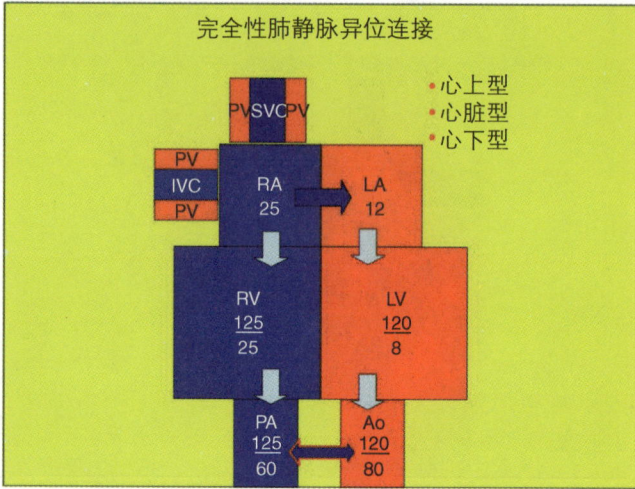

图 2-10 完全性肺静脉异位连接

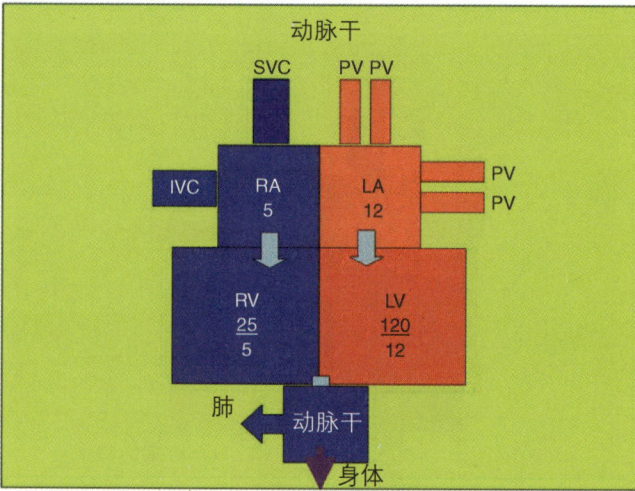

图 2-11 动脉干

- 动脉转位术(图 2-9 中标记为 B)是与合适的形态学心室吻合的大动脉手术。在理论上,随后的妊娠应该有良好的耐受性。
- 心房转位术(图 2-9 中标记 A)在过去实施,易引起房性心律失常。形态学右心室(系统性的心室)在第 30 年或第 40 年改变。承受妊娠的能力取决于系统性心室和它的瓣膜的功能。据报道,大约有 10% 的患者在妊娠期间体循环心室的功能变差。

先天纠正的大动脉转位　这种畸形导致房室和心室-动脉的不一致。即心室和大动脉都有转位。血流从左心房→右心室→主动脉和从右心房→左心室→

肺动脉。结局取决于系统性心室功能（在第 3 个或第 4 个 10 年开始减退）。妊娠可能伴有系统性右心室功能的显著恶化。已观察到，孕妇发病导致胎儿夭折，并建议进行严密地监测。最近有 1 个病案报道，是关于 1 名大动脉转位的患者要行剖宫产手术，对她成功实施了小剂量腰麻，术中进行了有创动脉压和中心静脉压监测以及小心输液。[10]

三尖瓣闭锁　右心室发育不全，唯一能进行的手术是进行单心室修复。主要的修复方式是经典的丰唐修复术（右心房→肺动脉吻合术）。或者改良的丰唐术，即全腔静脉肺动脉连接术（上腔静脉和下腔静脉→肺动脉吻合术）。

- 改良的丰唐术提高了单心室患者的长期生存率。
- 患者心输出量低，这种患者的心输出量依赖前负荷。
- 静脉回流到单心室的量取决于静脉压、肺血管阻力和房室瓣的功能。
- 妊娠是可能的；然而，右心衰竭、心律失常、系统性房室瓣膜反流恶化、全身静脉充血、血栓栓塞和反常血栓（如果丰唐术是有孔的）的风险增加。
- 非常认真地选择患者，细致的心脏和产科监测是必要的。
- 孕产妇的结局又依赖于心脏的功能容量和心室功能。
- 30% 的孕妇在妊娠早期就发生流产[11]，早产和产后出血的发生率高。

对有丰唐循环的产妇进行麻醉的首要目标是维持肺动脉血流量和心输出量，密切监测前负荷。

- 有报道，对于分娩和阴道分娩，用低剂量局麻药复合阿片类药物进行硬膜外镇痛，并进行动脉血压监测[12]。
- 对于剖宫产，在动脉血压监测下进行硬膜外麻醉和全身麻醉已有报道[13]。然而，与全麻有关的正压通气可能减少肺血流和心输出量。

梗阻性病变

主动脉缩窄　妊娠之前应该被修复；成功修复后，妊娠的风险就会降低。未修复或残余缩窄的高血压发生率较高。上肢高血压的治疗可能引起狭窄部位下不可接受的低血压，将导致流产。在修复部位的主动脉瘤应该切除。在妊娠期和分娩期，主动脉夹层或动脉瘤破裂的风险增加，任何一种并发症都可能是致命的。

麻醉的目标包括避免全身血管阻力的增加和保持心率和前负荷的稳定。

- 最近有一个案例报道，是关于一个有完全动脉狭窄的产妇，在硬膜外镇痛和有创桡动脉和股动脉血压监测下接受引产和阴道分娩[14]。静脉输注艾司洛尔维持右桡动脉收缩压在 140 ~ 160mmHg、左股动脉收缩压在 90mmHg 以上以及心率为 75 次 /min。患者血流动力学保持稳定。

主动脉瓣狭窄和左室流出道梗阻 以下讨论。

右室流出道梗阻 有严重右室流出道梗阻的患者妊娠会诱发右心衰竭或房性心律失常,并且梗阻应该在怀孕之前解除。

心脏瓣膜病

- 一般来说,由于心输出量不能随血容量的增加而增加,故妊娠期间患者对狭窄病变的承受能力差。
- 然而,妊娠患者对反流性疾病的耐受力好,因为增加的血容量和降低的全身血管阻力导致心输出量增加。

二尖瓣狭窄

二尖瓣狭窄是由风湿热所致,是全世界孕妇最常见的瓣膜疾病。当瓣膜面积只有 $1cm^2$ 或更小可认为是非常严重的。孕产妇与胎儿的并发症发病率与二尖瓣狭窄的严重程度相关。如果二尖瓣狭窄合并有症状的肺动脉高压,孕产妇的死亡率可能接近 15%。

二尖瓣瓣膜的面积减小使左心房血液排空不全和左心室充盈减少,从而导致心输出量减少、左心房扩张和肺动脉压力增高。可能发展为房颤和血栓,所以抗凝治疗是必要的。肺动脉高压可能导致右心室肥大和右心衰竭。

有严重二尖瓣狭窄的妇女通常不能耐受妊娠,因为心动过速使心脏容量负荷增加和充盈时间缩短,可导致左房压增高、房颤及肺水肿。分娩后,由于子宫自体输血致前负荷突然增加可导致严重的肺水肿。此外,分娩后,自体输血还要持续 24 ~ 72h。

麻醉处理的目标是:

- 避免心动过速
- 保持窦性节律
- 避免静脉回流突然增加
- 避免全身血管阻力突然下降
- 防止肺血管阻力增加
- 避免疼痛、缺氧、高碳酸血症、低体温和酸中毒

对于阴道分娩:

- 完善的镇痛能防止疼痛收缩引起的心动过速和肺血管阻力的增加。
- 监测好前负荷、后负荷、心率和心律的条件下,患者对小心给药的节段性硬膜外镇痛能良好的耐受。
- 有报道,对这类患者进行腰硬联合阻滞:用芬太尼(15 ~ 25μg)进行腰麻,随后,硬膜外注入稀释的布比卡因,输注芬太尼,患者血流动力学稳定[15]。
- 低血压应该使用去氧肾上腺素而不是用麻黄碱,以避免心动过速。
- 第二产程应该用产钳协助,以避免瓦氏动作的不良影响。

  对于剖宫产:

- 应该避免单次给药的腰麻,因为全身血管阻力的突然降低会诱发患者反射性心动过速和肺水肿,患者对此耐受很差。
- 有报道指出,对于有中重度二尖瓣狭窄的妇女,小心给药的硬膜外麻醉可提供稳定的血流动力学[16]。
- 科丘姆(Kocum)等人描述了对有二尖瓣狭窄和肺动脉高压要行剖宫产的患者在有创监测下成功进行硬膜外麻醉。他们在产后也用低浓度的布比卡因和芬太尼通过患者自控硬膜外麻醉留置和硬膜外导管提供镇痛[16]。
- 如果区域麻醉属禁忌,可安全使用全身麻醉。
- 避免与插管和苏醒有关的心率和肺血管阻力的增加是非常重要的。
- 据潘(Pan)和 D. 安杰洛(D'Angelo)报道,一名有严重二尖瓣狭窄的患者在有创监测(肺动脉和主动脉导管)下,使用了改良的快速序贯诱导方法(使用舒芬太尼、艾司洛尔、依托咪酯和琥珀胆碱)[17]。这名患者在产后发生快速房颤,但对地高辛和呋塞米反应良好。
- 有报道,用瑞芬太尼对一个有严重二尖瓣狭窄和肺水肿需行剖宫产的产妇施行全身麻醉[18]。
- 不管是区域麻醉还是全身麻醉,应该对病情严重的患者进行有创监测,以指导液体治疗和药物治疗。

主动脉瓣狭窄

先天性二叶主动脉瓣是患者主动脉瓣狭窄最常见的原因。严重狭窄的瓣膜(面积 <1cm^2,平均梯度≥50mmHg)将导致后负荷显著增加和随后的左心室肥大。严重的主动脉瓣狭窄会导致孕产妇较高的发病率和死亡率风险。因为有固定的左室流出道梗阻,所以,有严重主动脉瓣狭窄的患者不能满足妊娠的代谢需求。

不能通过增加心输出量满足机体需要就会导致心脏失代偿和母体死亡。主动脉瓣狭窄患者的麻醉管理是有争议的。传统的观点认为，区域麻醉是主动脉瓣狭窄患者的禁忌，因为它可能引起全身血管阻力突然下降，导致血压降低和冠脉血流减少以及心动过速。

麻醉的管理目标是：

- 避免心动过速
- 维持窦性节律
- 避免静脉回流突然降低
- 避免全身血管阻力的突然降低

洛斯科比克（Ioscovich） 等人已经在 2 个机构以及发表的病例报道中里阐述了中度或重度主动脉狭窄产妇的麻醉管理[19]：

- 他们发现，行阴道分娩或剖宫产的产妇对小心给药的区域镇痛（硬膜外或腰硬联合）通常耐受良好。
- 当需要全麻时，依托咪酯或丙泊酚联合阿片类药物（包括瑞芬太尼）能有效地抑制插管引起的交感神经反应和维持血流动力学稳定。
- 所有严重主动脉瓣狭窄的患者都应进行有创监测。常常需要在高护病房进行 24 ～ 48h 的产后观察。

二尖瓣反流

二尖瓣反流是妊娠期第二种最常见的心脏瓣膜病，并且常由二尖瓣脱垂引起。中度和重度的二尖瓣反流可能导致长期的左房、左室容量超负荷和左房、左室扩张。妊娠期孕妇通常能很好的耐受二尖瓣反流。妊娠期间心率的增加使反流减少和血容量增加将促进前向血流。然而，增加的血容量也能导致房颤和肺水肿。妊娠期间全身血管阻力的降低促进前向血流通过主动脉瓣。然而，在围生期，分娩疼痛和子宫收缩会导致全身血管阻力增加和反流增加，将导致急性左心室衰竭的发生。

麻醉管理的目标是：

- 避免心动过缓
- 维持窦性节律
- 避免静脉回流突然增加
- 避免全身血管阻力的突然降低

- 防止肺血管阻力的增加
- 避免疼痛、缺氧、高碳酸血症、低体温和酸中毒

对于分娩：
- 充分镇痛能够阻止与疼痛收缩相关的全身血管阻力和肺血管阻力增加。
- 硬膜外麻醉可降低全身血管阻力和促进前向血流，但它也可能引起静脉回流的减少。
- 所以，通过子宫左侧移位和小心的液体治疗保持前负荷的稳定和左室的充盈是非常重要的。
- 低血压的治疗最好使用麻黄碱而不是去氧肾上腺素。
- 当需要进行全麻时，可增心率的药物（氯胺酮和麻黄碱）是有用的。
- 认真的有创动脉压监测和中心静脉压监测对有症状的患者有益。

主动脉瓣反流

主动脉瓣反流也许是后天的或是先天性的。如果是后天性的，则常由风湿性心脏病、心内膜炎、或是主动脉根部扩张引起。如果是先天性的，则常常伴随其他病变。长期的主动脉瓣反流导致左室容量超负荷和左室扩张。舒张期充盈压下降，舒张末压增加。

妊娠期孕妇通常对主动脉瓣反流耐受良好，因为正常的生理变化有利于前向血流。正常情况下，心率增快使舒张期血液反流的时间减少。血容量增加和全身血管阻力降低促进了前向血流。然而，在分娩时，疼痛和子宫收缩会引起全身血管阻力增大和血液反流增多，从而导致急性左室功能衰竭。

麻醉管理的目标是：
- 避免心动过缓
- 保持窦性节律
- 避免静脉回流突然减少
- 避免全身血管阻力突然增加

对于分娩，麻醉处理与二尖瓣反流患者的处理相似：
- 硬膜外麻醉是理想的麻醉方法，因为它能很好地阻止与疼痛相关的全身血管阻力的增加，但必须避免心动过缓。
- 有症状的充血性心力衰竭的患者应该进行有创监测。
- 谢赫（Sheikh）等人报道了对有严重主动脉瓣反流的产妇在分娩和产钳分娩

时使用硬膜外镇痛[20]。患者在分娩期间血流动力学稳定,但在产后 2d 需要进行急诊主动脉瓣膜修补术。有人认为,产后中心血容量会迅速增加和全身血管阻力增加会诱发急性肺水肿。

- 桑格里洛(Zangrillo)等人描述了对有严重主动脉瓣反流进行剖宫产的妊娠患者成功地使用硬膜外麻醉[21]。在有创监测(动脉压和中心静脉压)下,用 2% 的利多卡因缓慢调整硬膜外麻醉平面到 T4 感觉水平。然而,在早期的报道中,硬膜外麻醉的使用与一个有严重主动脉瓣反流和先兆子痫行剖宫产的患者的死亡有关[22]。

瓣膜置换后

- 进行过瓣膜置换的产妇自己和胎儿发生并发症的风险增加。
- 产妇并发症包括血栓栓塞、瓣膜功能障碍和心内膜炎。
- 通常需要抗凝治疗,但会增加椎管内血肿的风险。
- 通常用肝素来代替有致畸作用的华法林。
- 如果使用低分子肝素,那么就不能进行区域麻醉,除非至少停药 12 ~ 24h。
- 如果使用普通肝素,可以在分娩开始时停用,凝血参数正常后,可以使用区域麻醉。

冠心病

妊娠期间冠心病和急性心肌梗死很罕见,在孕妇中发生率为 1/35 000[23]。妊娠期间心肌梗死的独立预测指标包括长期高血压、高龄产妇、糖尿病和先兆子痫。大多数急性心肌梗死发生在妊娠晚期,产妇有过多次妊娠并且年龄在 33 岁以上。

冠脉痉挛,冠脉内血栓形成和冠状动脉夹层发生的频率较经典的阻塞性冠状动脉粥样硬化高。在分娩前和分娩期间,孕产妇的死亡率是最高的。最近的研究发现,有妊娠相关急性心肌梗死的产妇的死亡率为 5% ~ 7%。

- 妊娠期心率和血容量的增加导致心肌耗氧量增加。
- 然而,血液稀释和全身血管阻力的降低使舒张压降低和氧供减少,因此,妊娠期发生缺血性事件的风险增加。

麻醉管理的目标是:

- 避免心动过速

- 避免全身血管阻力降低

  冠心病的产妇在缓慢给药的区域麻醉下分娩已有很好的报道。

- 史密斯(Smith)等人报道了他们对 6 例有冠心病的产妇进行的麻醉管理[24]。有 3 名妇女在小心给药的腰硬联合麻醉下进行择期剖宫产。2 名进行阴道分娩,一名进行慢诱导硬膜外麻醉。第 6 名妇女孕期有不稳定心绞痛需要经皮冠状动脉介入治疗,然后在全麻诱导下继续进行剖宫产。由于使用抗血小板药物,所以没有使用区域麻醉。对所有进行剖宫产的妇女进行有创动脉血压监测。在这系列的病例中,最好的麻醉方法是小心给药的区域麻醉技术。

心肌病

肥厚型梗阻性心肌病

肥厚型梗阻性心肌病是一种有不同程度外显率的常染色体显性疾病。普通人群这种疾病的发病率为 0.05% ～ 0.2%,是一种主要的心肌疾病,其特征是由于心肌的显著增厚而出现左心室肥厚和左室流出道梗阻。

- 心肌增厚引起的左心室舒张功能不全缩短了血液流入的时间,导致左心室发生动力性梗阻。
- 此外,左心室舒张末压升高会影响心肌灌注,导致增厚的心脏缺血和各型心律失常。
- 在孕期和分娩期,肥厚型梗阻性心肌病产妇心功能失代偿可导致剖宫产率增加。麻醉管理的目标是:
- 保持高的前负荷
- 保持高的全身血管阻力
- 降低心肌收缩性

据报道,有肥厚型梗阻性心肌病产妇的分娩,可在有创血压监测下、缓慢给药的硬膜外麻醉和腰硬联合麻醉下进行[25]。

围生期心肌病

围生期心肌病定义为:先前没有心肌功能障碍的妇女,在妊娠的最后 1 个月到产后 5 个月内出现的自发的左室收缩功能障碍(超声心动图显示)。在美国,围生期心肌病的发生率估计为活产 1/3 000 ～ 1/4 000。尽管有人提出,最终影响泌乳素的形成的病毒性心肌炎、自身免疫性疾病和特定的基因突变是可能的原因,但围生期心肌病确切的原因还未知。症状会出现在妊期的后 6 个月。

- 治疗方法包括卧床休息、限盐、利尿、地高辛、血管舒张剂、β-受体阻滞剂和抗凝药。
- 超过半数有围生期心肌病的妇女在分娩后的 6 个月内完全恢复。
- 诊断时左室射血分数超过 30% 的妇女更有可能完全恢复。
- 其余的要经历持久稳定的左室功能障碍或继续经历临床恶化。
- 产妇死亡率接近 9%。如果有围生期心肌病和持续左室功能障碍的孕妇要继续妊娠,她们将面临很高的病死率风险。
- 应该劝告这些妇女终止妊娠。
- 麻醉管理取决于超声心动图结果和左心室功能储备。

麻醉管理的目标是:

- 保持正常的心率和节律
- 避免前负荷突然增加
- 避免后负荷突然增加
- 避免心肌抑制

对于经阴道分娩,抑制应激反应和分娩引起的心动过速及高血压是非常重要的。

- 据报道,对于有围生期心肌病的产妇,可在有创监测下行硬膜外、腰硬联合和连续脊髓镇痛进行分娩镇痛时,但给药要缓慢。
- 用产钳或真空助娩可缩短第二产程,减少血流动力学改变。

剖宫产是为产科的原因保留的。

- 缓慢给药的区域麻醉已有人描述过[26]。还有人推荐以阿片类药物为基础的全身麻醉可抑制与插管和苏醒有关的高动力性反应[27]。
- 推荐用有创监测去指导液体和药物治疗。

心脏移植

评估应该包括心脏移植的原因。因围生期心肌病而进行心脏移植的患者理论上有再发围生期心肌病的风险。在妊娠期,如果临床上怀疑有排斥反应时,应该进行活检。然而,在这组患者没有发现排斥率的增加,但高血压、先兆子痫以及感染更常见。由于使用免疫抑制剂,这类患者怀孕常合并胎儿病死率高、流产、先天畸形、死胎、感染、早产及低出生率。之前的心脏移植手术本身不是剖宫产的指征，但在这个人群剖宫产是普遍的。

- 推荐使用硬膜外镇痛去控制疼痛和疼痛引起的交感刺激，尽管它可能由于母体处于免疫抑制状态而增加感染的风险。
- 持续心电图监测以发现心律失常应个体化，并且对于有潜在肺动脉高压、移植功能障碍和排斥状态的患者是需要的。
- 在一个16例进行过心脏移植的妇女妊娠的案例中，对5名进行剖宫产和4名经阴道分娩的产妇使用区域麻醉（硬膜外麻醉和腰麻），孕产妇和新生儿结局都很好[28]。

总结

- 产科心脏病患者的管理应该在3级保健中心的多学科团队参与下进行。
- 当计划妊娠和分娩时，必须考虑妊娠对心脏病的生理影响。
- 有计划的择期分娩比较好。
- 大多数有心脏病的产妇如果要行阴道分娩，小心给药的区域麻醉通常是合适的。
- 应该在监护室进行产后监测。

（陈　燕译　钱金桥　衡新华校）

扩展阅读

- Dob D P, Yentis S M.Practicil management of the parturient with congenital heart disease. *Int J Obstet Anesth*, 2006,**15**:137-144.
- Dob D P , Naguab M A, Gatzoulis M A.A functional understanding of moderate to complex congenital heart disease and the impact of pregnancy Part Ⅰ: the transposition complexcs.*Int J Obstet Anesth*, 2010,**19**:298-305.
- Elkayam U, BITAR F.Valvular heart disease and pregnancy Part Ⅰ:native valves .*J Am Coll Cardiol*, 2005,**46**:223-230.
- Elkayam U, Bitar F.Valvular heart disease and pregnancy Part Ⅱ: prosthetic valves.*J Am Coll Cardiol*, 2005,**46**:403-410.
- Kuczkowski K M, van Zundert A. Anesthesia for pregnant women with valvular heart disease: the state-of-the-art . *J Anesth*, 2007,**21**: 252-257.
- Naguib M A , Dob D P, Gatzoulis M A.A functional understanding of moderate to complex congenital heart disease and the impact congenancy. Part Ⅱ:tetralogy of Fallot , Eisenmenger's syndromc and the Fontan operation .*Int J Obstet Anesth*, 2010,**19**:306-312.
- van Mook W N, Peeters L. Severe cardiac disease in pregnancy , Part Ⅱ impact of congenital and acquired cardiac diseases during pregnancy. *Curr Opin Crit Care*, 2005,**11**:435-448.
- WU D W, Wilt J , Restaino S. Pregnancy after thoracic organ transplantation. *Semin Perinatol*, 2007,**31**:354-362.

参考文献

1. Perloff J K.Congenital heart disease in adults.A new cardiovascular subspecialty. *Circulation*, 1991,**84**:1881-1890.

2. Yu-Ling Tan J.Cardiovascular disease in pregnancy. *Obstet Gymaecol Reprod Med*, 2010,**4**:107-115.

3. Nora J J, Nora A H.Maternal transmission of congenital heart diseases:new recurrence risk figures and the questions of cytoplasmic inheritance and vulnerability to teratogens. *Am J Cardiol*, 1987,**59**:459-463.

4. Bedard E, Dimopoulos K, Gatzoulis M A.Has there been any progress made on pregnancy outcomes among women with pulmonary arterial hypertension? *Eur Heart J*, 2009,**30**:256-265.

5. Parneix M, Faonou L, Morau F, et al. Low-dose combined spinal-epidural anesthesia for caesarean section in a patient with Eisenmenger's syndrome.*Int J Obstet Anesth*, 2009,**18**:81-84.

6. Cole P J, Cross M H,Dresner M. Incremental spinal anaesthesia for elective Caesarean section in a patient with Eisenmenger's syndrome. *Br J Anaesth*, 2001,**86**:723-726.

7. Spinnato J A, Kraynack B J,Cooper M W. Eisenmenger's syndrome in pregnancy: epidural anesthesia for elective cesarean section.*N Engle Med*, 1981,**304**:1215-1217.

8. Duman A, Sarkilar G, Dayioglu M, et al.Use of remifentanil in a patient with Eisenmenger syndrome requiring urgent cesarean section. *Middle East J Anesthesiol*,2010,**20**:577-580.

9. Domenech A P,Gatzoulis M A.Pregnancy and heart disease. *Rev Esp Cardiol*, 2006, **59**:971-984.

10. Makhdoom A, Al-Mazrooa A A, El-Marakby W,et al. Anesthesia for Cesarean section in a patient with a transposition of great arteries-case report. *Middle East J Anesthesiol*, 2007, **19**:407-414.

11. Canobbio M M, Mair D D, van der Velde M, et al. Pregnancy outcomes after the Fontan repair.*J Am Coll Cardiol*, 1996,**28**:763-767.

12. Ioscovich A,Briskin A,Fadeev A,et al.Emergency casaren section in a patient with Fontan circulation using an indwelling epidural catheter.*J Clin Anesth*,2006,**18**:631-634.

13. Eid L, Ginosar Y, Elchalal U, et al. Caesarean section following the Fontan procedure: two different deliveries and different anaesthestic choices in the same patient. *Anaesthesia*, 2005,**60**:1137-1140.

14. Zwiers W J, Blodgett T M, Vallejo M C,et al. Successful vaginal delivery for a parturient with complete aortic coarctation. *J Clin Anesth*,2006;**18**:300-303.

15. Kee W C, Chiu A T, Lok I ,et al. Combined spinal-epidural analgesia in the management of laboring parturients with mitral stenosis. *Anaesth Intensive Care*,1999,**27**:523-526.

16. Kocum A, Sener M, Caliskan E, et al.Epidural anesthesia for cesaren section in a patient with severe mitral stenosis and pulmonary hypertension. *J Cardiothorac Vasc Anesth*, 2010,**24**:1022-1023.

17. Pan P , D'Angelo R. Anesthetic and analgesic management of mitral stenosis during pregnancy. *Reg Anesth Pain Med*,2004,**29**:610-615.

18. Amini S , Yaghmaei M.The use of remifentanil in general anesthesia for cesarean section in a parturient with severe mitral stenosis and pulmonary edema. *Middle East J Anesthesiol*, 2010,**20**:585-588.

19. Ioscovich A M, Goldszmidt E, Fedevv A V, et al. Peripartum anesthetic management of patients with aortic valve stenosis: a retrospective study and literature review.*Int J Obst Anaesth*,2009,**18**:379-386.

20. Sheikh F, Rangwalla S, Desimone C, et al. Management of the parturient with severe aortic incompetence. *J Cardiothorac Vasc Anesth*,1995,**9**:575-577.

21. Zangrillo A, Landoni G, Pappalardo F, et al. Dufferent anesthesiological management in two high risk pregnant woman with heart failure undergoing emergency cesaren section.*Minerva Anestesiol*,2005,**71**:227-236.

22. Alderson J D. Cardiovascular collapse following epidural anaesthesia for Caesaren section in a patient with aortic incompetence. *Anaethesia*, 1987, **42**: 643-645.

23. Ladner H E, Danielsen B , Gilbert W M. Acute myocardial infarction in pregnancy: a population based study. *Obestet Gynecol*, 2005, **105**: 480-484.

24. Smith R L, Young S J , Greer I A. The parturient with coronary heart disease. *Int J Obstet Anesth*, 2008, **17**: 46-52.

25. Paix B, Cyna A, Belperio P, et al. Epidural analgesia for labor and delivery in a parturient with congenital hypertrophic subaortic stenosis. *Anaesth Intensive Care*, 1999, **27**: 59-62.

26. Velickovic L A , Leicht C H. Continuous spinal anesthesia for cesarean section in a parturient with severe peripartum cardiomyopathy. *Int J Obst Anaesth*, 2004, **13**: 40-43.

27. Wadsworth R, Greer R, MacDonald J M ,et al. The use of remifentanil during general anesthesia for cesarean section in two patients with severe cardiac dysfunction. *Int J Obest Anaesth*, 2002, **11**: 38-43.

28. Morini A, Spina V, Aleandri V, et al. Pregnancy after heart transplant; update and case report. *Hum Reprod*, 1998, **13**: 749-757.

第三章 子痫前期和子痫患者的血流动力学管理

A. 哈慈　M. 巴尔基　著

引言

子痫前期(先兆子痫)是人类妊娠特有的多系统功能异常[1]。近年来,对于这种疾病病理生理学和血流动力学认识的进步对产科患者的管理产生了巨大的影响。

流行病学

子痫前期和子痫是全球范围内妊娠母亲和新生儿严重疾病发生的主要原因之一,尤其是在发展中国家 2000 年约有 63 000 母亲由于这种疾病死亡[2]。世界范围内约有 12% 的孕妇患有子痫前期,西方发达国家有 3% ~ 5% 孕妇患有子痫前期[2,3]。

许多母亲、父亲和与妊娠有关的危险因素被提出可能与子痫前期的发生有关,这些因素如表 3-1。

表3-1　与妊娠有关的因素

母亲	父亲	妊娠有关因素
初产	家族史	多次妊娠
既往史	父亲病史	人工授精
家族史	初父亲疾病	
肥胖		
糖尿病		
肾脏疾病		
慢性高血压		
母亲感染		
非吸烟者		
雄激素水平高		
胰岛素抵抗		
血脂异常		
血栓性静脉炎		
非洲裔美国人		

定义

　　"子痫前期"指妊娠期高血压疾病。为简洁和国际通用,与妊娠期高血压异常有关的"子痫前期"这一术语已经取代了原先使用的"妊娠期高血压"[4]。

- 妊娠期高血压定义为在同一手臂测量 2 次,2 次平均的舒张压(DSP)≥ 90mmHg;收缩压用于定义妊娠期严重高血压(收缩压≥160mmHg 或舒张压 ≥110mmHg),因为在此血压水平妊娠期卒中的危险增加。

- 在原先就有高血压的孕妇(妊娠前有高血压或妊娠前 20 周出现高血压),子痫前期定义为难治性高血压,新出现蛋白尿或使原来的蛋白尿加重,或出现一种或以上的不良情况。

- 妊娠期高血压的孕妇(妊娠 20 周或 20 周以后出现高血压),子痫前期会出现蛋白尿,并会出现一种或以上的不良情况。

- 不良情况包括母体综合征、异常母体实验室检查结果及胎儿异常。

- 严重子痫前期定义为收缩压≥160mmHg 或舒张压≥110mmHg,高血压出现在妊娠 34 周前,会出现严重蛋白尿(3 ~ 5g/24h),出现一种或以上的不良情况。

- 水肿和体重增加不包括在此定义中,因为这两种症状即无敏感性,也无特异性。

- HELLP 综合征是严重子痫前期的一种表现,特点为发生溶血、肝脏酶学水平升高、血小板减少。

病理生理学

　　有关子痫前期病理生理学的很多研究正在进行,许多方面仍存争议,以下是目前最广泛接受的观点。

- 源自胎盘和特别仅在胎盘组织发现的滋养层细胞的子痫前期,要么形成绒毛上皮层或是在蜕膜界面形成一种组织。

- 临床症状归因于广泛的母体内皮细胞功能障碍。

- 子痫前期大概主要分为胎盘和母体型两类,虽然这两型混合出现也是常见的[5]。

胎盘型子痫前期

　　发生于妊娠早期(＜34 周)的子痫前期,与超声多普勒显示子宫动脉异常、胎儿生长受限、母体和胎儿的不良结果相关联[6,7]。

- 通常用两阶段模型解释这种疾病的病理生理学[8-10]。
- 第一阶段可称为"临床前期"或发生于妊娠前 20 周。
- 第二阶段出现临床综合征,见于妊娠 20 周以后。

第一阶段

绒毛外滋养层细胞不全侵袭螺旋动脉的蜕膜段和子宫肌层段,导致胎盘灌注所需的重塑缺乏或不彻底[5]。

- **正常妊娠** 螺旋动脉血管内径增加 4 倍,血管壁平滑肌和血管内膜弹性降低,这些变化导致血管松弛、阻力降低,便于在绒毛间伸展,并且对于血管活性物质的刺激反应不明显[8]。
- **子痫前期** 上述变化要么不出现,要么局限于蜕膜血管的表面部分。子宫肌层血管变细、收缩并对血管活性物质的刺激极其敏感。对于这种异常变化的原因可能是由于子宫自然杀伤细胞激活不足,造成胎盘发育和母体蜕膜螺旋动脉重塑的较早停滞[8]。
- 子痫前期胎盘的变化导致:

  1. 胎盘灌注减少而造成缺血缺氧。

  2. 随之出现氧化应激反应和细胞因子、炎性介质和组织碎片释放。

  3. 胎盘产生的与子痫前期发生有关的抗血管生成肽的大量释放,包括可溶性 FMS 样酪氨酸激酶(sFLT-1)和可溶性内皮因子,以及生成血管生长因子的失衡,如血管内皮生长因子(VEGF)和胎盘生长因子(PIGF)[3,5,10]。

- 这种在母体的变化是普遍的全身性的炎性反应,具有全身性的血管内皮功能障碍:血管收缩和痉挛、白细胞黏附、凝血级联反应激活、阻塞性微血栓、有丝分裂和促氧化发生、伴有血管腔内液体丢失的血管炎性反应。
- 血管内皮功能障碍是这种疾病主要的病理生理学特征,导致子痫前期的临床表现[11]。

第二阶段

第二阶段指临床综合征,如高血压和肾功能障碍,不是所有胎盘灌流降低的孕妇都会发展为子痫前期,一定是基因、行为和环境因素相互作用的结果,所有这些因素会随妊娠生理的变化而变化,或参与母体子痫前期的发生。关于基因变化的研究有许多的局限性,但有人提出一个具有可变的外显率和多子遗传的主要显性基因起了主要的作用。母亲的基因组起主要作用,但一些父亲的基因参与其中[8]。

母体型子痫前期

　　也称为晚期子痫前期,通常发生于妊娠 34 周之后。该型子痫前期的子宫阻力指数正常或轻微增加、胎儿受累率低、具有较好的围生期结果。

　　它被认为是与异常妊娠相比更可能是一种母体的异常反应,并且是起源于正常胎盘与母体易患或患有微血管疾病(如高血压、糖尿病和肥胖)体质相互作用的结果[5]。

子痫前期血流动力学

　　以下是正常妊娠的生理学特征:

- 心率、心输出量、每搏量和左室舒张末期容积增加以适应妊娠代谢增长的需要。
- 由于低阻力胎盘循环的出现导致总外周血管阻力降低。
- 子痫前期过去一直认为与全身血管阻力高和心输出量低有关,但仍有许多方面值得研究。
- 有研究表明上述讨论的胎盘型(发生于妊娠早期)和母体型(发生于妊娠晚期)子痫前期的血流动力学似乎存在差异[12]。
- 在妊娠 24 周后逐步发生子痫前期孕妇的高外周血管阻力和低心输出量的血流动力学情况在起病早,病情严重的孕妇也被观察到。
- 具有全身血管阻力低和心输出量高的血流动力学情况在妊娠后期起病(>80% 的病例)的孕妇被观察到,其他的变化见表 3-2[12]。

　　子痫前期分型的最新观点对子痫前期的治疗会产生影响,将在后面做更详细的讨论。例如,在早期起病、具有如上描述血流动力学特点的孕妇使用 β-受体阻滞剂治疗高血压似乎存在问题,而血管扩张剂也许是一个更合适的选择。

　　许多不同的方法已用于在正常妊娠和子痫前期评估血流动力学的变化。

- 目前虽很少使用,但有创肺动脉导管仍是"金标准"。
- 有创中心静脉压(CVP)和肺毛细血管嵌压(PCWP)被发现与子痫前期发生的相关性差。由于左心室功能障碍,在显示 CVP "正常"的子痫前期孕妇仍可能会发生肺水肿[13],因此这些孕妇的 CVP 不是监测左心室前负荷的可靠指标。

表3-2 子痫前期起病时间不同的血流动力学差异

早期起病	晚期起病
低心输出量	高心输出量
高全身血管阻力	低全身血管阻力
心房未促进心室舒张	心房促进心室舒张
左心室壁相对厚度增加	左心室壁相对厚度适中
左心室直径小	左心室直径较大

- 无创(或微创)监测技术,如生物阻抗、生物电抗、脉搏波分析和超声心动图已被使用[14-16]。
- 在较为严重的子痫前期孕妇使用这些技术以辅助做出治疗的决定,因为这些技术有助于对患者的治疗进行调整,以维持适当的心输出量,而不是原先使用的替代指标,如心率或无创血压。
- 然而,尽管对非孕妇、健康孕妇和子痫前期孕妇已进行过比较,但未在子痫前期患者进行金标准验证。

子痫前期的预测

寻找一种测试来预测子痫前期已有很长一段历史,惯常的做法是基于母亲病史来评估风险。2004年一项大型的、系统的综述指出:没有单一测试符合预测测试的临床标准[17]。

目前的普遍意见认为,用临床测量和适合孕龄的胎盘异常的血清学标志物相结合的方法来预测。值得注意的是,这在发达国家是有效的,但发展中国家没有这些,因而,发展中国家母亲/胎儿的风险就更高。

临床筛选

- 评估母体病史以确定风险水平。
- 子宫胎盘多普勒超声仪检测流量-波形比和舒张期子宫弓形动脉切迹,以评估子宫动脉、血量阻抗。
- 在将来,上面列出的无创血流动力学评估可能有用,特别是早期、严重的子痫前期预测,例如,妊娠24周时用生物阻抗评估血流动力学参数。

生物化学标记物

源于内皮细胞的血管生成是胎盘发育的基础,有人提出异常细胞滋养层侵入而发生胎盘缺血导致胎盘因子释放和血管生成因子失衡[3]。

有研究比较了子痫前期患者与正常孕妇的血管生长因子、相关拮抗因子及他们的相对比例,结果显示,在子痫前期出现以下情况:

- 血管内皮生长因子(VEGF)水平降低
- 胎盘生长因子(PIGF)减少
- 可溶性 FMS 样酪氨酸激酶(sFLT-1)水平升高
- 可溶性血管内皮因子水平升高
- 胎盘蛋白 13 水平降低

基因组学

许多基因多态性与子痫前期的发生有关,但 2005 年一项研究没能确认在候选基因的单一核苷酸和子痫前期有显著关联[18]。

蛋白质组学和代谢组学

- 蛋白质组学　主要是比较健康人和患者之间蛋白质的类型,可用于早期发现疾病、建立治疗靶目标和评价治疗的反应。
- 代谢组学　主要是研究单一化学图谱和特定细胞代谢过程的代谢产物。
- 蛋白质组学和代谢组学的研究正在发展,并能将尿液、血浆和血清作为常规标本进行检测。

子痫前期的预防
阿司匹林

阿司匹林是最广泛被研究用于子痫前期预防的药物,但是有关它在子痫前期使用的观点随时间推移发生变化。

- 一项系统评价得出的结论是:"抗血小板药物,主要是小剂量阿司匹林用于预防子痫前期及其最终结果时,有中等度益处。需要更多的信息来评价哪些妇女受益最大、何时开始使用阿司匹林及使用多少剂量"[19]。
- 一项最近的荟萃分析发现:有中或高危子痫前期的孕妇,妊娠前 16 周使用小剂量阿司匹林可显著降低子痫前期和严重子痫前期的发生[20]。如果 16 周以后服用阿司匹林,就没有益处。

补充维生素

尽管氧化应激在子痫前期起作用,但未显示维生素 C 和维生素 E 有减少子痫前期发生的风险,而对于饮食摄入量小的孕妇补充钙是目前加拿大妇产科医师协会推荐的方法[4],补充镁、锌和鱼油在预防子痫前期发生方面未显示任何益处。

抗高血压治疗

- 抗高血压治疗不能预防子痫前期的发生及相关的围生期结果。
- 抗高血压治疗可使有轻度高血压的孕妇发生严重高血压的比例减少一半。

子痫前期的医学管理

总之,只有在胎儿未成熟并无异常情况时方需产科管理介入,当子痫前期孕妇在预产期或接近预产期时或母体和胎儿的情况进行性加重时,分娩仍是确定的治疗方式并应积极启动。

抗高血压治疗

- 推荐使用目标导向抗高血压治疗[4]:
  - 对于严重子痫前期孕妇,应控制收缩压 ≤160mmHg 和舒张压 ≤110mmHg,以降低母体的病死率[21]。
  - 对于非严重子痫前期孕妇,应控制收缩压在 130 ~ 155mmHg 和舒张压 80 ~ 105mmHg。
  - 对于合并有其他疾病的子痫前期孕妇,应控制收缩压在 130 ~ 139mmHg 和舒张压 80 ~ 89mmHg。
- 目前抗高血压治疗时使用的药物[4]是拉贝洛尔、硝苯地平或肼屈嗪。硫酸镁不应作为抗高血压药物,总的来说,麻醉医师对这些药物都很熟悉,但专业方面需注意的是:
  - 肼屈嗪 抗高血压作用较拉贝洛尔、硝苯地平弱且有更多的不良反应,包括母体低血压、胎盘破裂、胎儿心率异常、剖宫产率高、1minApgar 评分低、母体尿少[22]。使用剂量是 5mg 静脉注射,然后,每 30min 静脉注射 5 ~ 10mg,最大剂量 20mg。
  - 拉贝洛尔 也许增加与需要处理的胎儿心律失常有关[22],使用剂量

20mg 静脉注射,然后,每 30min 静脉注射 20 ~ 80mg,最大剂量 300mg。

- 硝苯地平 现认为可与硫酸镁一同安全使用,两者同时使用时发生神经肌肉阻滞的危险 < 1%,并可使用静脉注射葡萄糖酸钙逆转[23]。使用剂量 5 ~ 10mg 胶囊咬碎口服或每 30min 吞服或者 10mg 等量片剂每 45min 口服,最大剂量每日 80mg。

  - 硝酸甘油和硝普钠 起效迅速用于治疗高血压急症,但有低血压和减少子宫胎盘血流的风险,因此,使用这些药物时,建议使用直接动脉测压监测。

- 在一系列比较研究中,β-受体阻滞剂(包括起混合作用的拉贝洛尔)也许比甲基多巴有更好的抗高血压作用,但对母体和胎儿的作用两者相同[24-26]。

- 一项系统评价分析得出结论 "在治疗孕妇严重高血压方面,尚无证据表明优先使用上述药物中的一种[27]"。但是,如前所述,随着无创血压监测增加,根据患者的血流动力学选择适合的治疗方法是可能的。以前研究特殊药物有益效应和副作用的研究没有在当代研究结果的基础上研究患者群。

子痫

子痫定义为具有子痫前期症状和体征而怀孕前没有神经系统异常妇女,在妊娠期或产后新近发生的惊厥或不能解释的昏迷。

- 虽然惊厥最常发生于分娩 48h 内,但仍可发生在分娩前(38% ~ 53%)、分娩中(18% ~ 36%)和分娩后(11% ~ 44%),甚至有病例报道发生于产后 23d。高达 16% 的病例不出现高血压[28]。

- 脑部发病机制不清:可能是正常的脑部自身调节机制丧失导致高灌注和间质或血管源性的脑水肿并减少脑血流量。

- 影像学提示上述变化类似高血压脑病的改变,这些变化也许源自脑动脉和小动脉肌源性收缩后的强力扩张,从而增加了血脑屏障的通透性。

- 高水平的舒张压、蛋白尿、抽搐应立即进行抗惊厥治疗,无蛋白尿时不推荐预防。

子痫的预防

治疗子痫选择硫酸镁,但是怎么预防呢? 近来更新的一项系统评价多增加了几项临床试验并且包括 MAGPIE 研究数据[29]。

- 与对照组相比,使用硫酸镁的子痫前期孕妇一半以上发生惊厥。

- 在严重子痫前期的孕妇需要治疗来预防惊厥的数目是 50（95% CI 34 100）。
- 与苯妥英钠相比，硫酸镁减少子痫发生的危险率是 0.08（95% CI 0.01,0.6）。
- 有严重子痫前期的孕妇，严重的母婴病死率没有明显差异。
- 对于轻度子痫前期孕妇使用硫酸镁进行预防的作用尚未被证明且目前也未推荐。
- 单纯抗高血压治疗不能减少发生惊厥的风险。

子痫的治疗

- 硫酸镁仍是子痫性惊厥治疗选择的药物，在预防惊厥复发方面优于地西泮[30]和苯妥英钠[31]。硫酸镁治疗子痫前期和子痫的几种作用方式已被提出，但仍有争议[32]。
  - 血管扩张　众所周知，硫酸镁是通过钙的拮抗作用导致血管扩张，但这种作用在临床情况下不清楚。一些研究表明，使用硫酸镁治疗患者的脑血流、大的脑动脉直径及中等脑动脉血流速度无明显变化。因此，有人提出硫酸镁更可能是作用于外周血管阻力并降低全身血压。
  - 对脑水肿和血脑屏障的影响　钙拮抗作用导致血管内皮收缩抑制和紧密连接开放，随着经细胞旁血管内容物、离子和蛋白质转运的改善也许能减少血管源性水肿和惊厥的发生。镁通过限制胞饮减少经细胞的转运，而这种转运在急性高血压时迅速发生。最后，镁可下调与脑水肿形成有密切关系的水通道蛋白 4。
  - 中枢抗惊厥作用　据推测，这与硫酸镁是 NMDA 受体拮抗剂有关，惊厥被认为至少部分是谷氨酸受体兴奋介导的，如 NMDA 受体。
- 20～30min 内静脉注射硫酸镁 4g 作为负荷量，然后以 1～2g/h 输注维持，由于发生子痫的危险持续存在，持续输注至少维持至产后 24h。
- 如果惊厥发生前使用过硫酸镁，根据产妇的体重，另需静脉追加 2～4g（体重＞70kg 使用较高的剂量）。
- 无证据支持需要常规监测血中浓度，但每小时应对反射消失、肌力减弱和呼吸抑制等情况做出临床评估。
- 值得注意的是，绝大多数人初次发生的惊厥是自限性的，标准的处理措施必须包括气道、呼吸、循环处理，同时应高流量吸氧，并取左侧卧位。
- 经上述处理后如惊厥仍持续存在，应选择适当的药物和剂量进行气管插管，选择的药物和剂量应能减少喉镜置入时的心血管副反应,见本章的麻醉管理部分。

HELLP 综合征

- 10% ~ 20% 严重子痫前期患者会发生 HELLP 综合征(溶血、肝脏酶学水平升高、血小板减少),并且大多数发生在预产期前(50%),约有 20% 受累孕妇没有高血压和蛋白尿[33]。

- 根据下列实验室检查对 HELLP 综合征做出临床诊断。
  - 血小板减少(100×10^9/L)
  - 肝脏酶学水平升高(天冬氨酸转氨酶 >1.7μmol/ (S·L)
  - 微血管病性溶血性贫血的证据:乳酸脱氢酶(LDH)>10.0μmol/ (S·L)、胆红素 >20.5μmol/L、结合珠蛋白减少、外周血图片可见裂殖红细胞。

- HELLP 综合征孕妇出现下列并发症的风险较高:胎盘早期剥离、弥散性血管内凝血、急性肾功能衰竭、子痫、肺水肿、包膜下肝脏血肿,具有高的产妇和围生期死亡率[33]。

- 当血小板计数 >50×10^9/L,无大量失血或血小板功能异常,不推荐预防性血小板输入。当血小板计数 <20×10^9/L 而要行剖宫产术或阴道分娩前应输入血小板[4]。

- 皮质类固醇特别是地塞米松可改善产妇血液和生化指标(包括血小板计数),并能提高 HELLP 综合征产妇区域麻醉的使用率,但尚未证明对于母体和围生期结果的益处[34,35]。

- 确切的治疗是胎盘娩出,医学管理的目标是使受影响的器官和系统维持稳定。

麻醉管理及影响

子痫前期的严重性对妊娠结果及分娩或剖宫产术的麻醉选择有深远的影响,由于该病的不可预期性,麻醉医师应随时做好剖腹产分娩的准备。

术前评估

鉴于如前所讨论的子痫前期孕妇广泛的病理生理学改变和多系统器官功能异常,这些患者应认真地进行评估以衡量他们围术期的风险。表 3-3 列出每一受累系统及相应的麻醉处理。

围术期监测

* 在严重子痫前期患者进行有创动脉血压监测,目的为:①如血压控制较差,可指导进行血流动力学管理;②评价抗高血压药物治疗的反应;③控制喉镜置入时的心血管副反应;④可以反复抽取血标本以获得血液学参数。

表3-3 子痫前期患者的麻醉处理

累及的系统	对麻醉的影响
气道	
咽喉水肿	可能存在插管困难
声门下水肿	气道阻塞
毛细血管充血和组织松脆	气管插管时出血,需要使用较小型号的气管导管
呼吸系统	
由于内皮细胞功能不全导致肺血管的通透性增加	发生肺水肿的危险
心血管系统	
血管张力增加和高血压	增加血管活性药物的敏感性
心输出量变化,严重者降低	加重气管插管时的高血压反应
高动力性心室功能,严重者出现抑制	心血管并发症的危险
容量严重不足	
血液系统	
血小板减少	区域麻醉有影响
溶血性贫血	需输入血液制品
高凝状态	
纤溶系统激活导致 DIC	
肝脏系统	
HELLP 综合征	考虑产科急诊
血浆转氨酶升高	出血倾向
肝细胞坏死,门静脉或包膜出血	药物代谢改变
肝脏破裂	
中枢神经系统	
头痛,视力障碍	需要急诊气道管理
过度兴奋	预防和治疗惊厥的措施
反射亢进,昏迷	
子痫(惊厥)	
肾脏系统	
肾小球率过滤降低	维持液体平衡和血管内容量
蛋白尿	监测尿量
高尿酸血症,少尿	

DIC= 弥散性血管内凝血
HELLP= 溶血,肝酶升高和血小板降低

- 研究表明,除非是严重的子痫前期或是有诸如肺水肿、严重心脏疾病、严重肾脏疾病等并发症,或是围生期液体管理困难,子痫前期本身使用中心血流动力学监测作用有限。
- 如前所述,CVP 与 PCWP 监测由于缺乏相关性,故 CVP 与 PCWP 监测的作用仍存争议。几乎没有证据表明 PCWP 在围术期监测的有效性。
- 如前所述,使用无创心输出量监测在严重子痫前期患者的围术期血流动力学监测方面也许有一些意义。
- 蛛网膜下腔麻醉下,剖宫产手术使用全身阻抗心动图监测表明:子痫前期孕妇由于心率增加而显示心输出量增加,但每搏指数没有增加。可能的原因是:由于分娩后较健康孕妇心脏前负荷低;或是由于分娩时舒张功能障碍导致容量负荷不相适应,这些变化可能使患者在产后早期出现威胁生命的肺水肿[36]。

用于分娩的区域麻醉

过去数年,在严重子痫前期患者使用区域麻醉的实践指南已显著改善。

- 子痫前期患者对于分娩疼痛表现出严重的血流动力学反应,硬膜外和腰-硬联合麻醉对于宫缩期间儿茶酚胺释放导致的血压波动具有良好的预防作用[37]。
- 美国麻醉医师协会(ASA)改良的产科实践指南建议,预防性植入脊髓和硬膜外腔导管可以减少子痫前期产妇对于全身麻醉的需求[38]。
- 严重子痫前期(特别是有 HELLP 综合征)的患者具有血小板减少和凝血功能异常,增加椎管内麻醉硬膜外腔或蛛网膜下腔出血的风险。
- 有轻度子痫的孕妇,血小板计数 $> 100 \times 10^9$/L 很少会出现凝血功能异常,而血小板计数 $< 100 \times 10^9$/L 常常会出现凝血参数异常[39]。
- 如果没有凝血功能障碍、血小板计数降低或合并使用抗血小板药物,血小板计数 $> 75 \times 10^9$/L 的患者可以进行椎管内麻醉[4]。
- 目前,安全进行椎管内阻滞的最低血小板计数尚未确定,不过,较为一致的意见是血小板计数低于 50×10^9/L 的患者不能实施椎管内麻醉。
- 对于血小板在 $(50 \sim 70) \times 10^9$/L 需行急诊剖宫产手术的患者,应权衡椎管内麻醉的风险与益处及与行全身麻醉的风险。
- 除了血小板计数的绝对数量外,血小板计数的变化趋势是重要的,血小板计数的迅速降低是值得关注的,表明情况严重。在具有 HELLP 综合征的患者,血小板计数在产后 2 ~ 3d 降至最低,然后逐渐恢复至患者正常的基础水平[40]。

- 进行区域麻醉和拔出硬膜外导管前,应对血小板计数和凝血参数进行连续监测,使用血小板功能分析仪和血栓弹力图对血小板功能进行检测的作用尚不清楚,没有证据表明,异常的结果增加出血的风险[4]。

- 当血小板计数相对稳定时,应每 6h 监测 1 次;当患者需行椎管内麻醉而有证据表明血小板计数显著降低,则应监测的更频繁,比如,每 1 ~ 3h 测 1 次。

- 血小板减少和凝血功能异常的患者,拔出硬膜外导管时造成的硬膜外血管损伤导致出血,增加了硬膜外血肿的可能。所以,只有血小板计数和凝血功能恢复正常才能拔出硬膜外导管。

剖腹产手术的麻醉处理

区域麻醉

几项研究表明,没有凝血功能障碍的患者行剖宫产手术,区域麻醉优于全身麻醉,基于此,有严重子痫前期患者的麻醉管理趋势过去 10 年发生了巨大的变化。

- 过去,优先选用硬膜外麻醉,而蛛网膜下腔麻醉在严重子痫前期患者的使用存在争论,因为蛛网膜下腔麻醉有可能导致严重低血压和子宫胎盘灌注降低。但是,很多研究表明,蛛网膜下腔麻醉可以安全地施行而不增加产妇和胎儿的危险。

- 蛛网膜下腔麻醉由于穿刺针较细,较硬膜外穿刺具有许多优点,包括穿刺技术容易、起效快和损伤小等。

- 硬膜外穿刺有意外发生硬脊膜穿破和硬膜外腔静脉丛损伤的可能,如果在硬膜外导管植入部位出现凝血功能异常,拔出导管增加发生硬膜外血肿的风险,而延迟拔管会增加感染的风险。

- 严重子痫前期患者施行蛛网膜下腔麻醉发生低血压的意外高于[41]或与硬膜外麻醉相同[42,43],但这种低血压的发生常常是短暂的且容易处理。

- 研究发现这两种麻醉方法对产妇和胎儿没有临床差异[41-43]。

- 临床研究表明,与健康产妇相比,子痫前期产妇蛛网膜下腔麻醉期间低血压发生率较低,血压轻度降低仅需小剂量麻黄碱和去氧肾上腺素即可使产妇的血压恢复[16,44]。这可能是因为子痫前期的特点是:交感神经活性增加、具有强效加压作用的循环因子产生增加和血管活性药物敏感性增加[45]。

- Dyer 等人在严重子痫前期的孕妇使用锂稀释法监测心输出量,结果,蛛网膜下腔麻醉和使用小剂量去氧肾上腺素治疗低血压均未降低剖宫产患者的心输出量,更加支持在子痫前期孕妇使用蛛网膜下腔麻醉是安全的[16]。
- 在严重子痫前期孕妇区域麻醉药中是否添加肾上腺素,由于缺乏随机的对照研究,因此仍有争议。反对使用的意见认为它有减少脐带血流速度和降低子宫胎盘灌注的可能,由于对吸收的肾上腺素较敏感,故可加重心血管反应[45-47]。

全身麻醉

- 严重子痫前期患者怀疑有胎盘早剥、严重凝血功能异常、血小板减少症、严重肺水肿、子痫和严重的胎儿窘迫时,最好选择全身麻醉。
- 与区域麻醉相比,全身麻醉应关注以下几点:
  - 气道水肿导致气管插管困难。
  - 误吸危险。
  - 气管插管发生严重高血压可增加颅内事件发生的风险。
  - 喉镜置入时由于儿茶酚胺释放,使子宫血流减少。
  - 会加重对焦虑、疼痛、伤害性刺激的高血压反应和血流动力学更不稳定。
  - 由于麻醉药物的作用,出现短暂的新生儿抑制。
- 与蛛网膜下腔麻醉和硬膜外麻醉相比,严重子痫前期患者在全身麻醉的诱导期和苏醒期血压都会较高[43]。一项关于 2003 ~ 2005 年妇幼健康的秘密调查的全国报道中重点指出:全身麻醉诱导时的收缩压升高引起颅内出血导致 2 名孕妇死亡[48]。
- 与椎管内麻醉相比,全身麻醉下剖宫产手术是产后 6 年内产后卒中的独立危险因素,主要与这两种麻醉技术对于神经内分泌应激反应、血栓栓塞、内皮细胞功能异常的程度所起的作用不同有关[49]。
- 连续有创血压监测,同时,建议给予利多卡因、短效阿片类药物(瑞芬太尼、阿芬太尼)、硫酸镁、硝酸甘油、拉贝洛尔、肼屈嗪,以减弱升压反应。
- 硫酸镁治疗可能在几个方面与麻醉药物发生相互作用:
  - 增强肌松药的作用
  - 增强镇静和镇痛作用
  - 直接的血管扩张作用导致血压下降

- 减弱气管插管期间的升压反应
- 减少吸入麻醉药的用量
- 减弱子宫张力,但产后出血的风险并未见升高
- 中毒可致呼吸和循环系统衰竭

子宫收缩剂治疗

- 缩宫素应以静脉输注的方式缓慢给予,因为与健康孕妇相比,严重子痫前期的孕妇它对血流动力学影响较难预测,有些有严重子痫的产妇由于血容量低、舒张功能障碍,导致每搏量不能随缩宫素的血管扩张效应增加[50]。
- 因为麦角生物碱可能产生严重高血压和颅内出血,故子痫前期患者相对禁忌。如果血压高或血压未控制前,不应使用[48]。
- 假如缩宫素不能使子宫收缩良好,可考虑选用卡前列素(甲基前列腺素 F2α)。

并发症

与子痫前期有关的一些严重并发症包括卒中、肺水肿、肾衰竭、心跳骤停、成人呼吸窘迫综合征、凝血功能障碍和肝功能衰竭,下面详细讨论 2 个重要的并发症。

中风

- 颅内出血是子痫前期产妇死亡最常见的单一原因。
- 过去,舒张压被用于预测卒中的指标,但现在发现收缩压也许起着更重要作用。一项关于 2003 ~ 2005 年妇幼健康的秘密调查的全国报道中指出,收缩压高于 160mmHg 应予治疗以防止颅内出血[48]。
- 子痫前期患者脑灌注压高并且动态性脑血管自动调节功能紊乱,导致脑血管过度伸展并出现高血压性脑病[51]。
- 严重子痫前期患者的 HELLP 综合征及在全身麻醉下行剖宫产手术的高血压反应可增加卒中的危险[51]。

肺水肿

- 肺水肿是子痫前期少见但是严重的并发症,约有 3% 的病例发生[52]。
- 高龄产妇、经产妇和原先就患有慢性高血压的产妇发生率高[52]。
- 血管内皮细胞功能异常、血管通透性增加、血浆胶体渗透压降低和由于左室

功能异常,或医源性液体输注不当引起的肺毛细血管静脉水压升高导致血管内液体和蛋白进入肺组织间隙,发生肺水肿[53]。

- 发生在术后的肺水肿 70% ~ 80% 的病例与过量液体输入有关,子痫前期患者的治疗是通过显著的利尿和细胞外液体动员从而增加血管内的容量[52,54]。

- 血管内的容量消耗与子痫前期的严重程度有关,但在区域麻醉和全身麻醉前进行容量扩充并未显示出任何益处,故不予推荐[4]。

- 出现肺水肿时母婴死亡率高,一项研究报道表明,37 例中产妇中 4 例死亡;1 000 例新生儿中 530 例死亡[52]。

总结和推荐

- 子痫前期是妊娠期特有的一种疾病,以同步进展的高血压和蛋白尿为特征,最终导致多系统功能障碍,与母婴高病死率高有关。

- 近来,对于子痫前期病理生理学的研究,已经对于它的定义及其管理方面提出许多修改意见。

- 与妊娠晚期才发生的子痫前期相比,妊娠早期起病的子痫前期孕妇有不良的血流动力学改变和长期的心血管结局。

- 子痫前期的治疗是"分娩",但应根据病情的严重程度和产妇及胎儿的状况做出决定。

- 所有抗高血压药物中没有证据表明,一种药物优于另一种药物,但硫酸镁可以预防和治疗子痫。

- 收缩压高于 160mmHg 是颅内出血的危险因素,是子痫前期孕妇死亡的主要原因。

- 假如没有凝血功能异常的证据,椎管内麻醉可为严重子痫前期孕妇进行分娩镇痛。

- 严重子痫前期患者喉镜置入和气管插管时的高血压反应可引起颅内出血。蛛网膜下腔麻醉对于严重子痫前期孕妇是一个可以接受的选择,特别在急诊剖腹产时可代替全身麻醉。

- 围术期推荐充分控制血压和谨慎输注液体。

- 对于子痫前期疾病严重性和并发症的迅速判明,使产妇和胎儿稳定,使用多学科的方法进行管理是值得推荐的。

（张　毅译　钱金桥　衡新华校）

参考文献

1. Sibai B, Dekker G, Kupferminc M. Pre-eclampsia. *Lancet*, 2005, **365**: 785-799.

2. World Health Organization. The World Health Report. Chapter 4: Risking death to give life. www.who.int/whr/2005/chapter4/en/indexl.html [Accessed July 2011].

3. Carty D M, Delles C , Dominiczak A F. Novel biomarkers for predicting preeclampsia. *Trends Cardiovasc Med*, 2008, **18**: 186-194.

4. Magee L A, Helewa M, Moutquin J M, et al. Diagnosis, evaluation, and management of the hypertensive disorders of pregnancy. *J Obstet Gynecol Can*, 2008, **30**: S1-S48.

5. Redman C W , Sargent I L. Latest advances in understanding preedampsia. *Science*, 2005, **308**: 1592-1594.

6. Murphy D 1 , Striate G M. Mortality and morbidity associated with early-onset preeclampsia. *Hypertens Pregnancy*, 2000, **19**: 221-231.

7. Ness R B , Sibai B M. Shared and disparate components of the pathophysiokigies of fet al growth restriction and preedampsia. *Am J Obstet Gynecol*, 2006, **195**: 40-49.

8. Roberts J M , Gammill H S. Preeclampsia: recent insights. *Hypertension*, 2005, **46**: 1243-1249.

9. Roberts J M , Hubel C A. The two stage model of preedampsia: variations on file theme. *Placenta*, 2009, **30**: S32-S37.

10. Cudihy D , Lee R V. The pathophysiology of pre-edampsia: current clinical concepts. *J Obstetrics Gynaecol*, 2009, **29**: 576-582.

11. Roberts J M , Lain K Y. Recent insights into the pathogenesis of pre-eclampsia. *Placenta*, 2002, **23**: 359-372.

12. Valensise H, Vasapollo B, Gagliardi G, et al. Early and late preechmpsia: two different maternal hemodynamic states in the latent phase of the disease. *Hypertension*, 2008, **52**: 873-880.

13. Bolte A C, Dekker G A, van Eyck J, et al. Lack of agreement between central venous pressure and pulmonary capillary wedge pressure in preeclampsia. *Hypertens Pregnancy*, 2000, **19**: 261-271.

14. Ohashi Y, Ibrahim H, Furtado L, et al Non-invasive hemodynamic assessment of non-pregnant, healthy pregnant and preedamptic women using bio-reactance. *Brazill Anesth*, 2010, **60**: 603-613.

15. San-Frutos LM, Fernandez R, Ahnagro J, et al. Measure of hemodynanic patterns by thoracic electrical bioimpedance in normal pregnancy and in preeclampsia. *Eur J Obstet Gynecol Reprod Biol*, 2005, **121**: 149-153.

16. Dyer R A, Piercy J L, Reed A R, et al. Hemodynamic changes associated with spinal anesthesia for cesarean delivery in severe preeclampsia. *Anesthesiology*, 2008, **108**: 802-811.

17. Conde-Agudelo A, Vigar J , Lindheimer M. World Health Organization systematic review of screening tests for preeclarapsia. *Obstet Gyne col*, 2004, **104**: l367-1391.

18. GOPEC Consortium. Disentangling fet al and maternal susceptibility for pre- eclampsia: a British multicenter candidate- gene study. *Am J Hum Genet*, 2005, **77**: 127-131.

19. Duley L, Henderson-Smar t D L, Meher S et al. Antiplatelet agents for preventing pre-eclampsia and its complications. *Cochrane Database gyst Rev*, 2007, **2**: CD004659.

20. Bujold E, Roberge S, Lacasse Y, et al. Prevention of pre-eclampsia and intrauterine growth restriction with aspirin started in early pregnancy: a meta analysis. *Obstet Gynecol*, 2010; **116**: 402-414.

21. Lewis G , Drife J. Why Mothers Die 1997- 1999: The Confidential Enquiries into Maternal Deaths in the United Kingdom. London: RCOG Press; 2001.

22. Magee L A, Chain C, Waterman E]', et al. Hydralazine for treatment of severe hypertension in pregnancy: meta-analysis. *BMJ*, 2003, **327**: 955-960.

23. Magee LA, Miremadi S, Li J, et al. Therapy with both magnesium sulfate and nifedipine does not increase the risk of serious magnesium-related maternal side effects in women with preeclampsia. *Am J Obstet Gynecol*, 2005, **193**: 153-163.

24. Ahalos E, Duley L, Steyn D W, *et al*. Antihypertensive drug therapy for mild to moderate hypertension during pregnancy. *Cochrane Database gyst Rev*, 2001, **2**: CD002252.

25. Abalos E, Duley L, Steyn D , *et al*. Antihypertensive drug therapy for mild to moderate hypertension during pregnancy. *Cochrane Database Syst Rev*, 2007, **1**: CD002252.

26. Magee LA , Duley L. Oral beta-blockers for mild to moderate hypertension during pregnancy. *Cochrane Database Sy st Rev*, 2000, **4**: CD002863.

27. DuleyL, Henderson gmaltDJ ,Meher8. Drugs for treatment of very high blood pressure durirtg pregnancy. *Cochrane Database Syst Rev*, 2006, **3**: CD001449.

28. Sibai B M. Diagnosis, prevention, and management of eclampsia. *Obstet Gynecol*, 2005, **105**: 402-410.

29. Duley L, Gülmezoglu A M, Henderson-Smart D J ,*et al*. Magnesium sulphate and other anticonvulsants for women with pre eclampsia. *Cochrane Database Syst Rev*, 2010, **11**: CD000025.

30. Duley L, Henderson-Smart D J, Walker G J ,*et al*. Magnesimn sulphate versus diazepam for eclampsia. *Cochrane Database Syst Rev*, 2010, **12**: CD000127.

31. Duley L, Henderson-Smart D l , Chou D. Magnesium sulphate versus phenytoin for eclampsia. *Cochrane Database Syst Rev*, 2010, **10**: CD000128.

32. Euser A G , Cipolla Mj. Magnesium sulfate for the treatment of edanpsia: a brief review. *Stroke*, 2009, **40**: 1169-1175.

33. Haram K, Svendsen E , Abildgaard U. The HELLP syndrome: clinical issues and management. A review. *BMC Pregnancy Childbirth*, 2009, **9**: 8.

34. O'Brien J M, Shumate S A, Satchwell S L, *et al*. Maternal benefit of corticosteroid therapy in patients with HELLP (hemolysis, elevated liver enzymes, and low platelet count) syndrome: impact on the rate of regional anesthesia. *Am J Obstet Gynecol*, 2002, **186**: 475-479.

35. Woudstra D M, Chandra S, Hofmeyr G J , et al. Cortlcosteroids for HELL syndrome in pregnancy. *Cochrane Database Syst Rev*, 2010, **9**: CD008148.

36. Tihtonen K, Koobi T, Yli Hankala A, *et al*. Maternal haemodynamics in preeclampsia compared with normal pregnancy during caesarean delivery. *BJOG*, 2006, **113**: 657-663.

37. Ramanathan J, Coleman P , gibai B. Anesthetic modification of hemodynamic and neuroendocrine stress responses to cesarean delivery in Wolnen with severe preeclampsia. *Anesth Analg*, 1991, **73**: 772-779.

38. American Society of Anesthesiologists Task Force on Obstetric Anesthesia. Practice guidelines for obstetric anesthesia: an updated report by the American Society of Anesthesiologists Task Force on Obstetric Anesthesia. Amended October 18, 2006. http://www.asahq.org/publicationsAndServices/O Bguide.pdf.

39. Leduc L, Wheeler J M, Kirshon B, *et al*. Coagulation profile in severe preeclampsia. *Obstet Gynecol*, 1992, **79**: 14-18.

40. Martin J N Jr , Blake P G, Perry K G Jr, *et al*. The natural history of HELLP syndrome: patterns of disease progression and regression. *Am J Obstet Gynecol*, 1991, **164**: 1500-1509.

41. Visalyaputra S, Rodanant O, Somboonviboon W *et al*. Spinal versus epidural anesthesia for cesarean delivery in severe preeclampsia: a prospective randomized, multicenter study. *Anesth Analg*, 2005, **101**: 862-868.

42. Hood D D , Curly R. Spinal versus epidural anesthesia for cesarean section in severely preeclamptic patients: a retrospective survey. *Anesthesiology*, 1999, **90**: 1276-1282.

43. Wallace D H, Leveno K J, Cunningham F G, *et al*. Randomized comparison of general and regional anesthesia for cesarean delivery in pregnancies complicated by severe preeclampsia. *Obstet Gynecol*, 1995, **86**: 193-199.

44. Aya AG, Mangin R, Vialles N, *et al*. Patients with severe preeclampsia experience less hypotension during spinal anesthesia for elective cesarean delivery than healthy parturients: a prospective cohort comparison. *Anesth Analg*, 2003, **97**: 867-872.

45. Nisell H, Hjemdah[P , Linde B. Cardiovascular responses lo circt0ating catecholamines in normal pregnancy and in pregnancy induced hypertension. *Clin Physiol*, 1985, **5**: 479-493.

46. Robinson D A. Epinephrine should not be used with local anesthetics for epidural anesthesia in pre-eclampsia. *Anesthesiology*, 1987, **66**: 577-578.

47. VanWijk M J, Boer K, van der Meulen E T, *et al*. Resistance artery smooth muscle function in pregnancy and preeclampsia. *Am J Obstet Gynecol*, 2002, **186**: 148-154.

48. Lewis G (ed). The Confidential Enquiry into Maternal and Child Health (CEMACH). Saving Mothers' Lives: reviewing maternal deaths to make motherhood safer 2003-2005. 2007, www.cemach.org.uk.

49. Huang C J, Fan Y C, Tsai P S. Differential impacts of modes of anaesthesia on the risk of stroke among preeclamptic women who undergo Caesarean delivery: a population based study. *Br J Anaesth*, 2010, **105**:818-826.

50. Langesaeter E, Rosseland L A, Stubhaug A. Haemodynamic effects of oxytocin in women with severe preeclampsia. *Int J Obstet Anesth*, 2011, **20**: 26-29.

51. Martin] N, Thigpen B D, Moore R C, *et al*. Stroke and severe preeclampsia and eclampsia: a paradigm shift focusing on systolic blood pressure. *Obstet Gynecol*, 2005, **105**: 246-254.

52. Sibai MB, Mabie BC, Harvey CJ ,*et al*. Pulmonary edema in severe preeclampsia-edampsia: analysis of thirty seven consecutive cases. *Am] Obstet Gynecol*, 1987, **156**: 1174-1179.

53. Bauer S T, Cleary K L. Cardiopuhnonary complications of pre eclampsia. *Semin Perinatol*, 2009, **33**:158-165.

54. Benedetti T I, Kates R, Williams V. Hemodynanlic observations in severe pre-clampsia complicated by pulmonary edema. *Am J Obstet Gynecol*, 1985, **152**:330-334.

产科大出血的治疗

A. 怀斯　V. 克拉克　著

第四章

引言和定义

尽管产科大出血是世界范围内造成产妇死亡的主要原因,但仍然没有一个大家公认的定义:

- 世界卫生组织(WHO)指出,产后出血(Postpartum hemorrhage,PPH)是分娩24h内出血量≥500ml,而严重的PPH是分娩24h内出血量≥1 000ml[1]。

- 英国皇家妇产科学院(The Royal College of Obstetricians and Gynaecologists, RCOG)将PPH分为:小量出血(500 ~ 1 000ml)、中等量出血(1 000 ~ 2 000ml)或大量出血(>2 000ml)[2]。

- 苏格兰重症产妇发病率保密审计署(The Scottish Confidential Audit of Severe Maternal Morbidity, SCASMM)定义大出血是失血量≥2 500ml,或输注≥5个单位的血液,或治疗凝血功能障碍[3]。

由于对出血量定义的不同,使得很难对产科出血做出有意义的对比研究。而且,产科出血是非常难以量化的,往往是大大低估了出血量。当估计出血量>1 500ml,应动用额外资源。

发生率

据估计,2008年孕产妇死亡人数达358 000人,相当于全球孕产妇死亡率(maternal mortality ratio,MMR)每100 000婴儿安全出生就有260例产妇死亡。不同的国家差异很大的:阿富汗的最高MMR是1 400/100 000,与之比较,英国MMR是12/100 000[4]。

在英国,英国皇家妇产科学院(RCOG)的观点是"由于出血导致的孕产妇死亡必须看作是可以预防的[2]。"最近,英国一项名为"孕产妇死亡之拯救母亲生命2006 ~ 2008年"的秘密调查详细介绍了:

- 出血是第6位导致孕产妇死亡的直接原因。虽然没有统计学意义,但死亡率的下降趋势是令人满意的。

- 直接由出血导致 9 人死亡（0.39/100 000 产妇），其中有 1 例是子宫破裂所致。
- 2/3 的死亡病例是不合格的临床护理导致的（缺乏高级的多学科人员参与,糟糕的术后监测和未采取对出血症状和体征行之有效的措施[5]）。

幸运的是,在发达国家孕产妇死亡已少有发生,像苏格兰这样的国家,孕产妇死亡率是衡量医疗质量的有效指标。因此,2003 年 SCASMM 成立,用于检测导致严重的孕产妇发病率的病因,也就是"未遂事故"。最近的数据显示,2008 年报道 SCASMM 的病例中有接近 75% 的是由于出血引起的[5]。2008 年,苏格兰60 000 例分娩中:

- 在这些病例中,有 251 例确诊为产科大出血。
- 在 251 例中,有 127 例为剖宫产——其中 103 例为急诊,24 例为择期。
- 在 103 例急诊剖宫产中,有 23 例是在宫口开全时手术的,宫口开全是导致剖宫产出血的一个独立危险因素。
- 出血的最常见原因有宫缩乏力,胎盘 / 胎膜滞留,阴道撕裂 / 阴道血肿,延长子宫切口和前置胎盘[6]。

国际产后出血协作组织观察到,在很多高资源国家,包括英国（根据SCASMM 上部分数据）,澳大利亚,加拿大,美国,其 PPH 和其严重程度有增加的趋势[6]。

危险因素

产后出血是无法预测的。RCOG 将危险因素分为以下几类:

- 重要因素（建议在会诊医师主导的产科医院分娩）　胎盘破裂,前置胎盘,多胎,子痫前期和妊娠高血压。
- 值得注意的因素（仅次于重要因素,但当讨论剖宫产条件时,应该考虑）　以前有过产后出血,亚裔,肥胖和贫血。
- 与分娩有关因素　剖宫产,引产术,胎盘滞留,会阴侧切术,手术阴道分娩,滞产,巨大儿,产褥热,年龄 >40 岁（非多胎）[2]。

一般处理

产前优化血红素状态,当发生出血时可以避免输血。这对于有产后出血危险因素的或拒绝输血的女性而言是至关重要的。

积极处理第三产程,建议对产妇做到以下几点:

- 使用子宫收缩剂
- 尽早夹闭脐带
- 控制牵引脐带的力量,以利于胎盘娩出

诊断

及时发现孕产妇的生理紊乱尤为重要,有人还介绍了改进产科预警系统和跟踪孕产妇的生理变化。但是,没有证据表明这些措施会减少危重孕产妇的发病率和死亡率。

怀孕的生理变化最初缓冲了出血对机体的影响,因此,早期体征如下:

- 心动过速
- 尿量减少
- 呼吸急促(所有症状中最敏感的)

应该发现。低血压是晚期不祥的体征。

治疗

目的是通过止血和恢复循环血容量增加携氧能力,以对患者进行复苏。

- 首先求助:经验丰富的助产士,产科医师,麻醉医师必须到场。
- 准备好一份产科大出血处理方案,并按方案执行,在合适的情况下,通知产科上级医师,输血服务中心和其他工作人员(如搬运工)。

应按以下措施进行治疗,并尽可能同时进行:

- 评估患者:确定失血量,查明出血原因。
- 给氧(15L/min)。
- 监测患者:必须进行心电图,无创血压,血氧饱和度和每小时尿量的监测。团队中的一员应该做好全程的书面记录,并可考虑通过动脉或中心静脉进行有创血压监测。
- 开通两根粗大的静脉通路。抽血行全血细胞计数、尿素、电解质和凝血功能筛查。交叉配血,备6个单位血,尽可能对患者进行床旁监测(如HemoCue,血栓弹力图)。如果静脉开通困难,骨髓通路可以较快较易的建立(EZ-IO电钻设备)。
- 输液:先晶体后胶体,之后输血。确保输血前的液体不超过3.5L。O型RH

阴性血应该马上准备好。

- 通过使用热风加热器和快速输注设备（一级 Belmont 快速输液器）加热液体，避免患者低体温。
- 确保钙水平维持在正常生理范围。氯化钙的目标浓度 >0.9mmol/L。
- 考虑一个输血策略。血小板应该从洁净的管道输入，否则血小板易与红细胞粘连，从而降低血小板的有效功能[7]。

输血策略

很多产科医师采用 2010 年出版的《严重创伤后出血的治疗：欧洲指南更新》的推荐，该推荐建议以下指标应维持的水平[8]：

- 血红蛋白在（70 ~ 90）^{9}/L。
- 控制 APTT/PT 比 <1.5 倍于对照（在大出血的情况下，输注新鲜冰冻血浆的早期初始剂量为 10 ~ 15ml/kg）。
- 血小板 >50×10^9/L。
- 纤维蛋白原 >1.5 ~ 2g/L。

当处理活动性出血患者时，一些研究表明，将患者的血红蛋白维持在 100g/L 左右稍高的水平，对患者比较有益[9]。

英国皇家妇产科医学院现有的产科输血指南指出纤维蛋白原 >1g/L[10]。

- 但是，正常的纤维蛋白原在 2 ~ 4g/L，怀孕期间纤维蛋白原会增加 50%，因此，纤维蛋白原在 1g/L 水平，实际上已经是很低了。
- 一项研究发现，纤维蛋白原水平 ≤2g/L，预示会发生严重的 PPH，阳性率 100%——在所有研究的指标中，纤维蛋白原水平是唯一的标志物[11]。

从在伊拉克和阿富汗战场上治疗伤员的经验来看，鼓励早期和积极的使用凝血物质，比例为 1：1：1（悬浮红细胞：新鲜冰冻血浆：血小板），尽早外科干预，控制损伤，阻止"致命三联症"——代谢性酸中毒，低体温和凝血障碍[12]。但是，大英和爱尔兰麻醉医师协会（AAGBI）最近指出"军队中使用的 1：1：1 方案可用于很多严重创伤的患者，但不推荐常规使用"[7]。

止血

如果怀疑宫缩乏力（最常见的出血原因），进行双合诊按压子宫"按摩宫底"，促进子宫收缩。

其他原因引起的出血应该被排除在外,确保膀胱排空,检查是否有产道撕裂伤或胎盘滞留。

子宫收缩剂（药物制剂）
缩宫素

- 缩宫素是已确定的预防和治疗出血的可选药物。分娩时缓慢静脉注射 5U,如果产妇有心脏疾病,应该静滴 5U 缩宫素,滴注时间应超过 20min。在随后的输液里加入 40U 的缩宫素,输注时间超过 4h。必须注意的是,当患者血流动力学不稳或有其他的损伤时,缩宫素会引起血管扩张和随后的低血压。缩宫素将在缩宫素章节进一步讨论。
- 卡贝缩宫素是另外一个可供选择的长效缩宫素类似物。分娩时单次给 100μg 静注或肌注。回顾三项研究发现,尽管它可以减少额外的宫缩剂和按摩子宫,但还没有充分的证据表明,卡贝缩宫素与缩宫素一样有效[13]。
- 随后的试验比较了在产科剖宫产后卡贝缩宫素和缩宫素的疗效,发现在缩宫素组需要增加缩宫素的产妇数量更多[14]。其他的试验正在进行中(如在挪威的 Oslo 大学医院进行的"卡贝缩宫素与缩宫素的比较和对血流动力学的影响",网址 http://clinicaltrials.gov/lct2/lshow/NCT009777G9)。
- RCOG 最近指出,反对常规使用卡贝缩宫素,因为相对于缩宫素而言,卡贝缩宫素缺乏相关的使用数据,并且价格昂贵。

麦角生物碱

麦角生物碱像缩宫素一样,可以有效减少出血。它的副作用是恶心和呕吐,但这并不妨碍它的使用。剂量是 500μg,可以静注或肌注[15]。高血压患者禁用,因其可引起高血压。

前列腺素

- 卡前列素肌注剂量是 250μg,加量可每隔 15min 给 1 次,最大量可给到 2g。不能静脉注射,因其可引起严重的支气管痉挛和肺分流。未批准用于子宫肌层注射。
- 米索前列醇可以口服,舌下含服或直肠给药。常规剂量是 600μg——大剂量会增加发热和颤抖的概率。虽然疗效不如缩宫素,一项大型回顾性研究表明,600μg 米索前列醇口服或舌下含服"与安慰剂组比较,米索前列醇在减少产后出血方面效果满意"[16]。且米索前列醇价格便宜,容易使用和储存(温度 >30℃,药物稳定)。世界卫生组织推荐在中、低收入国家使用米索前列醇预防和治疗产后出血,因为这些国家没有缩宫素和其他可注射子宫收缩剂[17]。RCOG 也认识到米索前列醇是家庭分娩很有用的药物[2]。

手术治疗

如果子宫收缩剂止血,需要外科治疗,则可考虑以下程序。

球囊填塞

一个特制的球囊(Rusch or Bakri)塞入子宫腔,打入液体,使其膨胀,对子宫内壁产生填塞效应。最好选用 Bakri 球囊,因为球囊底部有一个孔,可以引流血液,也可以观察是否有进一步的出血。尽管放入或取出球囊并不需要麻醉,但进行一个完整的检查以排除其他原因的出血时,麻醉还是必须的。通常,球囊在放置 24h 后会逐渐放气。在连续监测的同时,还应持续输注抗生素和缩宫素。

加压(或支撑)缝合

加压缝合是一门有用的技术,如果患者宫缩乏力,双手按压子宫是有效,这种技术从外部使子宫前后壁产生压力。包括背式缝合术(B-Lynch)、Hayman's横撑、和 Cho's 多方缝合等多种方法都有报道。尽管在采用上述方法后有成功怀孕的报道,但在剖宫产中可见子宫内形成条带,其他并发症包括宫腔积浓、子宫坏死和腹腔粘连。

动脉结扎术

动脉结扎术过去是一线手术干预措施。但是,近来在英国这一手术受到限制[3],它更常在发展中国家使用,因为在这些国家中,上述提到的新型、费用昂贵的技术还没有开展[18]。

从技术层面看,动脉结扎术比球囊填塞和加压缝合术都难,因为它需要高年资外科医师参与。应该结扎子宫动脉,否则,要结扎髂内动脉前干。报道的并发症包括损伤临近的静脉,动脉和输尿管。误扎髂外动脉,会导致腿和臀部缺血。

保守手术的比较

RCOG 指出,由于缺乏比较性研究,所以,不可能评价三种手术哪一种是最有效的[2]。尽管如此, SCASMM 还是评估了每一种手术的 "成功率" (成功的标准是避免子宫切除)[3]:

- 53 例使用球囊填塞术的患者中 43 例(87%)避免了子宫切除。
- 21 例接受加压缝合术的患者中 17 例(81%)避免了子宫切除。
- 4 例接受髂动脉结扎术的患者中 3 例(75%)避免了子宫切除。
- 但是,2 例接受子宫动脉结扎术的患者都未能避免了子宫切除术。

Doumouchtsis 的一项荟萃分析发现,没有证据表明一种方法明显优于其他的方法。其成功率是:

- 球囊填塞 84%
- 加压缝合 91.7%
- 动脉结扎 84.6%

有人建议首选球囊填塞,因其是 "最小创伤和最快速的方法"[19,2]。

如果手术止血失败,阻断主动脉可以获得复苏的时间,并且在切除子宫前保持患者生命体征稳定。

SCASMM 指出,随着外科保守治疗的增加(球囊填塞和加压缝合)和相应的围产期子宫切除的减少(从 2003 年 14% 降至 2008 年 8%),从 2003 年以来,产科大出血的 "外科治疗有了显著的改变"[3]。

围生期子宫切除

如果其他干预措施不能止血,或出血原因确实需要子宫切除术(如胎盘植入或子宫破裂)时,考虑围生期子宫切除宜早不宜迟。

- 子宫次全切除是更快速而且更容易施行的手术,是 "许多产后出血的手术选择"。RCOG 指出,决定行子宫切除需由具有丰富临床经验的医师决定,如果可能的话,应该与同行讨论这一治疗措施[2]。
- 早前英国秘密调查孕产妇死亡(拯救母亲生命 2003 ~ 2005 年)指出,一些产科医师对于急诊子宫切除术缺乏必要的专业知识,建议在这种情况下,"马上通知有更丰富妇科经验的同事帮助",同时包括请麻醉医师会诊[5]。

英国产科监督系统(the UK Obstetric Surveillance System UKOSS)曾经对全

国围生期接受子宫切除术的孕产妇做过调查。

- 53%的患者有宫缩乏力,39%的患者有病理性胎盘附着,10%的患者两者均有。
- 患者病死率为0.6%,有一些常见的并发症:21%的患者发生其他结构损伤(较宫缩乏力而言,胎盘植入更容易发生膀胱损伤),20%的患者需要进一步的手术治疗,19%的患者有其他的严重并发症[20]。

进一步的研究预计全国围生期子宫切除率为4.1/10 000,并且可以确定的是与之前的剖宫产"紧密相关"。增加围生期子宫切除的风险因素很多,包括[21]:

- 越来越多的有剖宫产史的分娩患者
- 产妇年龄 >35 岁
- 分娩 >3 次

赖特(Wright)在美国进行的研究已经表明:

- 围生期子宫切除患者的死亡率明显高于妇科子宫切除的患者。(死亡率是妇科的25倍)[22]。
- 在医院围生期接受子宫切除的患者中,高容量的患者较低容量的患者围术期死亡率降低了71%[23]。

辅助治疗
介入放射

介入放射(IR)现在被认为是安全、有效和微创治疗产后大出血(PPH)的方法[24]。将导管插入股动脉,并进行血管造影:

- 如果确认了出血点,可以对相应的动脉和侧支血管进行栓塞。
- 如果没有确定的出血点,就栓塞子宫动脉。
- 由于解剖因素、时间因素或血流动力学不稳定因素,上述两类血管都不能栓塞,可以栓塞髂内动脉前分支。

动脉阻塞是用于胎盘异常时的预防措施:将导管插入股动脉,把球囊放于子宫动脉或髂内动脉,分娩后球囊充气以减少出血(卵巢动脉提供约10%血液给子宫底部,因此可以导致相当大的出血)。

- 如果有必要,可以进行栓塞治疗;但是,胎盘异常引起的产后大出血对栓塞"似乎特别的抵抗"。
- 最近的病案报道显示,预先行动脉结扎并不排斥之后的成功动脉栓塞[25]。
- 杜姆曲斯(Doumouchtsis)证实,动脉栓塞的成功率是90.7%[19]。SCASMM

报道 2008 年仅有 4 名患者接受了动脉栓塞,其中有 3 名避免了子宫切除[3]。栓塞的并发症发生率估计为 6% ~ 9%。

- 大多数的并发症都比较轻微,一般与动脉穿刺和造影剂的使用有关。
- "栓塞后综合征"(恶心,腹痛,发热和轻微的白细胞增多)已经得到了公认。
- 较为严重的并发症非常罕见,大多由于骨盆血液供运减少所致:臀肌缺血,子宫 / 阴道 / 子宫颈 / 膀胱坏死均有报道[25]。

大多数女性栓塞治疗后月经周期恢复正常。随访研究记录到成功怀孕,但也有再次出现产后大出血的患者[26]。

如果考虑择期介入放射治疗的话,一些学者建议产科手术应该到介入室进行(因其有优良的成像设备)[27],而另外一些学者宁愿在手术室内进行手术(因为手术室有随手可及的外科和麻醉设备,而介入治疗可以使用 C- 臂图像增强器来完成)[28]。无论哪个观点正确,对一个流血产妇的转移是不能被轻视的。

2007 年英国对全国产科病房的调查发现:

- 产科病房都没有介入放射设备
- 58% 拥有介入放射设备的仅有 29% 的可以 24h 使用
- 有 11% 的患者转院行介入放射治疗[29]

术中血液回收

过去 10 年,越来越多的人开始接受血液回收是一种安全保存血液和避免异体输血风险的方法。在 2005 年,国家健康和临床优化研究所(NICE)出版的指南指出,血液回收应该与去白细胞滤器联合使用(Pall LeukoGuard RS 减少白细胞滤器)[30], RCOG 建议预计手术失血 >1 500ml 时使用血液回收[31]。

血液回收在产科滞后于其他的学科,因为回收的血液中可能有导致羊水栓塞的沉积物(AFE)。

- AFE 比较罕见,但是在产科死亡中占有显著的比例——在最近的机密查询中有 13 人死亡[5]。
- 现在认为是羊水栓塞性质上是过敏反应而不是栓塞。
- 胎儿鳞屑在羊水栓塞中的作用至今未明,因为在健康孕妇身体内也能检测到胎儿鳞屑。

血液洗涤的方法已被找到,可以降低甲胎蛋白至正常的水平,在血液回收前使用去白细胞滤器可显著降低白细胞、脂质小球和小颗粒。

何时开始血液回收,意见存在分歧:

- 在剖宫产开始(用一个吸引器收集所有的血液和羊水)。
- 或者是胎儿娩出后(用一个吸引器尽可能多的吸走羊水后,再用另一个吸引器收集血液)。

后一种方法看起来更常用,直觉上似乎更安全,但是,如果是前置胎盘,就会丧失回收大量血液的机会,事实上,一项研究比较了两种方法,结果发现:

- 将洗涤过程和白细胞滤器联合使用,意味着污染没有显著差异。
- 过滤器显著降低了大多数病例的胎儿鳞屑,但不是全部病例(但是厂家对此用途没有进行验证)。
- 为获得最大洗涤效率,在自动模式下,只有洗涤碗充满时才进行洗涤[32]。

近来,英国报道了3例突发严重的低血压病例,与回输去白细胞回收血液有关[33]。在停止了输血并给升压药后,3例患者没有1例留下永久性的损伤。2009年的输血严重危害(SHOT)报道中包含类似的事件(www.shotuk.org/wp-content/uploads/2010/07/SHOT2009.pdf)。

在一封公开信中,英国细胞回收行动组和AAGBI建议常规使用去白细胞滤器,但是在必要时要"毫不犹豫"的放弃。"特别是当回收血液需要加压输注时或回输回收血液不久即出现不明原因的低血压时"[34]。

在一项针对英国产科病房的调查表明,缺乏训练是使用细胞回收的唯一的最大障碍。其他问题就是24h工作人员和设备的可用性[35]。

止血剂
氨甲环酸

如果有纤维蛋白溶解的凝血弹性描记法证据,可选用氨甲环酸治疗,但对其的优先使用意见不统一:

- 一方面,最近的RCOG指南指出"纤维蛋白溶解抑制剂(如氨甲环酸)很少用于产科出血的处理,这已有共识"[2]。
- 另一方面,世界卫生组织关于产后出血的指南建议,宫缩乏力、产道下段损伤或子宫破裂导致的产后出血在试用其他方法后,可使用氨甲环酸治疗[1]。新发行的2010年复苏指南推荐,氨甲环酸可以作为纠正危及生命的产科出血的治疗用药[36]。

世界卫生组织推荐输注1g剂量时间超过1min,如果持续出血,间隔30min

后再追加 1g。并呼吁在治疗产科大出血中优先选择氨甲环酸。迄今为止,这方面的证据很少,但颇有前途:

- 一项较早的综述认为,普通外科使用抗纤维蛋白溶解剂可减少输血,Cochrane 系统评价研究了氨甲环酸在预防产后出血中的作用,并得出结论:氨甲环酸似乎能减少阴道分娩或剖宫产后的出血,尽管结论是基于 2 个"不明质量"的试验[37]。
- 在显著出血患者中随机使用抗纤维蛋白溶解剂(CRASH-2)的试验中,报道称创伤患者早期使用氨甲环酸可以明显减少全因死亡率和出血导致死亡的风险,并且没有任何增加血管闭塞事件的发生[38]。
- 最近大量的数据支持氨甲环酸用于阴道分娩[39]和剖宫产术后[40],以减少出血。

国际世界孕产妇抗纤维蛋白溶解试验(WOMAN)已经开始,该试验评估早期使用氨甲环酸对阴道分娩或剖宫产产后出血的影响。这项试验将进行到 2015年,希望能提供急需的答案。

重组活化因子Ⅶa

重组活化因子Ⅶa(rFⅦa)可用以治疗顽固性产科出血,但这种用法是说明书外用药。在咨询了血液专家后,RCOG 建议,当遇到"危及生命的产后出血"时,可以使用Ⅶa 因子。

该药的使用剂量和使用条件已达成共识[41]。如果常规方法无法止血时:

- 3 ~ 5min 内静注 90μg/kg,如果没有反应,20min 后再给第二个剂量。
- 确保患者有足够的凝血产品包括血小板和纤维蛋白原。
- 将酸中毒、低体温和低钙血症降低到最小化。

最近已提出了非适应证使用Ⅶa 因子的安全性问题:

- 2009 年 5 月,欧洲药品管理局要求更新诺其(rFⅦa)的产品特性,说明适应证外使用时会增加发生动脉血栓的风险。并声明不应该超适应证使用。
- 一个综述评估 rFⅦa 超适应证使用时的安全性发现,使用 rFⅦa 其动脉栓塞率(不是静脉)高于安慰剂组,特别是年龄≥65 岁的患者[42]。
- 世界卫生组织已经承认,rFⅦa 能够拯救生命,但它也会引起"威胁生命的副作用",且价格昂贵、难于给药。因此,建议 rFⅦa 只应该用于治疗产后大出血,这些妇女有"特定血液学适应证"[1]。

浓缩纤维蛋白原

冷沉淀已被用来治疗低纤维蛋白原血症多年,但浓缩的纤维蛋白原也是从人血浆中提取,已成为最快速和有效的治疗药物。它迅速增加纤维蛋白原浓度。

* 不需要解冻。
* 可以小剂量使用。
* 提高整体凝血功能。
* 减少对红细胞、新鲜冰冻血浆和血小板的需求[43]。

在英国,浓缩纤维蛋白原尚未获得批准,它的使用必须是指定的患者[7]。浓缩纤维蛋白原在产科的使用是受限的,但最近的一项包括 6 个患者的病例系列报道中提示,它可以迅速纠正产科出血导致的低纤维蛋白原血症[44]。

局部止血剂

局部止血剂已被广泛用于其他外科专业,以促进局部组织血液凝固,已有报道表明局部止血剂在产科出血中的成功使用[45]。

前置胎盘,胎盘植入及穿透性胎盘

在 18 ~ 20 周胎儿异常扫描时,用灰阶多普勒定位胎盘位置。如果有低置胎盘,应在 32 周行进一步的影像学检查[46]。胎盘植入往往与低置胎盘合并早期剖宫产所致的子宫损伤有关。但是,胎盘位置不低,创伤可能是其他手术导致的(如肌瘤切除术,终止妊娠手术,清宫术,胎盘滞留)或者是感染导致的。有必要做专科彩色多普勒超声和磁共振成像(MRI)检查,以估计胎盘侵入到子宫肌层的程度。在极端的病例里,前置的胎盘透过子宫肌层侵入到腹腔里(图 4-1)。

由于前置胎盘和胎盘植入都是导致产科出血的危险因素,国家患者安全机构、英国皇家助产士学会和 RCOG 把这类患者分娩的一揽子建议合在一起[47]。关键因素包括:

* 如果有前置胎盘,在 38 ~ 39 周行择期剖宫产分娩。(有 40% 有前置胎盘的孕妇在 38 周前需行急诊剖腹产)。RCOG 建议怀疑有胎盘植入的孕妇应在 36 ~ 37 周进行分娩[46]。
* 多学科参与术前计划:分娩应直接由咨询产科医生计划和直接指导;血液、血液制品和一张 2 级重症监护床应该就位;应该考虑到血液回收和介入治

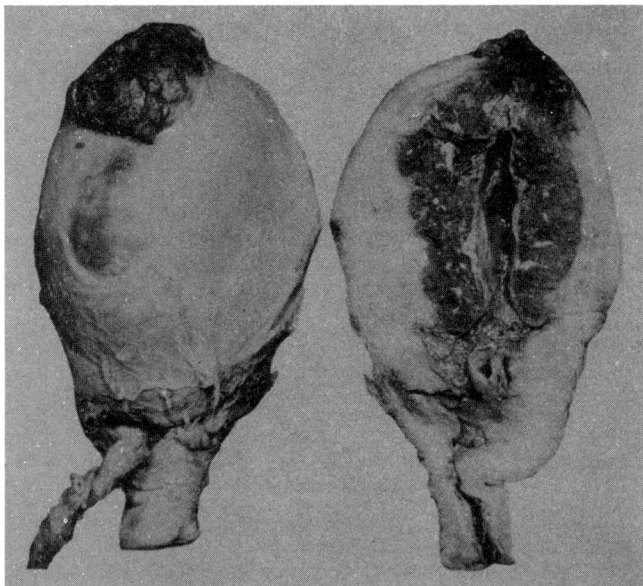

图 4-1　穿透性胎盘

疗,或者如果两者都没有的话,应该考虑转入到能进行一种治疗方法的医院,但理想的是两种方法都能开展的医院。

- 与患者讨论干预治疗及其可能的结局,确定她优先选择的方案。
- 在定产前计划和手术中,咨询产科麻醉医师应该直接参与。
- 手术方法应该考虑胎盘植入的位置。
- 当胎盘保留在原位时的护理推荐。

很多人认为,如果胎盘不能剥离时,它不应该被积极地清除,因为这可能会显著增加产妇的早期病死率,引起的出血量要比胎盘留在原来的位置或行子宫全切要多[48]。

如果只有小量的出血、血流动力学稳定及有再次生育的意愿,胎盘应该留在原处,但这样在分娩后数月有大出血和感染的风险:

- 使用序列血清 β-人绒毛膜促性腺激素(βHCG)和影像检查来监测胎盘重吸收。
- 使用序列全血细胞计数和C反应蛋白(full blord count, FBC/C-reactive protein, CRP)来监测可能发生的感染。抗生素的使用可减少感染的风险[49]。
- 不常规推荐使用甲氨蝶呤促进胎盘重吸收[2]。

如果胎盘分离,随之发生出血,必须使用传统的手术方法,有可能要行子宫切除术。美国的轶事证据表明,术前使用输尿管支架可减少早期发病率[48]。

UKOSS目前正在收集有关胎盘植入的数据,以估计胎盘植入在全国的发病率、治疗方法(包括麻醉)及结局。

拒绝输血的妇女

就这些女性而言,出血死亡的风险增加。产前必须有全面和坦诚的讨论,因为不同患者之间其接受程度也不同。必须强调拒绝输血的致命后果。签名的事前指示应该放入患者的病历里[31]。

治疗的关键问题是:

- 优化补血药。
- 积极处理好第三产程,产后预防性输注缩宫素。
- 及早考虑手术治疗,并考虑使用其他辅助手段(血液回收,rFⅦa,氨甲环酸)。

麻醉

此类患者的麻醉药由麻醉医师决定,在很大程度上是根据患者的具体情况而定[46]。

- 前置胎盘行择期剖宫产可选择区域麻醉,这种麻醉方法可以使孕妇保持清醒,同时减少出血。
- 可以考虑使用联合腰硬联合麻醉(CSE)技术,可适用较长时间的手术。
- 当前置胎盘存在以前剖宫产瘢痕处或胎盘植入时最好选择全麻(GA)[50]。
- 区域麻醉是一种选择,但当血流动力学不稳定时,孕妇和麻醉医师应做好随时改为全麻的准备。

UKOSS 目前正在收集在胎盘植入的情况下使用不同麻醉药的资料。

在紧急情况下,大量失血或血液动力学不稳定时,必须选用全麻。资深的医师应该参与到所有大出血病例的救治中。大多数患者应该进入加护病房或重症监护病房。

"消防演习"

演习应定期举行,提高认识,确保对指南的理解和执行。医院系统(医院的护工,实验室沟通)处于正常运转状态。这得到了 RCOG, CEMACH 和产科麻醉医师协会(OAA)的认可。英国布里斯托尔(Bristol), PROMPT (实用产科多专业培训)课程已经证明,在基层医院进行训练有利于改善产科和围生期结局(www.prompt-course.org)。

(黄 洁 译 钱金桥 校)

参考文献

1. Gülmzoglu A M, Souza J P, Chou D, *et al*.WHO guidelines for the management of postpartum haemorrhage and retained placenta. Geneva, Swi tzerland: World Health Organization Press, 2009,(http://lwhqlibdoc.who.int/publication s/2009/9789241598514_ eng.pdf)[Accessed July 2011].

2. Royal College of Obstetricians and Gynaecologists. Prevention and Management of Postpartum Haemorrhage.Green-top Guideline No. 52, 2009. (www.rcog.org.uk/files/rcog-corp/ Greentop52Postpartum Haernorrhage. pdf)[Accessed July 2011].

3. Healthcare Improvement Scotland. Scottish Confidential Audit of Severe Maternal Morbidity 6th Annual Report, 2008. 2010. (www.nhshealthquality.org/nhsqis/files/ SCASMM_REP_ APR10.pdf) [Accessed July 2011].

4. World Health Organization. Trends in Maternal Mortality: 1990 to 2008. (http://whqlibdac.who. int/publications/2010/9789241500265_eng. pdf) [Accessed July 2011].

5. Cantwell R, Clutton-Brock T, Cooper G,*et al*. Saving Mothers' Lives: reviewing maternal deaths to make motherhood safer: 2006-2008. The Eighth Report on Confidential Enquiries into Maternal Deaths in the United Kingdom. *BJOG*, 2011, **118** (suppl 1): 1-203.

6. Knight M, Callaghan W M, Berg C, *et al*. Trends in postpartum hemorrhage in high resource countries: a review and recommendations :from the International Postpartum Hemorrhage Collaborative Group. *BMC Pregnancy Childbirth*, 2009, **9**: 55.

7. Association of Anaesthetists of Great Britain and Ireland. Blood transfusion and the anaesthetist: management of massive haemorrhage. 2010. www.aagbi.org/ publications [Accessed July 2011].

8. Rossaint R, Bauillon B, Cerny V, *et al*. Management of bleeding following major trauma: an updated European guideline. Crit Care 2010, 14: R52. http://ccforum.com/ content/14/2/R52 [Accessed July2011].

9. Mercier FJ ,Bonnet M. Use of clotting factors and other prohemostatic drugs for obstetric hemorrhage. *Curr Opin Anaesthesiol*, 2010, **23**: 310-316.

10. Royal College of Obstetricians and Gynaecologists. Blood Transfusions in Obstetrics. Green-top Guideline No. 47, 2008. (www.rcog.org.uk/file/rcog-corp/uploaded-files/GT47Blood Transfusions-1207amended.pdf) [Accessed July 2011].

11. Charbit B, Mandelbrot L, Samain E, *et al*. The decrease of fibrinogen is an early predictor of the severity of postpartum hemorrhage, *J Thromb Haemast*,2007,**5**:266-273.

12. Borgman M A, Spinella P C, Perkins J G, *et al*. The ratio of blood products transfused affects mortality in patients receiving massive transfusions at a combat support hospital. *J Trauma*.2007,**63**:80513.

13. Su L L, Chong YS,Samuel M. Oxytocin agonists far preventing postpartum haemorrhage. *Cochrane Database Syst Rev*, 2007, **3**: CD005457.

14. Attilakos G,Psaroudakis D, Ash J, *et al*. Carbetocin versus oxytocin for the prevention of postpartum haemorrhage following caesarean section: the results of a double-blind randomised trial.*BJOG*, 2010,**117**:929-936.

15. Liabsuetrakul T, Choobun T, Peeyananjarassri K,*et al*. Prophylactic use of ergot alkaloids in the third stage of labour. *Cochrane Database Syst Rev*, 2007, **2**: CD005456.

16. Gülmezoglu A M, Forna F, Villar J,*et al*. Prostaglandins for preventing postpartum haemorrhage. *Cochrane Database Sys Rev*, 2007, **3**: CD000494.

17. World Health Organization. WHO Statement regarding the use of misoprostol for postpartum haemorrhage prevention and treatment, 2009. (http:// whqlibdoc.who. int/hq/2009/Who_RHR_09.22_eng.pdf) [Accessed July 2011].

18. Joshi V M, Otiv S R, Majumder R, *et al*. Internal iliac artery ligatinn for arresting postpartum haemorrhage.*BJOG*,2007,**114**:356-361.

19. Doumouchtsis SK, Papageorghiou A T, Arulkumaran S. Systematic review of conservative management of postpartum hemorrhage: what to do when medical treatment fails. *Obstet Gynecol Surv*, 2007, **62**:540-547.

20. Knight M. Peripartum hysterectomy in the UK: management and outcomes of the associated haemorrhage. *BJOG*, 2007, **114**:1380-1387.

21. Knight M, Kurinczuk J J, Spark P, *et al*. United Kingdom Obstetric Surveillance System Steering Committee, Cesarean delivery and peripartum hysterectomy. *Obstet Gynecol* 2008, **111** :97-105.

22. Wright J D, Devine P, Shah M, *et al*. Morbidity and mortality of peripartum hysterectomy. *Obstet Gynecol*, 2010, **115**: 1187-1193.

23. Wright J D, Herzog T J, Shah M, *et al* . Regionalization of care for obstetric hemorrhage and its effect on maternal mortality. *Obstet Gynecol*, 2010, **115**:1194-1200.

24. Royal College of Obstetricians and Gynaecologists. The Role of Emergency and Elective interventional Radiology in Postpartum Haemorrhage. Good Practice Nn. 6. 2007. (www.rcog.org.uk/files/rcog-corp/uploaded-files/GoodPractice6-RoleEmergency2007.pdf)[Accessed July 2011].

25. Gonsalves M, Belli A. The role of interventional radiology in obstetric hemorrhage. *Cardiovasc Intervent Radiol*, 2010, **33**: 887-895.

26. Berkane N, Moutafoff-Borie C. Impact of previous uterine artery embolization on fertility. *Curr Opin Obstet Gynecol*, 2010, **22**:242-247.

27. Kodali B S. Bloodless trilogy? Anesthesia, obstetrics and interventional radiology for cesarean delivery. *IJOA*, 2010, **19**: 131-132.

28. Mok M, Heidemann B, Dundas K, *et al*. Interventional radiology in women with suspected placenta accrete undergoing caesarean section. *IJOA*, 2008, **17**:255-261.

29. Webster V J, stewart R, Stewart P. A survey of interventional radiology for the management of obstetric haemorrhage in the United Kingdom. *IJOA*, 2010, **19**:278-281.

30. National Institute for Health and Clinical Excellence IPG 144: Intra-Operative Blood Cell Salvage in Obstetrics-Guidance. 2005. www.nice.org.uk/IPG144guidance [Accessed July 2011].

31. Royal College of Obstetricians and Gynaecologists. Blood Transfusion in Obstetrics. Green-top Guideline No. 47,2008, www.rcog.org.uk/files/rcog-corp/uploaded-files/GT47BloodTransfusions-1207amended.pdf [Accessed July 2011].

32. Sullivan I, Faulds J, Ralph C. Contamination of salvaged makernal blood amniotic fluid and fekal red cells during cove Caesarean section. *BJA*, 2008, **101**: 225-229.

33. Hussain S, Clybur P. Cell salvage- induced hypotension and London buses. *Anaesthesia*, 2010, **65**: 661-663.

34. Catling S, Wee M, Thomas D. Leucocyie depletion filter and a second suction circuit during intra-operative cell salvage in obstetrics. A reply. *Anaesthesia*, 2010, **65**:207-208.

35. Teig M, Harkness M, Catling S, *et al*. Survey of cell salvage use in obstetrics in the UK. *IJOA*, 2007, **16**: S30.

36. Soar J, Perkins G D, Abbas G, *et al*. European Resuscitation Council Guidelines for Resuscitation 2010 Section 8. Cardiac arrest in special circumstances: Electrolyte abnormalities, poisoning, drowning, accidental hypothermia, hyperthermia, asthma, anaphylaxis, cardiac surgery, trauma, pregnancy, electrocution. *Resuscitation*, 2010, **81**:1400-1433.

37. Novikova N&Hofmeyr G J. Tranexamic acid for preventing postpartum haemorrhage. *Cochrane Database Syst Rev*, 2010, **7**: CD007872.

38. Shakur H, Roberts I, Bautista R, *et al*. Effects of tranexamic acid on death, vascular occlusive events, and blood transfusion in trauma patients with significant haemorrhage (CRASH-2): a randomised, placebo-contrelled trial. *Lancet*, 2010, **376**:23-32.

39. Ducloy-Bouthors A, Broisin F, Keita H, *et al*. Tranexamic acid reduces blood loss in postpartum haemorrhage. *Crit Care*, 2010, **14**: P370.

40. Sekhavat L,Tabatabaii A, Dalili M, *et al*. Efficacy of tranexamic acid in reducing blood loss after cesarean section.*J Matern Fetal Neonatal Med*, 2009,**22**: 72-75.

41. Franchini M, Franchi M, Bergamini V, *et al*. The use of recombinant activated FVII in postpartum haemorrhage. *Clin Obstet Gynecol*, 2010, **53**: 219-227.

42. Levi M, Levy J H, Andersen H F,*et al*. Safety of recombinant activated factor VII in randomized clinical trials. *N Engl J Med*, 2010, **363**: 1791-1800.

43. Fenger-Eriksen C, Lindberg-Larsen M,Christensen A , *et al*. Fibrinogen concentrate substitution therapy in patients with massive haemorrhage and low plasma fibrinogen concentrations.*BJA*, 2008,**101**:769-773.

44. Bell S F, Rayment R, Collins P W,*et al*. The use of fibrinogen concentrate to correct hypofibrinogeeaemia rapidly during obstetric haemorrhage. *IJOA*, 2010,**19**: 218-223.

45. Whiteside J L, Asif R B,Novello R J. Fibrin sealant for management of complicated obstetric lacerations. *Obstet Gynecol*, 2010, **115**: 403-404.

46. Royal College of Obstetricians and Gynaecologists. Placenta Praevia, Placenta Praevia Accreta and Vasa Praevia: Diagnosis and Management. Green-top Guideline No. 27, 2011.

47. Paterson-Brown S,Singh C. Developing a care bundle for the management of suspected placenta accreta. *The Obstetrician and Gynaecologist,* 2010, **12**: 21-27.

48. Eller A, Porter T, Soisson P, *et al*.Optimal management strategies for placenta accreta. *BJOG*, 2009,**116**: 648-654.

49. Timmermans S, van Hof A C,Duvekot J J.Conservative management of abnormally invasive placentation. *Obstet Gynecolog Surv*, 2007,**62**: 529-539.

50. Welsh A W, Ellwood D, Carter J, et al.Opinion: Integration of diagnostic and management perspectives for placenta accreta. *Aust N Z J Obstet Gynaecol*,2009, **49**: 578-587.

第五章 麻醉药物与胎儿的大脑发育

A. 高瑟　C. 布拉德伯里　著

引言

- 在过去的 10 年间发表了大量有关麻醉药物导致动物神经细胞凋亡的文献，同样，这一潜在影响可能会对胎儿、新生儿和婴儿产生危害。
- 每年有成百万上千万的孕妇、新生儿和婴儿接受麻醉药物。
- 孕妇在妊娠期间接受宫颈环扎术、急诊手术、子宫内胎儿手术或者剖宫产都需要全身麻醉。
- 通常吸入氧化亚氮进行分娩镇痛。
- 新生儿和婴儿本身可能需要全身麻醉。
- 虽然麻醉药物的这些危害所导致的后果还不太清楚，但其神经毒性后遗症包括对健康的不良影响、认知功能减退（其中包括精神运动、记忆力和注意力的缺失）、情感障碍和退行性改变。

胎儿的大脑发育

受精后，最初 2 周胎儿的大脑发育包括细胞的快速分裂和胚胎的形成。在此期间，虽然胚胎通常对致畸剂不敏感，但是接触药物后，或因大量的细胞损害从而导致胚胎死亡，或有少量的细胞损害会对胚胎的进一步发育没有影响[1]。

- 器官形成期发生在妊娠期的第 5 周和第 10 周之间（或是胚胎期的第 3 周至第 8 周）。这段时期内胚胎对接触的药物最敏感，结果可导致胎儿结构和形态的异常[1]。
- 胎儿时期开始于妊娠的第 10 周末（或胎龄第 8 周），在此期间药物的接触会导致胎儿的功能的缺陷和较小的形态异常。中枢神经系统对药物的敏感性持续时间最长，因为即使在出生后神经系统仍然会继续发育，出生后接触药物也可能导致功能性缺陷[1]。
- 人类大脑生长期是从妊娠期的第 6 个月开始，持续到出生后的第 24 个月，这个时期发生了突触分化(也称为突触发生)。这与啮齿类动物和灵长类动物不同,它们的大脑生长期主要发生在出生后的时期[2]。细胞凋亡或程序性细胞死亡是突触发生的一个重要组成部分,在人的大脑会持续数年。事实上,多达 70% 的神经元和祖细胞会自然发生凋亡性神经退行性变[3]。

致畸性

药物的致畸性是多方面的,包括物种的敏感性、药物的剂量、药物持续的时间、暴露的时机及遗传倾向性。

- 药物的致畸性包括细胞死亡、结构异常、生长受限和功能缺陷。
- 在妊娠期那一个时期接触麻醉药物将决定受损的靶器官或组织、缺陷的类型和损伤的严重程度[1]。谢泼德(Shepard)在《致畸物的目录》(*Catalog of Teratagenic Agents*)[4]中讨论了致畸剂的以上特点,并且列出所有已知的人类致畸剂。
- 这本书将麻醉药物列为不可能致畸物。虽然没有发现麻醉药物有致畸作用,但已经发现麻醉药物能够影响神经元细胞凋亡和胎儿及围生期胎儿的大脑发育。

麻醉剂引起神经毒性的机制

体外和体内的模型研究表明,麻醉药物以浓度依赖和时间依赖的方式导致多种细胞凋亡和神经毒性,机制与麻醉药的受体活性有关[2]。

麻醉药物分成三类:

- N-甲基-D-天冬氨酸(NMDA)受体拮抗剂(抑制剂)如氯胺酮,氧化亚氮,氙。
- λ-氨基丁酸(GABA$_A$)受体激动剂(兴奋性),如苯二氮䓬类,巴比妥酸盐,异丙酚和依托咪酯。
- 吸入麻醉剂可能同时作用于以上 2 条受体途径,除此之外,其他机制知之甚少。

1999 年由艾肯米多(Ikonomidou)等人首先报道了麻醉剂可导致神经元损伤。他们发现 NMDA 受体拮抗剂导致发育大鼠大脑神经元广泛凋亡[5]。这些发现已经被多次重复,并且包括 GABA$_A$ 受体激动剂。报道称,GABA$_A$ 受体激动剂联合麻醉药物的使用将进一步加重药物的神经毒性反应,尤其是联合使用这两类药物[6-9]。这些危害已得到广泛的报道[3,10-15]。

- 进一步的证据指出,药物接触时间是决定神经毒性损害程度的关键,即药物接触发生在突触发生的高峰期将会导致神经毒性增加[9,16]。
- 如上所述,由于突触发生的关键时期在人类,非人类的灵长类动物和啮齿动物之间差别很大,很难根据这种动物的数据对人类进行推断。

有人认为,接触麻醉剂导致异常神经元的抑制,引发敏感的神经元细胞凋亡[8,17]。

- 细胞凋亡是一个耗能的过程,以确保细胞的安全消除。这样其产生的有害物质不会释放出来破坏周围的细胞。
- 与坏死不同,坏死细胞释放出的内容物会导致炎症的产生。接触 NMDA 受体拮抗剂和 GABA_A 受体激动剂都可观察到神经退行性病变或细胞凋亡,通过内源性凋亡通路(受体介导)和外源性凋亡通路(线粒体介导)发生,但确切的机制尚不清楚。

有许多细胞信号分子参与细胞凋亡通路,在哺乳动物中包括天冬氨酸特异性半胱氨酸蛋白酶、FAS、Bax、细胞外信号调节激酶和 BCL-2,但是研究显示,在基因敲除动物模型中,这些途径的缺失并不导致显著的形态或功能缺陷[18],这说明存在突触发生和胎儿发育的非凋亡机制。还有其他的报道认为神经细胞死亡是受一个不依赖凋亡通路的兴奋机制调节的[19],表明在发育中的胎儿接触到神经兴奋性物质可导致功能性缺陷,如接触 GABA_A 受体激动剂。

动物实验也表明,麻醉药物暴露可抑制神经发生或突触发生。

- 首先,已有研究显示,麻醉药物可以减少脑源性神经营养因子(BDNF)[20],脑源性神经营养因子是一种促进神经元存活、生长和分化的蛋白质。异氟烷通过抑制转换蛋白组织型纤溶酶原激活因子,从而抑制 BDNF 的前体转化成 BDNF,加速细胞的凋亡[21]。
- 其次,有研究表明,吸入麻醉药可增加大鼠胎儿大脑树突密度,从而影响胎儿树突棘结构的正常发育[22]。

大多数麻醉药与神经凋亡有关的组织学资料都来源于大鼠和小鼠实验。在豚鼠也发现了类似的结果[23]。在人类进行这样的研究显然是不道德的,但在灵长类动物的胎儿和新生儿麻醉药物接触研究中得到类似的结果[9,24]。这一效应究竟是由于接触麻醉药物还是缺血-再灌注现象引起还不清楚,故作者也提出了这些研究结果的适用范围[25]。

敏感性

在大鼠中,虽然还有争议[26],但有研究已经表明麻醉导致神经凋亡易感性的峰值与突触发生峰值的时间相一致[5,17]。这一效应发生在大鼠出生后的第 7 天,这一年龄段的大鼠已经有人做了广泛的研究。虽然大鼠在出生之前第 1 天和出生后第 14 天对麻醉药物是不敏感的[27],但是已有研究表明孕期 21d 的大鼠在接触高浓度的异氟烷后会发生神经元凋亡[28]。

在不同的物种间采用各种方法研究大脑发育事件间的相互关系[29],这导致对人类峰值易感性预测的不同。

- 对于人类而言,人们普遍认为人的易感期在妊娠末期和 3 岁之间[5,17,30,31]。
- 最近评估人类大脑的易损期在出生后第 17 周至第 20 周[3]和妊娠期的第 20 周 ~ 第 26 周[29]。
- 在不同的物种间研究大脑发育事件间的相互关系的替代方法是神经信息学[29]。这种技术表明出生后 7d 的大鼠与妊娠期 17 ~ 23 周的人类有相关性,在人类胎儿达到足月前其大脑的敏感期就结束。
- 这些不同的评估导致麻醉医师对小儿麻醉及孕妇麻醉产生顾虑,这提示麻醉药物对未出生的婴儿和早产儿的影响比足月儿或幼儿的影响更大。

在动物模型中麻醉药物与大脑的发育

在一项针对全身麻醉对发育大脑的结构和神经认知功能的影响的综述中[3],讨论了各个导致神经退行性变和功能减退的麻醉药物方面的证据。现总结如下。

苯二氮䓬类药物

- 地西泮、氯硝西泮会剂量依赖性地导致新生大鼠和小鼠发生神经退行性病变。
- 然而,地西泮所致的小鼠神经退行性变不会导致小鼠成年后出现行为减退或神经认知功能缺陷。
- 尽管在相似的剂量下咪达唑仑能引起新生小鼠神经元凋亡,但没有发现咪达唑仑可导致新生大鼠或培养的大鼠神经元发生神经退行性变。

巴比妥酸盐

- 研究证明戊巴比妥和苯巴比妥能引起新生大鼠的神经退行性变;然而,硫喷妥钠对新生小鼠既没有导致神经退行性变,也没有产生长期行为或学习障碍。

氯胺酮

- 氯胺酮对新生大鼠产生剂量依赖性的神经退行性变;然而,低剂量导致的血浆水平与接受全身麻醉的人血浆水平相似时,并没有发现神经退行性变。这一结果同样也出现在小鼠中。
- 在小鼠中,只有超过生理剂量的氯胺酮才导致神经退行性变,随后,在成年后出现行为异常,学习能力减退和记忆力下降。
- 在非人类的灵长类动物,出生前恒河猴和新生恒河猴长期接触麻醉药物,使用超过临床氯胺酮的注入剂量,结果显示,随着时间和剂量的增加将加速神经元退行性变。
- 非有害剂量的氯胺酮和 GABA 能麻醉药的联合使用将显著增加神经退行性变,成年后出现学习障碍。

异丙酚

- 单次静脉注射 60mg/kg 的异丙酚或者 10mg/kg 的异丙酚联合使用氯胺酮时,将增加小鼠的神经退行性变,导致成年小鼠行为和学习能力减退。
- 单次静脉注射 10mg/kg 的异丙酚或更小的剂量,虽然也会增加小鼠的神经退行性变,但没有发现可测量到的神经后遗症。
- 没有证据表明,使用临床浓度的异丙酚会导致神经元损伤。

依托咪酯

- 目前没有有关依托咪酯与神经退行性变或神经认知功能之间关系的研究。

氟烷

- 产前暴露在临床剂量的氟烷下会导致其成年时的学习障碍。

异氟烷

在新生的动物模型中,异氟烷与新生大鼠、小鼠、豚鼠、小猪的凋亡性神经退行性变有关。

- 在大鼠中，异氟烷会导致成年大鼠的学习障碍和记忆力的损害；然而，这些有害影响在小鼠当中是不存在的。
- 联合使用氙和右美托咪啶可以预防异氟烷所致的新生大鼠的神经退化。
- 有趣的发现是，在体外和体内动物发育大脑的模型中，异氟烷在低氧 - 缺血时具有保护作用。

地氟烷

- 虽然没有地氟烷与神经退行性变的研究，但是在低体温下体外循环中的小猪大脑缺血的模型中，已经证明地氟醚对突发的缺氧-缺血的大脑具有保护作用。

七氟烷

- 研究表明，在大脑缺血期间，七氟烷对新生小鼠的神经元具有保护作用，没有资料显示七氟烷能导致其神经退行性变。

氧化亚氮

- 尽管高浓度氧化亚氮与异氟烷联合使用会导致神经细胞凋亡的增加，但单独使用氧化亚氮不会显著增加新生大鼠的神经退行性变。
- 研究发现，氧化亚氮具有神经保护作用，避免发生兴奋毒性神经细胞退行性病变。

氙气

- 0.5 MAC 的氙具有保护新生大鼠免受联合使用异氟烷与氧化亚氮产生的神经毒性作用。
- 没有资料显示接触氙的新生儿其长期的认知功能的情况。

浅麻醉

- 研究显示，疼痛刺激或应激的有害影响将增加新生动物的应激激素水平、神经细胞的死亡和行为异常。

联合用药

- 虽然单独给予硫喷妥钠不会造成神经元凋亡，但硫喷妥钠与氯胺酮联合使用会加剧神经细胞的凋亡[6]。

- 同样,氧化亚氮与异氟烷联合使用时会导致神经细胞凋亡[32]。

- 咪达唑仑、氧化亚氮和异氟烷的组合称为"三联鸡尾酒",当给予幼鼠时,导致其显著的与学习和记忆相关的神经元凋亡,比单独使用异氟烷或异氟烷和氧化亚氮的联合使用的危害要大,并且这一危害将持续到成年时期[8]。正如上面提到的,研究发现,无论单独使用氧化亚氮还是咪达唑仑都不会造成大鼠的神经细胞凋亡。

动物模型的问题

用于给麻醉药物的实验模型有一定的局限性,于是产生了一些争议。因此,把动物模型得到的数据用于评价常规麻醉药对胎儿、新生儿或婴儿大脑发育所造成的影响是可疑的,一些争论的问题现讨论如下[17,33-35]。

- 可能有物种差异,比如人类接受麻醉后,麻醉药物对大脑发育的神经元损伤可能不能证实。

- 人类的神经系统发展需要持续几年,远比在啮齿动物持久,并且,在大鼠和小鼠接受麻醉这个时期进行的研究,相当于人类接受麻醉的数日或数周。虽然麻醉可能发生在新生儿和儿科重症监护病房,很显然,这不能很好反映术中麻醉药接触时段。尽管如此,接触5h麻醉会导致非人类灵长类动物的神经元凋亡[24]。这些结果表明,在人类临床上较合适的接触时间可能会有相似的结果。

- 至少在一些研究中,给予动物麻醉药物的剂量大大超过其临床用药剂量。

- 大多数研究缺乏在麻醉状态下动物生理学参数的精细控制。尽管能够在豚鼠和猴子的研究中完成,但对于啮齿类动物,监测并防止碳酸过多、缺氧、血压变化和低血糖在技术上是困难的[9,23,24]。

- 在动物实验中,动物只进行麻醉而不进行手术。在大多数的研究中,缺乏一个伴随手术所产生的疼痛刺激和应激反应的临床环境。手术刺激所产生的兴奋神经元输入与麻醉的抑制作用之间的相互作用是一个关键因素,但在动物模型中是缺乏这一实验数据的。

来自动物的神经行为学数据

多项研究已表明,动物在生命早期接受麻醉会发生神经行为的缺失。大多数

的早期研究都是在大鼠,但类似的结果也出现在一些小鼠的研究中。缺失发生在
各种不同的测试中,包括评估各方面的学习能力和记忆力。有两种类型的测试
被重复使用以显示其神经行为的缺失。

- 圆形水迷宫测试,训练大鼠在一个循环水浴池中寻找一个平台[7,16,26,36]。
- 摇臂迷宫测试,其中有八条手臂从平台中央引出,让大鼠学习寻找放在手臂
  末端的食物[6,7,8,36,37]。

许多已经公布的研究结果都采用经常在刊物上发表的学习、行为和社会能力
测试的方法[6-8,16,26,36,38,41]。

- 虽然有几项研究报道无显著差异发现,但大多数研究中,至少在一些测试中
  有阳性结果发现。
- 然而,一些研究表明动物接触麻醉药物后并没有发现对神经行为的发育有任
  何的不良反应[31]。
- 有一项研究发现麻醉药物具有保护作用[42]。这项研究有四个实验组。(a组)
  不进行任何处理的大鼠;(b组)注射使大鼠疼痛的4%甲醛溶液注射液;(c
  组)单独接受氯胺酮注射的大鼠;(d组)同时接受氯胺酮和4%甲醛溶液注射
  液的老鼠。在摇臂迷宫测试中,注射甲醛溶液的这组显示其探索行为减
  少和进食诱饵的时间增加。给予氯胺酮以避免对记忆测试的影响。这项研
  究的结果显示,即使麻醉药物是动物神经发育缺陷的原因,在疼痛刺激下缺
  少这类药物也会导致较严重的神经发育缺陷。

支持神经细胞凋亡的人类数据

动物神经细胞凋亡的证据是令人信服的,但这一现象是否会发生在人类还有
待进一步研究,如果发生,是否与临床相关。

出于伦理方面的原因,没有人类神经细胞凋亡的组织学证据。许多数据表明,
这一结果来自小儿人群的队列研究,这些研究有效地显示,麻醉与神经发育问题
之间的关系。

- 有研究已经证明,接受全身麻醉的早产儿或极低体重儿会发生感觉神经
  损伤[43]。
- 患有坏死性小肠结肠炎的极低体重儿在接受手术治疗后发生神经发育障碍
  的发生率比接受药物治疗,或没有患有坏死性小肠结肠炎的婴儿高[44,45]。
- 麻醉下行腹股沟疝修补术婴儿比对照组婴儿更易出现发育和行为异常的

问题[46]。

- 接受过一种以上麻醉药物的儿童,学习困难的发生率会增加[47]。

  并不是所有的研究显示麻醉与神经发育损害之间的差异有统计学意义。

- 小于2岁的患儿接受泌尿外科手术所导致的行为异常差异无统计学意义[48]。

- 如果早产儿接受镇静药物超过7d,发生中废、重度神经障碍的概率增加,但无统计学差异[49]。

- 动脉导管结扎术与神经发育障碍间没有相关性[50]。

发表的研究结果大都支持麻醉和人类神经发育问题间存在联系,但没有一个能证明其因果关系。研究新生儿和婴儿这一群体有许多原因会导致神经发育障碍。这里有许多的混杂因素造成结果的偏倚,如需要手术的疾病、手术步骤本身、健康状况不佳对上学的影响、或疾病以及手术对心理的影响。

最近一项针对单卵双生人群的研究表明,混杂因素在麻醉和神经发育问题相关性中起了很大作用[51]。

- 双胞胎,其中只有一个婴幼儿接触麻醉药物,不管是学业成绩还是认知问题都没有表现出任何差异。在3岁以前接受麻醉,这种影响是明显的,因此患儿接受一次麻醉或者在12岁终止研究的任何时期接受麻醉都存在一定的风险。这一结果清楚地说明,麻醉自身不是学习障碍的原因。

- 研究还表明,双胞胎组成一对,其中一个接触麻醉药物,但这对双胞胎都存在学习能力障碍的风险。这是通过比较双胞胎阐明的,其中,有些双胞胎两个都没有接受麻醉。虽然这一结果证实了麻醉与学习能力障碍之间存在相关性,但是麻醉药物并不是主要因素。事实上,这也表明可能存在遗传倾向需要手术,因而要进行麻醉,遗传倾向与学习困难也有关系,或提示环境是主要原因。

虽然这项研究很重要,但它确实有其自身的局限性[52]。与此相关的关键问题是:

- 本实验只对110对发育不同一性双胞(每对双胞中的一个接受一种麻醉药)的学习成绩和56对发育不同一性双胞的认知问题进行研究,因此发现发育不同一性双胞的差异研究存在不足。因此,有可能这一研究还不能找出发育不同一性双胞之间的差异。

- 数据没有区分儿童接受一种还是多种麻醉药物,因为这可能是导致神经发育问题的一个因素,在发育不同一性双胞中一个接受多种麻醉药物会存在差异[47]。

产科影响

如果神经信息学的方法推断人类敏感性时间段是正确的,那么,胎儿发育的风险要远远大于小儿。妊娠期使用麻醉药,甚至用氧化亚氮进行分娩镇痛可能会加速神经细胞的凋亡。

- 在一项针对 5 320 名儿童的大型队列研究显示,经阴道分娩与全身麻醉下剖宫产分娩的小孩在 12 岁时他们的学习能力障碍的发生率差异无统计学意义[53]。
- 有趣的是,这项研究提示,区域麻醉下行剖宫产有预防学习障碍的作用。急诊剖宫产和早期接受过麻醉药物的儿童排除本次实验,但结果并未改变。
- 存在严重学习障碍的儿童排除本次实验,因为这可能对结果造成影响。
- 从麻醉诱导到胎儿娩出的时间通常很短暂。除剖宫产外,手术采用全身麻醉所产生的影响可能更大。
- 在这项研究中,目前尚不清楚哪些患者使用了全身的分娩止痛药。虽然只是给予亚麻醉剂量的水平,但其作用时长仍然可以持续几个小时,可能会导致神经细胞凋亡。这可能会影响实验结果,减少经阴道分娩比在全身麻醉下剖宫产所带来的优势。

对于在子宫内已接触麻醉药物的新生儿,已有研究探讨其神经发育的问题[54-58]。其中,有些研究是专门探讨分娩时麻醉药的使用[56,58]。在这些研究中,许多行为反应已经研究过,已知其中一些行为反应与智商是相关的。大多数研究,但并不是所有的研究显示[58],分娩时接触麻醉药物的小孩比没有接触的小孩学习成绩要差。这些研究收集数据的对象很少有超过 4 周的新生儿,其中一个研究搜集了 20 周的婴儿,结果显示,早期的缺陷没有统计学差异[56]。在这个数据收集点,许多婴幼儿没有做进一步的随访研究,这将降低结果的说服力。一项进一步的研究收集了小孩 4 岁时的随访数据[55]。在这项研究中,图片词汇测验 IQ 结果显示,在子宫内接触麻醉的胎儿存在智力损害。然而,这项研究对接触全身麻醉或区域麻醉的个体的结果进行了综合,但大多数个体接受的是区域麻醉。

虽然这些着眼于早期神经学的研究结果显示存在一定的损害,但是这里没有足够的证据说明子宫内的胎儿接受全身麻醉会导致任何长时间的神经功能缺陷。同样,没有足够的证据反驳这一论断。

神经保护策略

如果麻醉药物对人类大脑的神经发育造成影响这一问题已经肯定,那么接下来的研究应当是研究哪一种麻醉药物对其造成的影响最小,并且是否有可以采用的措施来保护患者免受损害。到目前为止,已有人提出各种药物和措施来改善麻醉药物对大脑发育的不良影响。虽然支持的证据有一定的局限性,但已取得的动物实验证据支持麻醉所致的神经细胞凋亡可以减少。

- 研究已经证明,氙可以减少大鼠使用异氟烷所造成的神经细胞凋亡[32]。尽管氙可以减少异氟烷所产生的不良反应,但神经细胞凋亡在组织学上还是很明显的,有关在小鼠中的资料已经显得不是很肯定[59]。有趣的是,不同于大鼠,当小鼠单独接触氙时,它实际上会对小鼠造成神经细胞的凋亡。
- 对大鼠的研究表明,右美托咪啶可剂量依赖性地减轻异氟醚相关的神经细胞凋亡。只有在接触麻醉药物 6h 期间给予右美托咪定 3 次,每次按 25μg/kg 剂量给予时,麻醉药物造成的神经细胞凋亡才与对照相似。尽管如此,当给这个剂量时,它还可以有效的预防对照组所见的麻醉相关的神经认知功能障碍[60]。
- 研究证实,锂可以避免小鼠发生与麻醉药物相关的神经细胞凋亡,而且,锂还可以减轻神经细胞的自然凋亡到比对照还低的水平[61]。
- 在大鼠,褪黑素可以剂量依赖性地减少麻醉所致的神经细胞凋亡。当皮下注射 1mg/kg 褪黑素时,神经细胞的凋亡可减少 30% ~ 40%,然而,只有当剂量大到 20mg/kg 时,神经细胞凋亡才可以减少 75% ~ 90%[62]。
- 有人提出左旋肉毒碱可以有效预防麻醉所致的神经元凋亡[63]。
- 有研究显示,低温有望阻止小鼠的神经元凋亡[15]。

未来研究领域

对人类进行麻醉诱导是否造成神经细胞凋亡至关重要,在这一领域需要进一步的研究。未来的研究方向需要确立麻醉所致的神经细胞凋亡在人类是否重要。几组研究人员正在进行大量研究,试图阐明与麻醉相关的风险。最近有一系列的 3 篇文章描述了 4 个正在进行的相关研究。这些研究是:

- 一项前瞻性观察研究一组 3 岁以下的儿童接受麻醉药物,并对这些儿童的智商和神经认知功能与他们年龄相仿的兄弟姐妹做比较[64]。
- 在一个多中心随机对照试验中,对行腹股沟疝修补术的新生儿分别采用全身麻醉或蛛网膜下腔麻醉,5 岁时将对他们的智商进行比较[65]。

- 一项流行病学研究以 1 岁前接触过麻醉的一组幼儿和普通人群为研究对象,比较神经认知功能的改变[66]。
- 一项流行病学研究已收集了一组儿童神经发育方面的资料。第二个资料来源根据接触麻醉药物对这些儿童进行分层处理[66]。

结论和关键点

- 有大量动物实验证据表明,麻醉导致的神经细胞凋亡可引起神经发育障碍。
- 有一些研究表明这种现象可能存在于人类,但证据不是很充分,并且有多种混杂因素存在,因而,没有足够的证据来改变当前的临床实践。
- 从伦理学的角度看,没有麻醉就不能进行手术。尽管避免对孕妇、新生儿、婴儿实施不必要的手术是考虑周到的做法,但基本的外科手术还是要开展实施的。
- 虽然缺乏充分的证据制订有关产前和产后早期择期手术的指南,但是任何择期手术都应该与小儿外科医师、麻醉医师和小儿的父母讨论其相关的神经毒性和潜在的神经发育的危害,正如桑德斯(Sanders)和戴维森(Davidson)在编者说明中讨论的那样[67]。
- 就当前研究证据而言,如不行手术的风险超过手术对胎儿与新生儿危害的潜在风险,就应实施外科手术。

(李 超 译 钱金桥 姚尚龙 校)

扩展阅读

- Blaylock M, Englehardt T,Bissonnette B.Fundamentals of neuronal apoptosis relevant to pediatric anesthesia. *Paediafr Anaesth*, 2010, **20**: 383-395.
- Istaphanous G K,Loepke A W. General anesthetics and the developing brain. *Curr Opin Anaesthesiol*, 2009, **22**: 368-373.
- Loepke A W, Soriano S G. An assessment of the effects of general anesthestic on developing brain structure and neurocognitive function. *Anesth Analg*, 2008, **106**: 1681-1707.
- Rappaport B,Melton RD, Simone A&Woodcock J. Defining safe use of anesthesia in children. *N Engl J Med*, 2011, **364**: 1387-1390.
- Sanders R D , Davidson A. Anesthetic-induced neurotoxicity of the neonate: time for clinical guidelines? *Paediatr Anaesth*, 2009; **19**: 1141-1146.

参考文献

1. Van de Velde M.Chapter 17-Nonobstetric surgery during pregnancy. In Chestnut D H, Polley L S, Tsen L C&Wong CA eds. *Chestnut's Obstetric Anesthesia: Principles and Practice. Philadelphia*, PA: Mosby Elsevier, 2009, pp. 337-358.

2. Blaylock M, Engelhardt T,Bissonnette B.Fundamentals of neuronal apoptosis relevant to pediatric anesthesia. *Paediatr Anaesth*, 2010, **20**: 383-395.

3. Loepke A W,Soriano S G. An assessment of the effects of general anesthetics on developing brain structure and neurocognitive function. *Anesth analg*, 2008, **106**:1681-1707.

4. Shepard T H, Lemire R J. *Catalog of Teratogenic Agents*, 11th edn Baltimore: Johns Hopkins University press, 2004.

5. Ikonomidou C, Bosch F, Miksa M, *et al*. Blockade of NMDA receptors and apoptotic Neurodegeneration in the developing brain.*Science*, 1999, **283**: 70-74.

6. Fredriksson A, Ponten E, Gordh T' ,*et al*. Neonatal exposure to a combination of N-methyl-D-aspartate and gamma-aminobutyric acid type A Pe r1 receptor anesthetic agents potentiates apoptotic neurodegeneration and persistent behavioral deficits.*Anesthesiology*, 2007, **107** : 427-436.

7. Fredriksson A, Archer T, Alm H, *et al*. Neurofunctional deficits and potentiated apoptosis by neonatal NMDA antagonist administration. *Behav Brain Res,* 2004, **153**: 367-376.

8. Jevtovic-Todorovic V, Hartman R E, Izumi Y, *et al*. Early exposure to common anesthetic agents causes widespread neurodegeneration in the developing rat brain and persistent learning deficits. *J Neurosci*, 2003, **23**: 876-882.

9. Slikker W, Zou X, Hotchkiss C E, *et al*. Ketamine-induced neuronal cell death in the perinatal rhesus monkey. *Toxicol Sci*, 2007, **98**: 145-158.

10. Istaphanous G K, Loepke A W. General anesthetics and the developing brain. *Curr Opin Anaesthesiol*, 2009, **22**: 368-373.

11. Sun L.Early childhood general anaesthesia exposure and neurocognitive development. *Br J Anaesth*, 2010, **105** Suppl I:i61-i68.

12. Mellon R D, Simone A F,Rappaport B A. Use of anesthetic agents in neonates and young children.*Anesth Analg*, 2007, **104**:509-520.

13. Loepke A W. Developmental neurotoxicity of sedatives and anesthetics: a concern for neonatal and pediatric critical care medicine? *Pediatr Crit Care Med*, 2010, **11**: 217-226.

14. McGowan F X,Davis P J. Anesthetic-related neurotoxicity in the developing infant: of mice, rats, monkeys and, possibly,humans. *Anesth Analg*, 2008, **106**: 1599-1602.

15. Creeley C E,Olney J W.The young:neuroapoptosis induced by anesthetics and what to do about it.*Anesth Analg* 2010, **110**:442-448.

16. Stratmann G, Sall J W, May L D, *et al*. Isoflurane differentially affects neurogenesis and long-term neurocognitive function in 60-day-old and 7-day-old rats.*Anesthesiology*, 2009, **110**: 834-848.

17. Olney J W, Young C,Wozniak D F, *et al*. Anesthesia-induced developmental neuroapoptosis. Does it happen in humans? *Anesthesiology*, 2004,**101**:273-275.

18. Yuan J,Kroemer G. Alternative cell death mechanisms in development and beyond. *Genes Dev*, 2010, **24**: 2592-2602.

19. Young C, Tenkova T, Dikranian K,*et al*. Excitotoxic versus apoptotic mechanisms of neuronal cell death in perinatal hypoxia/ischemia.Curr .*Mol Med*,2004,**4**: 77-85.

20. Lu L X, Yon J H, Carter 1, *et al*. General anesthesia activates BDNF-dependent neuroapoptosis in thedeveloping rat brain. *Apoptosis*, 2006, **11**: 1603-1615.

21. Head B P, Patel H H, Niesman 1 R, *et al*.Inhibition of p75 neurotrophin receptor attenuates isoflurane-mediated neuronal apoptosis in the neonatal central nervous system. *Anesthesiology*, 2009, **110**: 813-825.

22. Briner A, De Roo M, Dayer A, *et al*. Volatileanesthetics rapidly increase dendritic spine density in the rat medial prefrontal cortex during synaptogenesis. *Anesthesiology*, 2010,**112**: 546-556.

23. Rizzi S, Carter L B, Ori C&Jevtovio-Todorovic V. Clinical anesthesia causes permanent damage to the fetal guinea pig brain. *Brain Pathol*, 2008, **18**: 198-210.

24. Brambrink A M, Evers A S, Avidan M S, *et al*. Isoflurane-induced neuroapoptosis in the neonatal rhesus macaque brain. *Anesthesiology*, 2010, **112**:834-841.

25. Brambrink A M, Evers A S, Avidan M S, *et al.* Isoflurane-induced neuroapoptosis in the neonatal rhesus macaque brain: isoflurane or ischemia-reperfusion? *Anesthesiology*, 2010, **113**: 1245-1246.

26. Stratmann G, May L D, Sall J W, *et al.* Effect of hypercarbia and isoflurane on brain cell death and neurocognitive dysfunction in 7-day-old rats. *Anesthesiology*, 2009, **110**: 849-861.

27. Yon J H, Daniel-Johnson J, Carter L B, *et al.* Anesthesia induce neuronal cell death in the developing rat brain via the intrinsic and extrinsic apoptotic pathways. *Neuroscience*, 2005, **135**: 815-827.

28. Wang S, Peretich K, Zhao Y, *et al.* Anesthesia-induced neurodegeneration in fetal rat brains. *Pediatr Res*, 2009, **66**: 435-440.

29. Clancy B, Finlay B L, Darlington R B, *et al.* Extrapolating brain development from experimental species to humans. *Neurotoxicology*, 2007, **28**: 931-937.

30. Dobbing J, Sands J. Comparative aspects of the brain growth spurt. *Early Hum Dev*, 1979, **3**: 79-83.

31. Loepke A W, Istaphanous G K, McAuliffe J J, *et al.* The effects of neronatal isoflurane exposure w mice on brain cell viability, adult behavior, learning, and memory. *Anesth Analg*, 2009, **108**: 90-104.

32. Ma D, Williamson P, Januszewski A, *et al.* Xenon mitigates isoflurane-induced neuronal apoptosis in the developing rodent brain. *Anesthesiology*, 2007, **106**: 746-753.

33. Soriano S G, Anand K J, Rovnaghi C R, *et al.* Hickey P R Of mice and men should we extrapolate rodent experimental data to the care of human neonates? *Anesthesiology*, 2005, **102**: 866-868.

34. Olney J W, Young C, Wozniak D F, *et al.* In reply to: Of mice and men: should we extrapolate rodent experimental date to the care of human neonates. *Anesthesiology*, 2005, **102**: 868-869.

35. Anand K J, Soriano S G. Anesthetic agents and the immature brain: are these toxic or therapeutic? *Anesthesiology*, 2004, **101**: 527-530.

36. Rothstein S, Simkins T, Nunez J L. Response to neonatal anesthesia: effect of sex on anatomical and behavioral outcome. *Neuroscience*, 2008, **152**: 959-969.

37. Levin E D, DeLuna R, Uemura E, *et al.* Long-term effects of developmental halothane exposure on radial arm maze performance in rats. *Behav Brain Res*, 1990, **36**: 147-154.

38. Satomoto M, Satoh Y, Terui K, *et al.* Neonatal exposure to sevoflurane induces abnormal social behaviors and deficits in fear conditioning in mice. *Anesthesiology*, 2009, **110**: 628-637.

39. Levin E D, Uemura E, DeLuna R, *et al.* Neurobehavioral effects of chronic halothane exposure during developmental and juvenile periods in the rat. *Exp Neurol*, 1987, **98**: 584-593.

40. Quimby K L, Katz J, Bowman R E. Behavioral consequences in rats from chronic exposure to 10 ppm halothane during early development. *Anesth Analg*, 1975, **54**: 628-663.

41. Quimhy K L, Aschkenase LJ, Bowman R E, *et al.* Enduring learning Deficits and cerebral synaptic malformation from exposure to 10 parts of halothane per million. *Science*, 1974, **185**: 625-627.

42. Anand K J, Carg S, Rovnaghi C R, *et al.* Ketamine reduces the cell death following inflammatory pain in newborn rat brain. *Pediatr Res*, 2007, **62**: 283-290.

43. The Victorian Infant Collaborative Study Group. Surgery and the tiny baby: sensorineural outcome at 5 years of age. *J Paediatr Child Health*, 1996, **32**: 167-172.

44. Rees C M, Pierro A, Eaton S. Neurodevelopmental outcomes of neonates with medically and surgically treated necrotizing enterocolitis. *Arch Dis Child Fetal Neonatal*, 2007, **92**: F193-F198.

45. Hintz S R, Kendrick D E, Stoll B J, *et al.* Neurodevelopmental and growth outcomes of extremely low birth weight infants after necrotizing enterocolitis. *Pediatrics*, 2005, **115**: 696-703.

46. DiMaggio C, Sun L S, Kakavouli A, et al. A retrospective cohort study of the association of anesthesia and hernia repair surgery with behavioral and developmental disorders in young children. *J Neurosurg Anesthesiol*, 2009, **21**: 286-291.

47. Wilder R T, Flick R P, Sprung J, et al. Early exposure to anesthesia and learning disabilities in a population-based birth cohort. *Anesthesiology*, 2009, **110**:796-804.

48. Kalkman C J, Peelen L, Moons K G, et al. Behavior and development in children and age at the time of first anesthetic exposure. *Anesthesiology,* 2009, **110**: 805-812.

49. Roze J C, Denizot S, Carbajal R, et al. Prolonged sedation and/or analgesia and 5-year neurodevelopment outcome m very preterm infants, results from the EPIPAC cohort. *Arch Pediatr Adolesc Med*, 2008,**162**: 728-733.

50. Chorne N, Leonard C, Piecuch R,et al. Patent ductus arteriosus and its treatment as risk factors for neonatal and neurodevelopmental morbidity. *Pediatrics,* 2007, **119**: 1165-1174.

51. Bartels M, Althoff R R, Boomsma D I. Anesthesia and cognitive performance in children: no evidence for a causal relationship.*Twin Res Hum Genet*, 2009, **12**: 246-253.

52. Flick R P, Wilder R T, Sprung J, et al. Anesthesia and cognitive performance in children: no evidence for a causal relationship. Are the conclusions justified by the data? Response to Bartels et al. 2009.*Twin Res Hum Genet*, 2009, **12**:611 -614.

53. Sprung J, Flick RP, Wilder R T, et al. Anesthesia for cesarean delivery and learning disabilities in a population-based birth cohort. *Anesthesiology*, 2009, **11**:302-310.

54. Hollenbeck A R, Grout L A, Smith R F,et al. Neonates prenatally exposed to anesthetics: four-year follow-up. *Child Psychiatry Hum Dev*, 1986, **17**: 66-70.

55. Blair V W, Hollenbeck A R, Smith R F,et al. Neonatal preference for visual patterns: modification by prenatal anesthetic exposure? *Dev Med Child Neurol*,1984,**26**: 476-483.

56. Conway E, Brackbill Y. Delivery medication and infant outcome: an empirical study. *Monogr Soc Res Child Dev*, 1970, **35**: 24-34.

57. Eishima K. The effects of obstetric conditions on neonatal behaviour in Japanese infants. *Early Hum Dev*, 1992,**28**:253-263.

58. Hollmen A I, Jouppila R, Koivisto M, et al. Neurologic activity of infants following anesthesia for cesarean section. *Anesthesiology*,1978,**48**: 350-356.

59. Cattano D, Williamson P, Fukui K, et al. Potential of xenon to induce or to protect against neuroapoptosis in the developing mouse brain.*Can J Anesth*,2008,**55**:429-436.

60. Sanders R D, Xu J, Shu Y, A et al. Dexmedetomidine attenuates isoflurane-induced neurocognitive impairment in neonatal rats. *Anesthesiolog*, 2009, **110**: 1077-1085.

61. Straiko M M, Young C, Cattano D, et al. Lithium protects against anesthesia-induced developmental neuroapoptosis. *Anesthesiology*,2009,**110**: 862-868.

62. Yon J H, Carter L B, Reiter R J,et al. Melatonin reduces the severity of anesthesia-induced apoptotic neurodegeneration in the developing rat brain.*Neurobiol Dis,* 2006,**21**:522-530.

63. Wang C,Slikker W. Strategies and experimental models for evaluating anesthetics: effects on the developing nervous system. *Anesth Analg*, 2008, **106**:1643-1658.

64. Sun L S, Li G, Dimaggio C,et al. Anesthesia and neurodevelopment in children: time for an answer? *Anesthesiology*,2008, 109:757-761.

65. Davidson A J, McCann M E, Morton N S, et al. Anesthesia and outcome after neonatal surgery: the role for randomized trials. *Anesthesiology*,2008,**109**;941-944.

66. Hansen T G, Flick R, Mayo Clinic Pediatric Anesthesia and Learning Disabilities Study Group. Anesthetic effects on the developing brain: insights from epidemiology. *Anesthesiology*,2009,**110**:1-3.

67. Sanders R D, Davidson A. Anesthetic-induced neurotoxicity of the neonate: time for clinical guidelines? *Paediatr Anaesth*, 2009, **19**: 1141-1146.

第六章 超声引导的硬膜外阻滞

M. 基诺奇 K. 拉奥 M. 哈桑 N. 罗宾逊 著

引言

- 椎管内阻滞仍然是产科麻醉和镇痛的金标准技术,并且在不远的将来也不可能改变。

- 椎管内阻滞包括置入硬膜外管,蛛网膜下腔注射及腰硬联合。这项技术被很好地总结为"临床判断,技术技能,材料设备,药物输注系统,患者监测护理途径的复杂结合"[1]。

- 实施神经阻滞的基础是临床医师通过体表解剖标志来定位,这样就可以指导他们将穿刺针插到正确的位置。

- 对脊柱的评估包括,在将穿刺针置入 L3 ~ L4 间隙前,细心地检查脊柱是否垂直,通过髂棘最高点定位 L3 ~ L4 间隙,触摸棘突和两个棘突间的间隙。

- 椎管内阻滞最终仍然是一项盲探技术和有创操作,有赖于正确体表解剖定位。也就是说,实施椎管内阻滞,在提供良好麻醉效能和镇痛效果的同时,也有因为不知道穿刺针的确切位置而导致的操作失败和一系列对患者有害的潜在并发症。

- 因此,对于产科麻醉医师的我们来说,应该继续努力确保我们的操作尽可能的安全,并利用不断发展的医疗技术使我们的操作越来越简单,越来越安全。

- 25 年前,有人首次报道在产科患者中用超声辅助下行硬膜外穿刺和蛛网膜下腔注射,并且在近 10 年成为了一个大家感兴趣的领域。2008 年 1 月,英国国家卫生医疗质量标准署出版指南,支持它在硬膜外腔穿刺置管中的应用,使这一技术达到了顶峰[2]。

超声诊断的发展

- 人耳可以听见的可听声波频率范围为 20Hz ~ 20 000Hz(20kHz),所谓"超声"是指声波频率超过 20kHz 或每分钟 20 000 周期。

- 意大利生物学家拉扎罗·斯帕兰扎尼(Lazzaro Spallanzani)被誉为是第一

个发现超声的人,1794 年,他演示了蝙蝠通过发出人耳不能听见的高频声波并利用回波反射在黑暗中精确飞行的能力[3]。

- 在第一次世界大战期间,超声应用于声呐的发展,主要是为了潜水艇在水下航行。

- 在 20 世纪 30 年代,超声开始应用于船只制造业,作为一个可以发现任何金属裂缝的工具,在大船只的金属船体和坦克的装甲板方面显得特别有用。

- 从那时起,有 2 位研究人员在随后的超声用于医学诊断的开发而引起关注:

  - 卡尔·杜西克(Karl Dussik)博士是一名澳大利亚精神病学家和神经学家,基于他的脑部超声应用的研究,首先出版了一篇名为 *Uber die moglichkeit hochfrenquent mechanische schwingungen als diagostisches hilfsmittlel zu verwerten*("关于超声波用于辅助诊断的可能性")的论文。

  - 伊恩·唐纳德(Ian Donald) 教授是一名苏格兰产科医师,他在 20 世纪 50 年代开发了超声的实用技术和应用[3]。

- 从那时候开始,超声在医学各个领域的应用越来越多,近 10 年,超声在判断椎管内解剖和辅助椎管内阻滞方面引起了我们极大的兴趣。两种研究的技术是用超声作为操作前的工具或用超声在操作过程实时成像。这两种方法会在之后的章节详细描述。

超声的物理学原理

- 形成一个超声图像需要三步:
  生成一个声波
  接收回波
  解释这些回波

- 超声波由充当换能器的晶体的压电效应产生。

- 压电现象存在于一些特殊材料上,尤其是石英晶体和某些陶瓷,当机械应力或机械运动作用于它们,就会产生电荷。

- 当电流通过压电晶体,因为电压极性的改变,造成晶体膨胀和收缩,晶体产生机械运动,继而产生压力或声波,通过逆转作用产生超声波。

- 大多数诊断超声换能器是用人造多晶铁电材料制成的,例如锆钛酸铅。

- 声波从晶体发出跟从一个扬声器发出的声波相似。回声波是反射换能器的超声波。

- 超声波换能器在两种模式间振荡：首先，产生一个声波；接下来有一个停顿，使换能器能接收和分析反射回来的回波。
- 当一个回波返回到换能器，它再次表现出压电效应，促使原先形成声波的同样晶体产生电脉冲，对返回声波的机械运动做出反应（图 6-1）。
- 为了形成图像，需要建立回波的方向、强度和发出声波到接收到回波所需的时间。用这三方面信息可以制成一个图像。
- 当一个声波遇到不同密度的材料被反射回来，这称为"声阻抗"。回波返回的时间可以测量，并可以用来计算产生回波组织的深度。
- 高密度的组织，如骨反射性能强，可以产生很强的回声，在屏幕上显示呈现亮点；而低密度的组织则反射性能弱，例如，含液体的腔（血液、胆汁、腹水等），在屏幕上呈现为黑点。
- 这是因为超声探头发出的声波容易通过含水多的组织，而不是以回波的形式反射回来，试想一下，就像鲸鱼可以在水下通过声波进行远距离的交流。
- 用于医学图像的超声频率一般在 2 ~ 15MHz。频率越高，波长越短，得到的图像质量越高，分辨率也越高。然而，高频率超声波比低频率超声波更容易衰减，因此，如果需要渗透更深的组织，应采用低频率的超声波，一般在 2 ~ 5MHz，这样得到的图像分辨率会稍低。
  在实践中记住：
- 为了用超声波看清皮肤下的血管，需要高质量的图像，因此需要用高频率的探头。低频探头可以看见更深或更低层次图像，但得到的图像质量会差点。
- 因此，用超声探测硬膜外腔，需要用 2 ~ 5MHz 的低频率探头，才能让超声波进得更深。

如何应用超声进行硬膜外腔成像

- 硬膜外超声特别富有挑战性，因为需要成像的结构被骨性结构包围，只有一

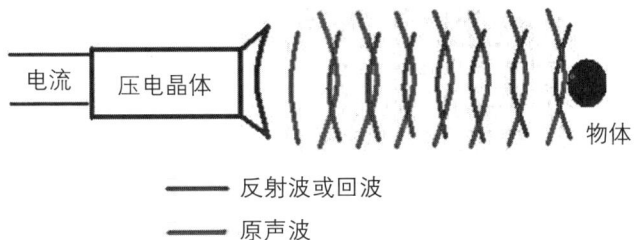

电流　压电晶体　　　　　　　　　　　　　　　　物体

图 6-1　声呐原理示意图
（经CPD Anaesthesia许可使用，www.rila.co.uk）

—— 反射波或回波
—— 原声波

个很小的声窗允许超声束通过。

- 另外,与应用超声行周围神经阻滞或行中心静脉穿刺置管相比,硬膜外腔的位置比较深。
- 有两个重要的声窗来评估腰椎解剖,因此,也只有两幅声像图需要识别:一个为旁正中纵向路径,一个为横向路径[4]。
- 这使得超声引导下的硬膜外阻滞变得比周围神经阻滞更简单,因为后者需要识别不同的声像图。
- 但是,仍然要求对腰椎解剖有全面的了解,以帮助理解超声解剖信息。
- 超声可看到的背部不同解剖层次已在表 6-1 中标注。
- 表 6-1 中标注的解剖,应该对这两种不同的路径所经过的解剖结构和位置心中有数,两个路径都会在之后详细讲述。
- 每种路径都可以使用以下这两种方法的一种:不管是硬膜外穿刺过程中,还是硬膜外穿刺前,硬膜外腔都实时可视。

表6-1 腰部超声可分辨的解剖结构

纵向路径	横向路径
骶骨	棘突
关节突	关节突
关节面,黄韧带和后硬脊膜	黄韧带和后硬脊膜
	前硬脊膜,后纵韧带和椎体

横向扫描方法

横向扫描,将探头水平放置,垂直于脊柱长轴,尝试通过图 6-2 和图 6-3 看到的不同的超声解剖来确定椎间隙。

- 通过这个路径,位于椎间隙上下的棘突就在皮下可见一高回声信号,与之相连的是一条长的低回声暗带,对应于椎间隙上下的骨性棘突产生的声影区(图 6-2)。
- 在认识了这个外观后,探头应向头侧或者尾部轻轻移动,直到获得这个间隙最好的图像(图 6-3)。
- 我们可以把想要获取的图像比作一只飞行的蝙蝠(图 6-4)[5]。
- 蝙蝠的"耳朵"相当于关节突,在它之下产生小的圆形低回声区。
- 高回声带穿过关节突之间的腔隙中线,在蝙蝠模型上为蝙蝠的头顶,相当于黄韧带和背侧硬脑膜。

- 便携式超声装置提供的分辨率显示韧带和硬脊膜为一个整体。
- 再往下，可见第二个高回声带，平行于第一个高回声带，相当于前硬脊膜、后纵韧带和椎体的后侧。
- 横向径路下，一旦获得一张满意、清晰的椎间隙图像，就可在超声仪上冻结图像。
- 固定好探头，在探头上面和侧面的皮肤上做标记，移开探头，这些标记形成的十字标记为穿刺点。
- 要注意的是，在移开探头前最好保存图像，这样有利于后面的超声解剖分析。
- 用穿刺前的扫描很难保证穿刺时的角度正确。逻辑上，穿刺针应该保持与探头获得最清晰椎间隙图片相同的角度进针。
- 冻结保存的图像可以用圆规测量距离，例如，到黄韧带的距离，硬脊膜腔的前后径。

旁正中纵向路径

旁正中路径指探头垂直放置，探头与脊柱长轴垂直，中线旁开 3cm，并成一定的角度指向椎管中央。

- 探头首先放在骶骨区域，可看到连续的高回声（亮的）线，这根线就代表了骶椎的超声影像（图 6-5）。

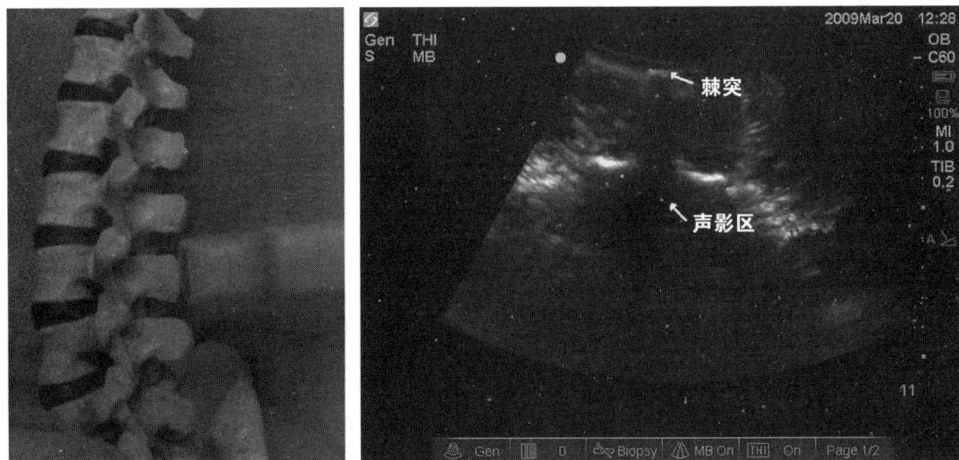

图 6-2　（a）与骨性脊柱对应的探头位置得到（b）图的超声图像；（b）当超声探头置于棘突上时，可见典型的声像图。棘突为靠近皮肤的高回声信号，下面与之相连的是一个扇形展开的垂直声影区。

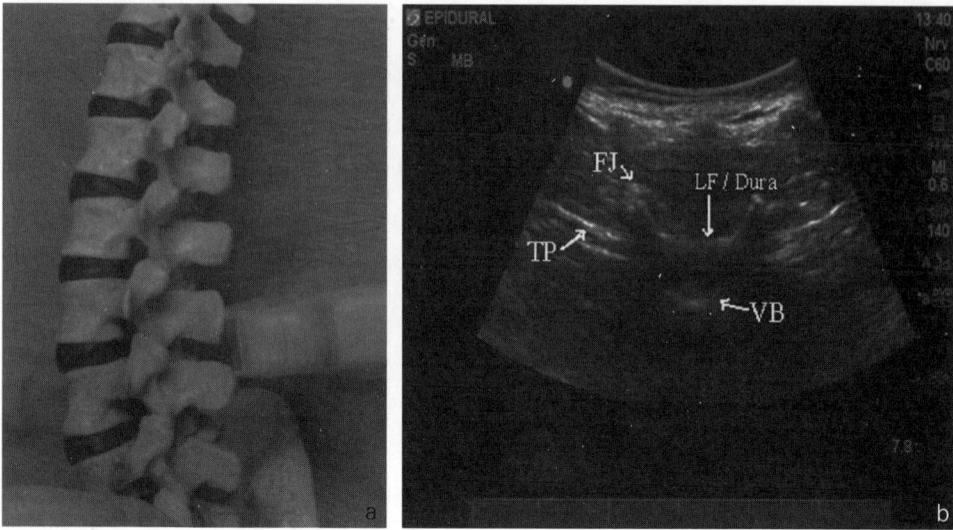

图 6-3 （a）与骨性脊柱对应的探头位置得到（b）图的超声图像；（b）典型的横截面超声影像图。
TP：横突；FJ：关节面；LF/Dura：黄韧带和后硬脊膜；VB：椎体，后纵韧带和前硬脊膜

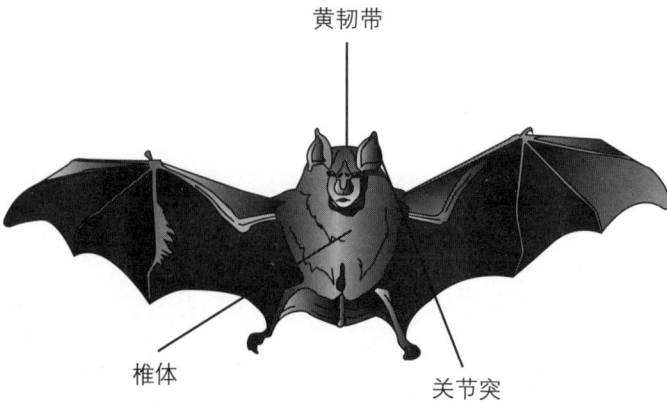

图 6-4 横向路径影像类似飞翔的蝙蝠

- 随着探头向头侧移动，可以看到一幅像"锯子样"的高回声图。
- "锯齿"是关节突，"锯齿"之间的间隙是椎间隙。
- 通过椎间隙的旁正中路径可以看到关节面、黄韧带、后硬脊膜，再往后走，前硬脊膜、后纵韧带和椎体都可以看见。
- 如果探头放在正中线上，并保持纵切面，椎间隙的结构还包括脊上韧带和棘间韧带。

- 在这一点,随着探头从尾侧向头侧移动的过程中,每个椎间隙的水平都可以在皮肤上标出来。这样可以很容易找到探头在横向路径时的椎间隙,或找到硬膜外穿刺的进针点。

实时使用

- 关于应用实时超声行硬膜外神经阻滞的文章发表得很少。
- 曾经在文献中描述过两种不同的应用实时超声的方法,第一种由格劳(Grau)博士所描述"是一种无菌的、两个人操作的技术",一个人把超声探头放在脊柱的旁正中线的纵向位置上,使超声束指向中线。另一个人通过传统的正中入路行硬膜外穿刺。在这个研究中,格劳比较了实时超声引导穿刺、穿刺前扫描和传统的体表标志定位穿刺三种方法,结果发现,实时超声引导组和穿刺前扫描组穿刺的次数都减少了。与穿刺前扫描相比,实时超声引导减少了少量的穿刺次数[6]。
- 卡马卡(Karmakar)最近评估了实时超声引导下行硬膜外穿刺,他描述的技术将超声探头和硬膜外穿刺针入路都位于旁正中的位置,这样,穿刺针和超声束就位于同一平面[7]。
- 在两个研究中,应用实时超声引导都提高了第一次硬膜外穿刺的成功率。每

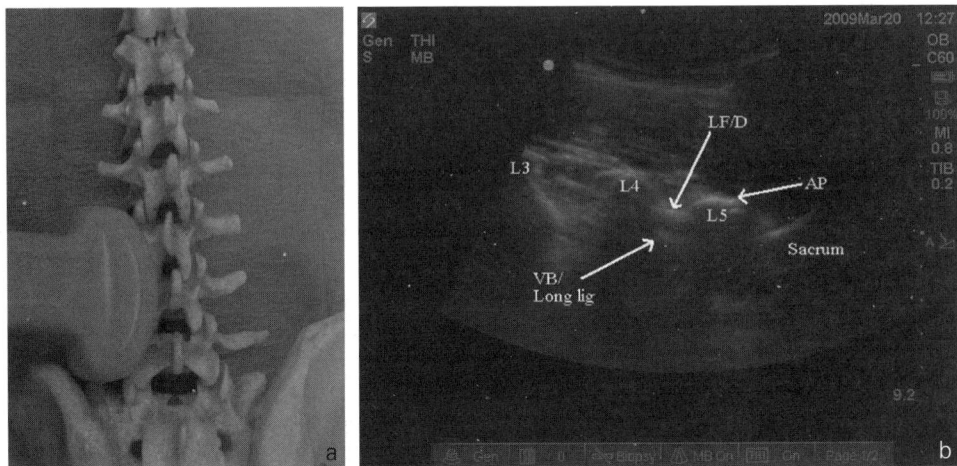

图 6-5 (a)与骨性脊柱对应的探头位置得到(b)图的超声图像;(b)典型的纵截面超声影像图,显示腰椎、骶椎和关节突(AP)的纵向影像;黄韧带和后硬脊膜(LF/D);椎体、后纵韧带和前硬脊膜(VB/Long lig)

个研究中,两种技术都有其突出的缺点。

- 在格劳描述的技术中,需要另外一个人来做超声扫描,这个人必须经过培训,能识别所获得的脊柱声像图,同时,还要确保他的手和探头不妨碍实施硬膜外穿刺的人。
- 卡马卡所描述的是一种单人操作的技术,仍然要求使用一种特殊的阻力消失注射器,这种注射器包含一个内置压缩弹簧,可以给活塞持续施加压力。如果 Tuohy 针还没有进到黄韧带就把这种注射器接上,就会产生一种阻力消失的假象。
- 另一个缺点是,它限制进行硬膜外穿刺的人,因为只有一只手将硬膜外针进到黄韧带,用另外一只手保持探头在正确位置。
- 所有实时超声引导都受到了穿刺针设计的限制,它不能产生一个清楚的声像图,这样就不能在整个穿刺过程中都看到整颗针。针尖的位置只能通过针的移动使其周围组织变形来推测,针尖周围的组织在扫描图上是可以看见的[7]。

循证医学:使用超声的优势

- 有几项研究关注了应用超声行椎管内阻滞的许多方面:从使用简单、提高解剖结构的可视化以减少穿刺失败的次数,到一些更特殊情况的使用,比如说可以用于体重指数高的人群(表 6-2)。
- 关注上面的每个方面,都会让我们绘制一张使用证据图,通过这张图可找到最适合的临床情况。

容易使用和学习的工具

- 像上面所说的,经过少量的培训,花点时间教授些相关的声像图知识,超声就可以用于定位硬膜外穿刺或腰麻穿刺所需的椎间隙。有人建议,超声用作一种教学工具很有优势,可以提高硬膜外穿刺有关的学习曲线[8]。因而,超声用于这个方面是很有好处的。然而,对于那些体表解剖标志不明显的人来说,如果能在超声引导下穿刺会产生最大的益处。
- 与传统的触摸定位法相比,应用超声引导下行硬膜外或是腰麻穿刺优点之一是减少了穿刺的次数,大大提高了成功穿刺的概率及患者的满意度[9]。
- 一些人认为,需要额外的时间去定位和使用超声,所以,用超声引导有点不切实际。虽然在使用超声行硬膜外和腰麻穿刺前,的确需要一些额外的时间去进行超声检查,但是,如果熟练以后穿刺前的扫描可以缩短实际穿刺的时间,特别是那些穿刺困难的患者。

传统触摸定位的准确性

- 目前为了减少穿刺失败和并发症的发生,完全依赖于体表解剖标志认真定位和患者最佳的体位,无论是侧卧位还是坐位,都要求患者颈部和背部尽量弯曲使椎间隙尽量变宽。

- 这个体位对患者来说很难理解和做到,尽管我们做了最好的类比"像一只恐惧的小猫一样蜷缩起来""像虾""采用胎儿体位"。

- 尽管临床医师尽了自己最大的努力,但还是不能通过触诊体表解剖标志来准确定位穿刺间隙,但与利用 MRI 来给同样的患者定位相比,临床医师只能准确定位 30% 的患者[10]。

- 虽然通过触诊定位的椎间隙与实际椎间隙的差异一般情况下只有一个,但最多的有 4 个椎间隙的差异。

- 研究一致表明,超声不仅可以准确的定位硬膜外隙的位置,还可以准确地预测从皮肤到硬膜外腔的距离[11,12]。

- 有人报道了在进行腰麻穿刺时,错误地穿刺了较高间隙的风险,这是所有麻醉医师都害怕发生的事[13]。

高体重指数和困难解剖的患者

- 超声用于辅助椎管内阻滞,不仅仅适用于那些解剖结构清楚,容易行硬膜外穿刺的患者,而且适用于那些脊柱解剖结构有穿刺困难的患者,比如说脊柱侧凸、腰椎过度前凸、脊柱后凸[14,15]。

- 对那些较罕见的解剖变异患者进行床旁超声扫描是有用的,比如,有隐形脊柱裂的患者,穿刺前扫描可以帮助确定骨质异常和韧带异常的位置。

- 对于高体重指数的患者来说,通过超声测得的皮肤与硬膜外隙的距离和实际的距离显然不一致。是因为探头放置在皮肤上时压力不同,造成皮肤压力的变化而造成了距离的改变。如果扫描的位置较深,得到的图片质量也会很差。

- 然而,巴尔基研究表明,穿刺前扫描是个可靠的工具,估计的硬膜外腔深度与实际深度有很好的一致性,而且,还可对肥胖产妇进行最佳穿刺点测定[16]。

表6-2 超声在产科麻醉应用的临床研究

作者	日期	设计	总结报告	调查结果
格劳[8]	2003	随机对照试验	可能提高年轻医师的成功率	50例硬脑膜外麻醉,成功率从60%升到84%,超声为86%升到94%(P<0.001)
格劳[9]	2002	随机对照试验	超声能高精准的预测硬膜外腔的深度,减少穿刺的次数	穿刺数: 对照组2.2+/-1.1 超声组1.3+/-0.6(P<0.013)
布罗德本特[10]	2000	观察性研究	麻醉医师准确识别L3～L4椎间隙	200例观察病例中,麻醉医师准确识别L3～L4椎间隙的有58例;102例高了一个间隙;31例高了2个间隙;2例高了3个间隙;1例甚至高了4个间隙;6例低了1个间隙
阿索拉(Arzola)[11]	2007	观察性研究	横向径路超声可为分娩硬膜外阻滞提供可靠的定位	在预先标记好的穿刺点穿刺硬膜外腔,成功率为91.8%,穿刺的深度和超声的预测高度一致
巴尔基(Balki)[16]	2009	观察性研究	穿刺前超声是一种应用于准确测量肥胖产妇硬膜外深度和穿刺点的工具	超声测量的针的深度与实际针的深度的间隔对比为95%。硬膜外穿刺第一次成功率为76%
格劳[14]	2001	随机对照试验	超声能够减少预计硬膜外穿刺困难的患者的穿刺次数	穿刺数: 超声1.5+/-0.9 对照2.6+/-1.6(P<0.001)
格劳[8]	2004	随机对照试验	实时超声与穿刺前超声扫描可减少穿刺次数	与对照相比,2个超声组都可显著减少刺的次数(P<0.036)
李(Lee)[17]	2008	随机对照试验	超声有助于识别有过硬脊膜穿刺患者异常的黄韧带	硬脊膜穿刺组的黄韧带异常超声解剖的发生率较高

- 超声亦可以用于硬膜外血补丁治疗。李等人认为,穿刺前扫描可以发现黄韧带上的缺陷。他们提示,黄韧带超声解剖异常的患者发生硬脊膜穿破的概率较高。因此,穿刺前超声扫描有助于避免那些黄韧带异常的椎间隙[17]。

指导原则

- 现在的麻醉实践最终仍然停留在盲探技术层面,依赖于体表标志的正确定位,因为不知道穿刺针针尖的准确位置,因此,可能会导致穿刺失败和出现并发症。

- 2008 年 1 月,英国国家卫生医疗质量标准署(NICE)发表了超声引导硬膜外穿刺指南[2]。
- 他们认为,到目前为止,收集到的证据支持超声引导硬膜外穿刺,"作为一个安全有用的辅助工具,它可引导硬膜外穿刺针准确置入硬膜外腔,尤其是对那些因为肥胖,妊娠和异常解剖而导致触摸体表解剖标志困难的患者来说。"
- 最近,椎管内阻滞备受关注,因为皇家麻醉医师学会出版了他们第三个国家审计项目(NAP3),该项目是为了研究 "椎管内阻滞的严重并发症",确定使用椎管内阻滞导致永久性损伤的严重并发症的发生率情况[18]。这个项目的结果不出所料,麻醉医师做得最多的椎管内麻醉是产科椎管内麻醉,占报道的椎管内麻醉总数的 45%。
- 令人欣慰的是,在英国,因椎管内阻滞的永久并发症的发生率远比先前预想的低,对于产科麻醉本身而言,并发症的发生率是很低的,在所有报道的永久性损伤的病例中,产科麻醉不到 14%。

超声在产科麻醉中的其他应用

超声仪在麻醉科和手术室的应用越来越普遍,除了用于椎管内麻醉外,在产科还有很多其他用途。

腹壁局部浸润麻醉

与标准的硬膜外镇痛相比,腹壁浸润麻醉技术最近得到了广泛的关注。
- 当进行区域阻滞(比如,腹横肌平面阻滞)时,超声提高了准确性。
- 腹横肌平面阻滞作为腹部手术的多模式镇痛的一部分,它可提供有效的镇痛。
- 腹横肌平面穿行于腹内斜肌和腹横肌之间。在这个平面内,可以发现 T6 ~ L1 神经根的传入神经。这些神经支配前腹壁和侧腹壁的感觉(图 6-6)。
- 原来,有人将这一技术描写成解剖定位技术,在腰三角注入局麻药,腰三角称为波替三角,位于髂嵴上面和腋中线后面。
- 用腹横肌平面阻滞作为多模式平衡镇痛一部分的随机对照临床研究表明,对于普芬南施蒂尔切口行剖宫产术的患者,视觉模拟评分显著降低,术后阿片类药物的需要量也随之减少[19]。腹横肌平面阻滞在剖宫产术后镇痛中的作用将在剖宫产术后镇痛章节进一步讨论。

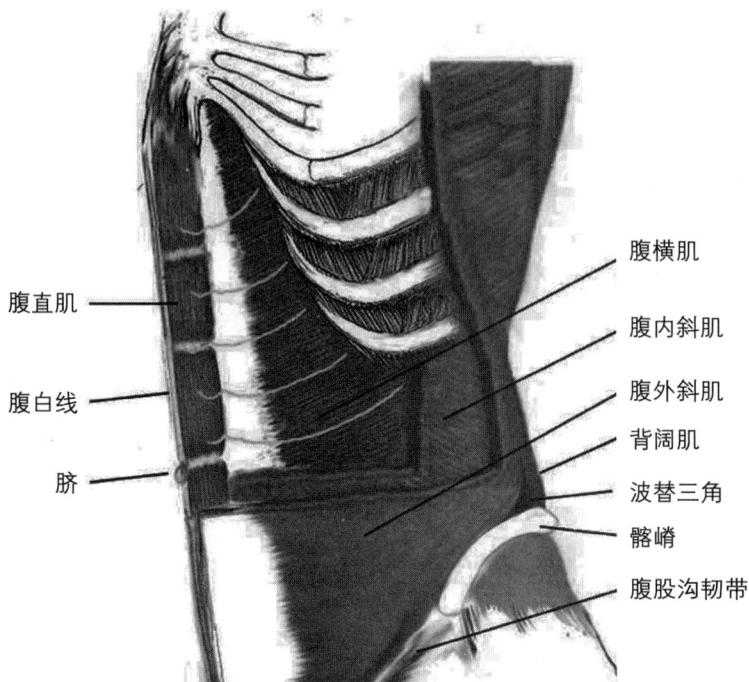

图 6-6 腹横肌平面阻滞的解剖示意图

腹横肌
腹内斜肌
腹外斜肌
背阔肌
波替三角
髂嵴
腹股沟韧带

腹直肌
腹白线
脐

中心静脉穿刺

- 2002 年,一篇文献综述认为超声引导中心静脉穿刺是有益的,之后,英国国家卫生医疗质量标准署出版了应用超声引导中心静脉穿刺的指南[20]。

- 作为技术评估的一部分,英国国家卫生医疗质量标准署委托对文献做进一步的荟萃分析,结果进一步证实,与传统解剖定位穿刺相比,超声引导中心静脉穿刺可减少穿刺次数和并发症的发生率[21]。

- 妊娠晚期,妊娠引起的解剖改变是否增加中心静脉穿刺并发症的发生率还不清楚,但头低位确实让人难以忍受。有鉴于此,超声的应用有助于患者在较舒适的体位下准确穿刺置管,穿刺的耐受性同样有了提高。

- 总的来说,按照英国国家卫生医疗质量标准署的指南,初学者应在超声引导下进行中心静脉穿刺,可以穿刺前扫描和标记,也可以实时扫描下穿刺。

- 应当指出,除了中心静脉穿刺,超声也可用于辅助外周静脉穿刺,适用于那些肥胖,或是静脉很难找到的患者。

超声的其他应用

- 随着便携式超声仪分辨率的提高,麻醉医师常用来进行区域麻醉的便携式超声仪现在也可用来做经胸超声心动图(TTE)。
- 在使用 TTE 之前,适当的培训显然是必须的;不管怎样,如果用它来帮助诊断产妇低血压的原因可能也有一定价值:TTE 可发现低血压是低血容量引起还是更凶险的原因(如心肌病变,肺栓塞)引起的。

费用

- 便携式超声仪的购买和维护都不可避免要花钱,这也是目前便携式超声仪不能常规使用的原因。
- 最简单的便携式超声仪的费用都超过 10 000 英镑,这种超声仪可用于中心静脉穿刺,但用于硬膜外麻醉则清晰度不够。
- 那些功能多并且图像质量好的超声仪至少配备两个不同的探头和硬膜外成像所需的附件,这种仪器费用大概在 35 000 ~ 40 000 英镑。
- 一旦购买后,任何机器都需要适当的培训和技术支持,这不可避免会增加维修和保养费用。
- 这个领域得到了越来越多的关注,使用好处逐渐增多,费用和好处之间的争论开始越来越少,但仍然存在。

总结

- 有证据支持用超声引导硬膜外穿刺或是蛛网膜下腔注射取代盲探操作,这样就可以减少椎管内阻滞可能造成的严重并发症。
- 总的来说,目前的资料仅限于小样本研究,大多数操作由经验丰富的麻醉医师完成,所以超声辅助椎管内阻滞仍然只是一个指南而不是规定。
- 总之,超声在区域麻醉各个方面的使用仍需要对目前的技术不断地发展和提高。

（彭沛华　邹志瑶　译　钱金桥　梁荣毕　校）

扩展阅读

- Balki M. Locating the epidural space in obstetric patients-ultrasound a useful tool: continuing professional development. *Can J Anaesth*, 2010, **57**:1111-1126.

参考文献

1. Catchpole K, Bell D, Johnson S ,et al. Reviewing the evidence of patient safety incidents in anaesthetics. Wernal Report. The National Patient Safety Agency, 2006.

2. NICE.Ultrasound-guided catheterisation of the epidural space. National Institute for Health and Clinical Excellence. January 2008.

3. Kane D, Grassi W, Sturrock R ,etal. A brief history of musculoskel etal ultrasound: "From bats and ships to babies and hips". *Rheumatology*, 2004, **43**: 931-933.

4. Kynoch M, Rao K, Robinson N ,et al. Ultrasound guidance for epidural anaesthesia. *CPD Anaesthesia*, 2009, **11**:21-26.

5. Carvalho J C. Ultrasound-facilitated epidurals and spinals in obstetrics. *Anaesthesiol Clin*, 2008, **26**: 145-158.

6. Grau T, Leipold RW, Fatetu S, et al. Real-time ultra.sonic observation of combined spinal epidural anaesthesia. *Eur J Anaesthesiol*, 2004, **21**: 25-31.

7. Karmakar M K, Li X, Ho AM, et al. Real time ultrasound-guided paramedian epidural access: evaluation of a novel in plane technique. *Br J Anesth*, 2009, **102**:845-854.

8. Grau T, Bartusseck E, Conradi R, et al. Ukrasound imaging improves learning curves in obstetric epidural anesthesia: a preliminary study. *Can J Anaesth*, 2003, **50**:1047-1050.

9. Grau T, Leipold R W, Conradi R, et al. Efficacy of ultrasound imaging in obstetric epidural anaesthesia. *J Clin Anesth*, 2002, **14**:169-175.

10. Broadbent C R, Maxwell W B, Ferrie R, et al. The ability of anaesthetists to identify a marked lumbar interspace. *Anaesthesia*, 2000, **55**: 1122-1126.

11. Arzola C, Davies S, Rofaeel A, et al. Ultrasound using the transverse approach to thelumbar spine provides reliable landmarks for labor epidurals. *Anesth Analg*, 2007, **104**:1188-1192.

12. Grau T, Leipold R W, Conradi R, et al. Ultrasound imaging facilitates localization of the epidural space during combined spinal and epidural anesthesia. *Reg Anesth Pain Med*, 2001, **26**: 64-67.

13. Reynolds F. Damage to the conus medullaris following spinal anaesthesia. *Anaesthesia*, 2001, **56**: 238-247.

14. Grau T, Leipold R W, Conradi R ,et al. Ultrasound control for presumed difficult epidural puncture. *Acta Anaesthesiol Scand*, 2001, **45**: 766-771.

15. McLeod A, Roche A , Fennelly M. Case series: ultrasonography may assist epidural insertion in scoliosis patients. *Can I Anesth*, 2005, **52**: 717-720.

16. BaLki M, Lee Y, Halpern S ,et al. Ultrasound imaging of the lumbar spine in the transverse plane: the correlation between estimated and accual depth to the epidural space in obese parturients. *Anesth Analg*, 2009, **108**: 1876-1881.

17. Lee Y, Tanaka M , Carvalho IC. Sonoanatomy of the lumbar spine in patients with previous unintentional dural punctures during labour epidurals. *Reg Anesth Pain Med*, 2008, **33**: 266-270.

18. Royal College of Anaesthetists. 3rd National Audit Project (NAP3): National Audit of Major Complications of Central Neuraxial Block in the United Kingdom.Royal College of Anaesthetists, January 2009.

19. McDonnell J G, Curley G, Carney J, et al. The analgesic efficacy of transversus abdominis plane block after caesarean delivery: a randomized controlled trial. *Anesth Analg*, 2008, **106**: 186-191.

20. NICE. Guidance on the use of ulcrasound locating devices for placing centralvenous cameters. National Institute for Health and Clinical Excellence, 2002.

21. Hind D, Calvert N, McWilliams R, et al. Ultrasonic locating devices For central venous cannulalion: meta-analysis, *BMJ*, 2003, **327**: 361.

第七章

腰硬联合麻醉和连续脊髓麻醉

M. 席尔瓦·雷斯特波 S. 哈本 著

引言

椎管内神经阻滞技术常用于减轻分娩疼痛和为剖宫产手术提供麻醉。

- 腰硬联合（combined spinal-epidural,CSE）技术用于分娩镇痛时同时具有蛛网膜下腔镇痛（快速起效）和硬膜外镇痛（通过硬膜外导管提供长时间镇痛）的优点。

- CSE 有助于改善剖宫产时蛛网膜下腔镇痛不完善或由于手术时间延长时提供足够的麻醉时间。

- 连续脊髓麻醉（continuous spinal anesthesia, CSA）很少作为产科麻醉的首选方法，但在某些临床状况下也可使用。

本章介绍了 CSE 技术的历史和在分娩以及剖宫产中的应用,然后,介绍与传统脊髓麻醉和硬膜外麻醉技术比较的优点和不足；最后,对 CSA 在产科患者中的应用作了一个概述。

腰硬联合麻醉
历史

- 索雷西（Soresi）于 1937 年首次描述了 CSE。该技术由两部分组成：首先在硬膜外腔注入局部麻醉药,然后将穿刺针刺入蛛网膜下腔并注入更多局部麻醉药。

- 布朗里奇（Brownridge）在 1981 年报告了 CSE（两点法）在产科麻醉中的应用。

- 1982 年科茨（Coates）和蒙塔兹（Mumtaz）分别报道针内针（needle-through-needle,NTN）技术在矫形外科手术中的应用；1984 年卡丽（Carrie）报告了 CSE 在剖宫产中的应用。[1]

- 1993 年摩根（Morgan）等人描述了使用布朗里奇技术的 CSE 在分娩镇痛中的应用。局麻药中加入阿片类药物可以减少局麻药的剂量和降低局麻药的浓度[2]。该技术能产生快速的镇痛作用,并且不伴有运动神经阻滞。脊髓麻醉后放置硬膜外导管可以提供持续的镇痛。

技术的描述

无论是用于分娩镇痛或剖腹产麻醉,CSE 在操作上是基本一致的,主要包括两种技术:NTN 和两点法。

- 两种技术中,NTN 更为常用。麻醉医师常规操作,首先将硬膜外穿刺针置入硬膜外腔,然后从硬膜外穿刺针内腔插入比硬膜外穿刺针长约 1cm 的脊髓麻醉针至蛛网膜下腔,通过脊髓麻醉针将药物注入蛛网膜下腔。注射药物时要避免脊髓麻醉针发生移位。操作者用手指将硬膜外和脊髓麻醉针的针栓一起固定住以保持脊髓麻醉针稳定。一些 CSE 套件内含有防移位的锁定装置,但这种装置只有在脊髓麻醉针插入硬膜外穿刺针针栓后才起作用。药物注射后移去脊髓麻醉针,将导管置入硬膜外腔备用。
- 也可以在两个椎间隙进行。操作步骤:按常规方法进行蛛网膜下腔阻滞,然后在另一椎间隙置入硬膜外导管。
- 对 100 例择期剖宫产手术的患者进行的一项随机对照研究(randomized controlled trial,RCT)中,Lyons 等人比较了 NTN 和两点法技术,发现使用 NTN 技术时脊髓麻醉的失败率是 16%,而两点法的失败率仅为 4%[3]。
- 随后,同一个研究小组在对 200 例择期剖宫产手术患者进行的 RCT 研究中[4],使用了一种新型的 NTN 套件,将其和两点法进行比较后发现,前者更容易使阻滞平面达到 T5,成功率为 80%,而后者仅为 54%。NTN 组中有 29 例患者在进入硬膜外腔后无法将脊髓麻醉针成功置入蛛网膜下腔。

与 Quincke 型穿刺针比较,笔尖样穿刺针可以减少硬膜穿刺后头痛的发生率,这一特点尤其适用于分娩镇痛。一些 CSE 套件内含有独特的硬膜外穿刺针,针尾设计有一小孔或通道供脊髓麻醉针插入。这种装置可以使硬膜外导管置入时避开硬膜外上的穿刺孔,减少硬膜外穿刺针和脊髓麻醉针之间的摩擦[5]。

患者体位

CSE 操作时患者的最佳体位依然有争议。一般而言,坐位更容易确定患者的身体中线,增加脑脊液(cerebrospinal fluid, CSF)的压力,有利于 CSF 从穿刺针流出[5]。

- 诺里斯（Norris）等人进行的一项回顾性群组研究中，506 名分娩镇痛患者在两种体位中的一种下进行 CSE，体位由麻醉医师决定[6]。研究发现坐位下的首次穿刺成功率显著高于侧卧位，分别是 87.5% *vs.* 75.6%（*P*<0.05）。然而，两组之间总成功率没有明显区别（96% *vs.* 92%）。

研究显示，两种体位均可成功用于 CSE，然而，某些患者采取坐位可能更有利。

阻力消失试验是用盐水还是空气？

证实硬膜外腔的阻力消失是用盐水还是空气进行试验从来都是争论的焦点，具体内容在相关章节有详细讨论。

- 为阐述这一问题，格龙丹（Grondin）等人进行了一项 RCT 研究，比较了行 CSE 镇痛的 360 名临产产妇，分别使用空气或盐水进行阻力消失试验后的脊髓或硬膜外镇痛的成功率[7]。结果显示，两组间脊髓镇痛成功率（94.2% *vs.* 93.6%）和脊髓镇痛失败后改用硬膜外镇痛的比率（2.9% *vs.* 5.2%）没有显著差异。
- 然而，如果脊髓麻醉针没有出现液体流出而置入硬膜外管后，改用硬膜外镇痛的比率要高于那些有液体流出的（*P*<0.03）。这些发现提示无论是用空气或盐水试验均适用于阻力消失试验。

试验和维持的药物

蛛网膜下腔注入 1～2mg 混有 5～15μg 芬太尼的布比卡因可以快速产生镇痛作用。持续输注局麻药维持镇痛作用，局麻药内可以加入或不加阿片类药物，并辅以患者自控单次注射剂量。常用局麻药为不高于 0.1% 的布比卡因并加入 1～2μg/ml 芬太尼（或相当剂量的罗哌卡因）。镇痛泵参数设置：单次注射剂量 4～12ml，锁定时间 10min，持续输注剂量 2～10ml/h。

- 奥富（Okutomi）等人开展了一项随机对照研究，包括 144 名使用 CSE 进行分娩诱导的初产妇，以明确开始硬膜外输注的最佳时间[8]。试验中，按照不同组别分别将硬膜外输注开始时间设定为蛛网膜下腔注药后 3min、30min、60min 和 90min。试验的主要目的是统计那些要求硬膜外单次给药的患者数量。研究显示在 60min 和 90min 组中，要求硬膜外单次给药的患者数量明显增加。作者据此认为硬膜外输注的时间最好在蛛网膜下腔注药后 30min

内进行。

并发症/副作用

CSE 同时存在硬膜外和蛛网膜下腔技术的相关风险,尽管其在临床上应用广泛。脊髓阻滞因素和硬膜外因素可能会发生相互作用[5]。表 7-1 比较了硬膜外和 CSE 的特点和副作用,讨论见其后。

产妇呼吸停止

分娩镇痛中使用脂溶性阿片类药物后出现的呼吸抑制十分罕见,但通常是致命性的。大多数的报道事件发生在蛛网膜下腔注射 10 ~ 15μg 舒芬太尼后 4 ~ 20min 内,通常与之前全身性使用阿片类药物有关。

表7-1 硬膜外和CSE技术的副作用和特点

参数	硬膜外（低剂量）	CSE
产妇呼吸停止	极其罕见	0.02%（95%CI:0 ~ 0.06%）[9]
胎儿心率异常	5.5%[11]	31.7%[11]
胎儿心动过缓	2%[26] ~ 4.7%[10]	8.3%[10]
脑膜炎	0 ~ 3.5/100 000[13]	1/39 000[12] 0 ~ 3.5/100 000[13]
硬膜外脓肿	0.2 ~ 3.7/100 000[13] 3/100 000[12]	罕见
硬膜外血肿	1/168 000[29]	1/168 000[29]
神经损伤	0.6/100 000[13]	3.9/100 000[13]
瘙痒	29.5%[10]	57.8%[10]
低血压	2%[15]	5%[15]
硬膜穿刺后头痛	0.21%[17] ~ 1.6%[18]	0.20%[17]–1.7%[18]
起效时间	10 ~ 20min[15]	5.5min
运动阻滞	CSE 较好保留了运动功能,可能由于局麻药用量较少[21]	
置管失败 / 重置率	0.7%[18]	0.8%[18]
第一 / 第二产程时间 (min) [+/-SD]	526(289)/105(68)[16]	530(277)/102(64)[16]
产妇满意度	两组均非常满意[19]	

- Ferouz 等人回顾性分析了 4 870 例分娩患者,这些患者使用 CSE 技术进行分娩镇痛,蛛网膜下腔均注射 10μg 舒芬太尼。他们发现呼吸抑制的风险是 0.02%(95%CI:0 ~ 0.06%)[9]。

胎儿心动过缓

- 蛛网膜下腔注射阿片类药物用于分娩镇痛不仅起效快、效果良好,运动阻滞也很少见,但可能增加胎儿心动过缓的发生率。
- 马迪罗索夫(Mardirosoff)对 11 项 RCT,共 1 340 名患者进行了荟萃分析[10]。结果显示,蛛网膜下腔注射阿片类药物后胎儿心动过缓发生率是 8.3%,而对照组为 4.7%。尽管前者出现明显的胎儿心动过缓,但剖宫产率、手术助产率、缩宫素的用量和 Apgar 评分没有增加。
- 胎儿心动过缓可以反映子宫张力的改变。
- Abrao 等人[11]对 77 名临产妇进行分娩镇痛,随机选用硬膜外或 CSE 技术。主要观察指标是子宫张力。结果显示,CSE 组出现子宫张力过高和胎儿心律异常的发生率要高于硬膜外组。镇痛方式是子宫张力过高的唯一独立预测因素(OR=3.5,95% CI 1.2 ~ 10.4)。

综上所述,蛛网膜下腔使用阿片类药物的患者似乎增加胎儿出现心动过缓的风险。这一风险可能与母体内儿茶酚胺浓度快速下降导致的静息子宫张力增加有关。蛛网膜下腔使用阿片类药物并不增加急诊手术助产率,也没有对胎儿产生明显影响,因此使用这一技术的临床风险是很小的。

中枢神经系统感染

- 雷诺兹(Reynolds)等人[12]对 10 项相关调查进行了回顾分析后认为,硬膜外脓肿和脑膜炎不是椎管内神经阻滞技术的常见并发症。尽管证实有群发的病例报道,但中枢神经系统感染的风险大约只有 3/100 000。
- 2009 年,英国皇家麻醉医师学会(royal College of Anaesthetists)发布了中枢椎管内神经阻滞的第三版国家统计调查结果[13]。其中椎管内神经阻滞后细菌性脑膜炎的发病率为 0 ~ 3.5/100 000(95% CI)。

感染性并发症的发生非常少见,也没有临床试验可以证明有哪一种有效措施对此风险具有预防作用。绝大多数观点赞同应该遵守严格的无菌技术。

神经损伤

第三版椎管内神经阻滞严重并发症国家审查项目共分析了超过 320 000 例产科手术[13]。

- 脊髓麻醉后永久性神经损伤的发生率是 1.5/100 000，硬膜外是 0.6/100 000，CSE 为 3.9/100 000。
- 上述神经损伤的发生率甚至低于与麻醉无关的产科麻痹的发生率[12]。

感觉异常

与硬膜外技术比较，CSE 在穿刺中更容易出现感觉异常，原因可能是脊髓麻醉针偏离了中线或难于固定穿刺针所致。

- 一项回顾性研究分析了 6 518 例临产妇，发现无论 CSE 还是硬膜外技术均有较高的感觉异常发生。CSE 是此项并发症发生的一个独立危险因素（OR=1.21,95% CI 1.07 ~ 1.37）[14]。

瘙痒

瘙痒是椎管内阻滞镇痛最常见的副作用。其发生率和严重程度取决于阿片类药物的剂量和给药途径。

- 蛛网膜下腔注射阿片类药物出现瘙痒的发生率（58%）高于硬膜外（30%），相关风险为 1.7[10]。
- CSE 较硬膜外出现瘙痒的相关风险为 1.62[15]。

证据表明阿片类药物由中枢 μ 阿片受体介导产生瘙痒。阿片拮抗剂或部分激动－拮抗剂对椎管内阿片类药物产生的瘙痒具有良好的治疗作用。

低血压

- 分娩期间，椎管内镇痛低血压发生率并不高。在一项比较小剂量硬膜外和 CSE 技术在分娩镇痛中影响的荟萃分析中，西蒙斯（Simmons）等人分析了涉及 715 名患者的 8 篇 RCT 研究结果。这些样本中，低血压由研究的作者定义，硬膜外组低血压的发生率是 2%，CSE 组是 5%（P=0.045）。然而，结果表现出明显多样性以至于无法判断这种差异是否具有显著的临床意义[15]。
- COMET 研究比较了传统的硬膜外和 CSE 镇痛之间低血压的发生率，发现两者之间没有明显差异[16]。

硬膜穿刺后头痛

- 范德维尔德(Van de Velde)等人[17]回顾性研究了 17 000 多名椎管内镇痛的产妇。比较 CSE 和硬膜外技术后发现,两者之间意外硬脊膜穿破(accidental dural puncture, ADP)或硬脊膜穿刺后头痛(postdural puncture headache, PDPH)的发生率没有显著差异。
- 这些研究结果和以前的研究相一致,证实了 PDPH 的发生率在硬膜外技术和 CSE 技术间是相似的[15]。

腰硬联合技术用于分娩镇痛

腰硬联合技术具备分娩的"理想镇痛技术"的许多特点。快速起效和较小的运动阻滞正是可取之处。

- 与小剂量硬膜外技术比较, CSE 不增加剖宫产率和阴道助产分娩率,也不延长第一或第二产程的时间[15,18]。
- 硬膜外置管可以在分娩全程给予局麻药。如果需要经阴道助产分娩,可以通过硬膜外管注入局麻药。

镇痛作用的起效时间

- 西蒙斯等人在一项荟萃研究中,分析了涉及 289 名患者的 3 项研究,这些研究比较了小剂量硬膜外镇痛和 CSE 的镇痛起效时间。结果显示小剂量硬膜外镇痛组的平均起效时间约为 10min,而 CSE 组的平均起效时间比硬膜外组要快 6min。
- 一项纳入 50 名患者的随机对照研究中,所有使用 CSE 进行镇痛的患者在注药后 10min 内均感到舒适,而小剂量硬膜外组的舒适度只有 52%(相关风险1.96)。两组之间产妇的满意度没有区别[15]。
- 上述结果最近已经得到证实[19]。

尽管在 5 ~ 10min 内通过 CES 技术可以产生有效的镇痛作用,而硬膜外技术需要 10 ~ 20min,但这种差异是否具有临床重要性目前无法确定。

- 在某些情况下,准备 CSE 操作的药物和设备所需要的时间可能比准备标准的硬膜外操作的时间长。
- 另外,宫缩每间隔 4 ~ 5min 出现 1 次,CSE 操作要尽量在 2 次宫缩之间完成。

- 最后,即使缩短 CSE 的操作过程所节余的时间与初产妇的平均分娩时间相比,约 6h,也是微不足道的。

产程后期的镇痛

阿布莱什(Abouleish)等人[20]对 38 名分娩产程后期的产妇进行 CSE 镇痛,蛛网膜下腔分别注射 2.5mg 布比卡因和 10μg 舒芬太尼。所有患者均快速产生骶尾部镇痛作用(< 5min)。仅 1 例患者下肢末端出现轻微的运动无力(Bromage Ⅰ),其余患者运动功能保留完整。

运动阻滞

与小剂量硬膜外持续输注相比,分娩镇痛时 CSE 和硬膜外分次注射局麻药更能保留患者的运动功能。在 CSE 组,运动功能的保留与局麻药总用量减少有关。更好的运动功能允许患者在分娩的第一产程行动自如,但对分娩的进程没有影响[21]。

置管失败和重置率

尽管有必要测试导管是否置入硬膜外腔,但除非脊髓麻醉的作用完全消退,否则不可能判断导管是否成功置入硬膜外腔。脊髓麻醉对用来判断硬膜外导管误入静脉的试验剂量没有影响,但无法确定是否置入蛛网膜下腔。穿刺时,即使脊髓麻醉针成功刺入蛛网膜下腔,但仍有可能没有将硬膜外管置入硬膜外腔。

- 潘(Pan)等人[22]在一项回顾性质量保证资料中报道了 12 000 例椎管内神经阻滞的置管失败率。CSE 组的失败率显著低于硬膜外组(10% vs. 14%, $P < 0.001$)。硬膜外组的镇痛不全率高于 CSE 组(8.4% vs. 4.2%)。

- 在另一项回顾性研究中,Miro 等[14]比较了 6 000 多名用硬膜外或 CSE 进行分娩镇痛的初产妇后发现,硬膜外组导管的重置率高于 CSE 组(6.2% vs. 3.4%, $P < 0.001$)。

- 诺里斯(Norris)等人设计了一项类似的随机临床研究比较 CSE 镇痛和硬膜外镇痛,共纳入 2 183 名产妇[18]。研究发现两组间置管失败率或重置率没有明显差异(0.8% vs. 0.7%)。

腰硬联合麻醉用于剖宫产

腰硬联合麻醉十分适用于剖宫产手术。如后所述,该技术起效迅速,能有效减少副作用的发生。

血流动力学的稳定

脊髓麻醉最常见的副作用是产妇低血压。部分患者维持正常的血压十分困难，即使采用了一些预防措施，如液体负荷、左倾子宫和使用血管活性药物等。

- 为减少低血压发生以及发生的严重程度，可以采用序贯化 CSE 技术。此技术中，首先蛛网膜下腔注入小剂量局麻药（不超过 7.5mg 布比卡因），然后通过硬膜外导管分次、注入小剂量局麻药，可控性地调整麻醉平面。
- 对于一些需要缓慢控制交感阻滞起效时间的高风险患者，如主动脉中度或重度缩窄患者，序贯化 CSE 技术具有特别的价值。对于此类患者，一般按惯例通过硬膜外导管缓慢注药调整麻醉平面。然而，这种方法总的局麻药用量要比序贯化 CSE 技术多。
- 序贯化 CSE 技术取得完善的阻滞效果所需时间要长于单次足量注药的脊髓麻醉。因此，这种技术不适用于那些需要麻醉快速起效的手术。

神经阻滞的维持时间

与单次注射的脊髓麻醉相比，放置硬膜外管可以为手术时间的延长提供足够的神经阻滞时间。CSE 是一种起效既快，维持时间又长的麻醉技术。

连续脊髓麻醉
历史

- 连续脊髓麻醉（continuous spinal anesthesia,CSA）首次报道见于 1906 年，迪安（Dean）医师将一根穿刺针置于患者的蛛网膜下腔，并通过它反复注入局麻药。
- 1939 年，莱蒙（Lemmon）将一根连有橡皮管的有韧性的针成功置入患者的蛛网膜下腔。
- 1944 年，爱德华·图伊（Edward Tuohy）认为 CSA 用于身体下部手术时，是一种既安全又有效，还没有严重并发症的技术。
- 20 世纪 50 年代初期，特里普斯（Dripps）报道了 PDPH 和感觉异常的高发生率以及操作的低成功率，导致 CSA 技术的应用出现下降趋势。
- 然而，20 世纪 80 年代中期 CSA 又重新引入临床。因为与单次注射的脊髓麻醉技术比较，CSA 可以对局麻药节段性分布做出精确调控，并且心血管副作用的发生率较低。

- 同一时期又发明了微导管。微导管的出现旨在减少 PDPH 的发生率和严重程度。不幸的是，至今 PDPH 仍然是一个严重的临床难题。

- 另外，当使用高浓度高比重的局麻药时，微导管常常与神经功能缺失联系在一起。因此，在 1992 年，美国食品与药品管理局（FDA）禁止临床使用小于 24 号的脊髓导管[23]。

- 微导管在一些国家仍然使用，也没有更多神经并发症的报道。

技术的描述

CSA 技术的全面描述见表 7-2。CSA 没有更广泛使用的主要原因是 PDPH 风险。

- PDPH 风险与目前使用的大口径穿刺针和导管有关（使用硬膜外导管和 Tuohy 穿刺针）。

- 如果患者解剖结构异常或硬膜外置管时意外刺破硬膜，此时 CSA 是一种重要的选择。例如，对于 1 名病态肥胖的产妇，谨慎的做法是蛛网膜下腔置管，而不是冒着失败的风险进行硬膜外腔置管。

- 如果患者解剖结构正常，必须权衡蛛网膜下腔置管的风险与留管的益处，置管的风险包括意外药物过量或感染等。

- 如果选择 CSA，导管应该置入蛛网膜下腔 3cm。过深置入可能使导管偏向骶侧，导致局麻药局部聚集，出现麻醉平面异常分布[23]。

- 整个操作过程保持严格的无菌术。每次操作要避免空气进入蛛网膜下腔，否则会发生严重的 PDPH[23]。

表7-2 连续脊髓麻醉和镇痛建议

- 始终保持严格的无菌术
- 使用末端有小孔的导管
- 导管置入蛛网膜下腔 3cm
- 导管末端接上三通减少导管断开注药的次数以保持无菌
- 注药前注射器回吸脑脊液，确保导管置入蛛网膜下腔
- 局麻药按每次小剂量、剂量递增的方式注射，每 2 次注射间用 1ml 盐水冲洗导管以弥补导管死腔量

（续表）

- 当 CSA 用于分娩镇痛或剖宫产,确保所有人(包括医师和护士)都知晓蛛网膜下腔置入了导管。另外,对导管、输注液体和注射泵进行标记,防止发生混淆
- 局麻药用量不要超过建议的最大剂量。如果镇痛或麻醉仍不完善,更改麻醉方式
- 建议方案:
    分娩镇痛
    - 可以使用等比重或高比重局麻药
    - 逐步增加布比卡因 1 ~ 3mg
    - 首次注射剂量中可加入 20μg 芬太尼
    - 每次注射 1 ~ 3mg 维持镇痛作用,或输注 0.05% 布比卡因 +2μg/ml 芬太尼 2 ~ 5ml/h
    剖宫产麻醉
    - 可以使用等比重或高比重局麻药
    - 布比卡因初始剂量为 5mg
    - 逐步增加 2 ~ 3mg 布比卡因到手术所需平面
    - 首次注射剂量中可加入 20μg 芬太尼和 / 或 200μg 无防腐剂的吗啡

麻醉管理

导管成功置入并固定后,注药前将患者置于仰卧位,垫高臀部。该体位下麻醉具有以下优点:

- 首先,减少患者体位改变导致的平面异常扩散风险。
- 次之,患者体位改变时可以继续进行监护。
- 最后,有利于快速治疗低血压[24]。

并发症/副作用

感染

感染性并发症是任何椎管内阻滞技术都存在一个潜在风险,但 CSA 导管本身就是微生物进入蛛网膜下腔的一条通路。导管破坏了蛛网膜下腔周围的硬膜及硬膜外腔的完整性。CSA 操作中,严格的无菌术无疑是最重要的。

- 贝瓦夸(Bevacqua)等人研究发现,非孕妇患者中感染并发症的发生率随留管时间延长而增加。如果加强穿刺部位监护以及进行脑脊液分析以防止感染等预防措施后,72 ~ 96h 的留管时间是安全的[25]。

神经损伤

神经损伤可以是药物或导管本身引起的。

- 高浓度局麻药缓慢注入局部形成小液池,并对神经组织造成损伤。有报道

11 例患者术后出现了马尾综合征,这些患者脊髓麻醉均使用大剂量(超过 100mg)高比重的 5% 利多卡因和 28 号导管[23]。

- 微导管可能直接刺入脊髓,造成神经损伤。
- 阿库什(Arkoosh)等人进行了一项纳入 429 名患者的多中心 RCT 研究,比较 28 号脊髓导管和标准硬膜外导管用于分娩镇痛的安全性和效能。2 组中没有 1 例患者出现永久性神经损伤。然而,由于该研究样本量太小,无法证实脊髓导管的安全性[26]。

技术问题

- 口径较细的导管似乎适用于那些脊髓麻醉后容易出现头痛的高风险患者。
- 口径较细导管的缺点是很难通过导管抽吸出脑脊液,无法判断导管的位置是否正确。
- 较细的导管置入和移除都很困难,并易于折断。
- 阿库什等报道的与微导管相关问题的发生率为 15%[26]。

硬膜穿刺后头痛

产科患者 PDPH 的发生率要高于普通人群。然而,如果发生意外硬膜穿破,部分作者建议将导管保留在蛛网膜下腔。

- 阿亚德(Ayad)等人[27]进行了一项随机研究,将 115 名出现意外硬膜穿破的临产妇分为 3 组:组 1-移除穿刺针,将导管置入不同的间隙;组 2-导管置入蛛网膜下腔,分娩后移除;组 3-导管置入蛛网膜下腔,24h 后移除。PDPH 发生率组 1 为 81%,组 2 为 31%,组 3 为 3%。上述资料表明,延长导管保留时间也许有助于减少 PDPH 的发生。
- 其他作者并没有得到相同的观察结果。Apfel 等人[28]近期发表的一项荟萃分析结果也不支持长时间留管可以减少 PDPH 的发生。
剖宫产选用 CSA 的产妇术后发生 PDPH 的比率相当高。
- Alonso 等人观察了 92 名产妇行择期剖宫产术后 PDPH 的发生率。这些产妇均采用 CSA 技术:用 27 ~ 29 号 Quincke 穿刺针和 22 ~ 24 号导管。PDPH 的发生率是 29%[24]。
- 另一项研究中,阿库什等人采用 22 号 Sprotte 斜面针和 28 号导管进行观察。他们报道的 PDPH 发生率为 9%[26]。

镇痛有效性

　　蛛网膜下腔导管技术总的镇痛有效性低于硬膜外导管技术,分别是 83% 和 92%（ *P*=0.031 ）[29]。

小结

- 椎管内阻滞镇痛技术常用于减轻分娩疼痛和为剖宫产手术提供镇痛。
- 用于分娩镇痛时, CSA 技术的优点是起效迅速和较轻的运动阻滞。
- CSE 与硬膜外技术比较,两者的有效性相似,但前者并发症(如神经损伤、感染等)和副作用(如瘙痒、胎儿心律异常等)的发生率要高于后者。
- 腰硬联合技术不增加剖宫产率或助产分娩率,但也不能减少意外硬膜穿破和 PDPH 的发生率。
- 腰硬联合技术可以保持血流动力学稳定(序贯化技术),可延长阻滞的时间。
- 无论与 CSE 还是与硬膜外分娩镇痛技术比较, CSA 没有太多优势。如果意外硬脊膜穿破,可以使用 CSA。
- 就现有的穿刺针和导管而言, PDPH 和相关技术问题的发生率很高。
- 技术操作的失败率很高。
- 导管和相关用物应谨慎地用标签标记,确保所有相关人员知晓导管位于蛛网膜下腔。
- CSA 技术理论上具有的优点,如血流动力学稳定和有效延长阻滞的时间,通过其他技术,如 CSE,同样可以取得,而且并发症的发生率较低。

（方　育　译　钱金桥　衡新华　校）

参考文献

1. Birnbach D , Ojea I. Combined spinal epidural(CSE) for labor and delivery. *Int Anesthesiol Clin,* 2002,**40**:27-48.

2. Collis R E,Baxandall M L,Srikantharajah I D, *et al*. Combined spinal epidural analgesia with ability to walk throughout labour. *Lancet,* 1993,**341**:767-768.

3. Lyons G,Macdonald R , Mikl B. Combined epidural/spinal anaesthesia for caesarean section.Through the needle or in separate spaces? *Anaesthesia,* 1992,**47**:199-201.

4. Backe S K,Sheikh Z,Wilson R, *et al*. Combined epidural/spinal anaesthesia:needle-through-needle or separate spaces? *Eur J Anaesthesiol,* 2004,**21**:854-857.

5. Cook T M. Combined spinal-epidural techniques. *Anaesthesia,* 2000, **55**: 42-64.

6. Norris M C,Grieco W M,Borkowski M, et al. Complications of labor analgesia:epidural versus combined spinal epidural techniques. *Anesth Analg,* 1994, **79**: 529-537.

7. Grondin L S,Nelson K,Ross V, et al. Success of spinal and epidural labor analgesia: comparison of loss of resistance technique using air versus saline in combined spinal-epidural labor analgesia technique. *Anesthesiology,* 2009, **111**:165-172.

8. Okutomi T,Saito M,Mochizuki J ,et al. Combined spinal dpidural analgesia for labor pain:best timing of epidural infusion following spinal dose. *Arch Gynecol Obstet,* 2009, **279**:329-334.

9. Ferouz F,Norris M C , Leighton B L. Risk of respiratory arrest after intrathecal sufentanil. *Anesth Analg,* 1997, **85**:1088-1090.

10. Mardirosoff C , Tramer M R.Intrathecal opioids in labor-do they increase the risk of fetal bradycardia. In Halpern S H & Douglas M J,eds. *Evidence-based Obstetric Anesthesia.* Blackwell Publishing,2005,pp.68-76.

11. Abrao K C,Francisco R P,Miyadahira S, et al. Elevation of uterine basal tone and fetal heart rate abnormalities after labor analgesia: a randomized controlled trial. *Obstet Gynecol,* 2009, **113**:41-47.

12. Reynolds F. Neurological infections after neuraxial anesthesia. *Anesthesiol Clin,* 2008, **26**:23-52.

13. Cook T M,Counsell D, Wildsmith J A. Major complications of central neuraxial block: report on the Third National Audit Project of the Royal College of Anaesthetists. *Br J Anaesth,* 2009,102:179-190.

14. Miro M,Guasch E , Gilsanz F. Comparison of epidural analgesia with combined spinal-epidural analgesia for labor.a retrospective study of 6497 cases. *Int J Obstet Anesth,* 2008, **17**:15-19.

15. Simmons S W,Cyna A M,Dennis A T ,et al. Combined spinal-epidural versus epidural analgesia in labor. *Cochrane Database Syst Rev,* 2007,CD003401.

16. Wilson M J,Cooper G,Macarthur C ,et al. A Randomized controlled trial comparing traditional with two "pmobile" epidural technique:anesthetic and analgesia efficacy. *Anesthesiology,* 2002,**97**:1567-1575.

17. Van de Velde M,Schepers R,Berends N, et al. Ten years of experience with accidental dural puncture and post-dural puncture headache in a tertiary obstetric anaesthesia department. *Int J Obstet Anesth,* 2008,**17**:329-335.

18. Norris M C,Fogel S T , Conway-Long C. Combined spinal-epidural versus epidural labor analgesia. *Anesthesiology,* 2001,**95**:913-920.

19. Skupski D W,Abramovitz S,Samuels J, et al. Adverse effects of combined spinal-epidural versus traditional epidural analgesia during labor. *Int J Dynecol Obstet,* 2009,**106**:242-245.

20. Abouleish A,Abouleish E , Camann W.Combined spinal-epidural analgesia in advanced labor. *Can J Anesth,* 1998,**41**:575-578.

21. Wilson M,Macarthur C,Cooper G ,et al. Ambulation in labor and delivery mode: a randomized controlled trial of high-dose vs mobile epidural analgesia. *Anaesthesia,* 2009,**64**:266-272.

22. Pan P H,Bogard T D , Owen M D. Incidence and characteristics of failure in obstetric neuraxial analgesia and anesthesia: a retrospective analysis of 19,259 deliveries. *Int J Obstet Anesth,* 2004,**13**:227-233.

23. Denny N M , Selander D E. Continuous spinal anaesthesia. *Br J Anaesth,* 1998,**81**:590-597.

24. Alonso E,Gilsanz F,Gredilla E, et al. Observational study of continuous spinal anesthesia with the catheter-over-needle technique for cesarean delivery. *Int J Obstet Anesth,* 2009,**18**:137-141.

25. Bevacqua B K. Continuous spinal anaesthesia: what's new and what's not. *Best Pract Res Clin Anaesthesiol,* 2003,**17**:393-406.

26. Arkoosh V A,Palmer C M,Yun E M, et al. A randomized,double-masked,multicenter comparision of the safety of continuous intrathecal labor analgesia using a 28-gauge catheter versus continuous epidural labor analgesia. *Anesthesiology,* 2008,**108**:286-298.

27. Ayad S,Demian Y,Narouze S,Tetzlaff J. Subarachnoid catheter placement after wet tap for analgesia in labor: influence on the risk of headache in obstetric patients. *Reg Anesth Pain Med,* 2003,**28**:512-515.

28. Apfel C C,Saxena A,Cakmakkaya O S, *et al*. Prevention of postdural puncture headache after accidental dural puncture: a quantitative systematic review. *Br J Anaesth,* 2010,**105**:255-263.

29. Ruppen W,Derry S,McQuay H , *et al*. Incidence of epidural hematoma,infection,and neurologic injury in obstetric patients with epidural analgesia/anesthesia. *Anesthesiology,* 2006,**105**:394-399.

第八章	# 凝血功能和区域麻醉
	S. 莫里森　A. 阿拉瑞比　著

引言

- 椎管内镇痛和麻醉是用于无痛分娩和剖宫产的主要麻醉方法。
- 然而，麻醉医师会面临很多挑战性情景，在这些情景下，很难选择和实施椎管内麻醉。
- 其中一个主要的挑战是患者存在凝血功能异常，这可能导致椎管内麻醉存在较高风险。
- 这一章里，我们将回顾妊娠期凝血功能的正常生理性改变，同时讨论对于凝血功能障碍的孕妇，麻醉师最常面临的问题。

妊娠期凝血功能的生理性改变

妊娠期凝血系统所有方面都发生变化。

- 大部分凝血因子的浓度增加。
- 天然抗凝剂浓度减少。
- 纤维蛋白溶解活性降低。

这些改变使机体处于一种高凝状态，以维持妊娠期胎盘的功能并防止产妇在分娩时出现出血性并发症，但是增加了产妇血栓栓塞的风险[1]。

血小板

- 轻度血小板减少症（$< 150 \times 10^9/L$）是妊娠期最常见的凝血功能异常。
- 一些研究表明，这种情况在足月妊娠产妇中的发生率约为 8%。
- 在非高血压、无临床症状的患者中，这种偶尔出现的血小板减少症通常是良性的。
- 这可归因于血液稀释和子宫胎盘循环中的轻度慢性血管内凝血。研究人员认为这是妊娠期正常生理反应的一部分，可通过血小板生成增加得到代偿[1]。

凝血因子

妊娠期间，几种凝血因子的循环水平发生变化：

- 纤维蛋白原、凝血因子Ⅶ、Ⅷ、Ⅸ、Ⅹ、Ⅻ和血管性血友病因子（vWF）显著增加。
- 浓度可增加20%～200%；其中，凝血因子Ⅶ可能增加10倍。
- 血管性血友病因子（vWF）和凝血因子Ⅷ在妊娠晚期升高，凝血活性约是非妊娠时的2倍。凝血因子Ⅴ和Ⅸ水平保持不变，凝血因子Ⅺ水平下降约30%[1]。
- 抗凝血酶和蛋白质C水平在正常妊娠过程中出现波动，但一般不会超出正常非妊娠范围。雌激素诱导蛋白结合以及其他激素机制导致蛋白S活性和游离蛋白S抗原降低。这种减少首先出现在妊娠1～6个月并且持续整个妊娠期[1]。

纤维蛋白溶解

妊娠期，产妇纤溶活性降低，直到产妇分娩时仍保持低水平，而产后几乎立即恢复正常。

- 这是由于t-PA（组织型纤溶酶原激活剂）活性下降造成的。
- 确切地说：纤溶酶原激活物抑制剂蛋白（PA-1和PAI-2）水平升高。PAI-1由胎盘产生，且是PAI-2的主要来源。在妊娠35周，PAI-1值可达妊娠12周时的5倍。足月时，PAI-2水平是正常血浆浓度的25倍[1,2]。

筛查

许多医学中心仍采用常规血细胞计数的检查方法对所有怀孕和分娩的孕妇进行筛查，这种做法仍存在争议，但总的趋势是不必对所有产妇进行低血小板筛查。争议主要是因为我们缺乏证据来支持这种实践。

- 支持者声称，妊娠期血小板减少的发生率相当高，因此，即便是以前健康的孕妇，在行任何椎管内麻醉前都应常规检查血小板计数。
- 到目前为止，还没有关于妊娠期血小板减少的患者行椎管内麻醉后出现预后不佳的报道，且大多数作者认为妊娠期血小板减少是一种正常的生理现象。
- 美国麻醉医师协会（ASA）操作指南声明，文献资料是不足以评估是否常规血小板计数检查可以预知在无并发症孕妇的麻醉相关并发症情况。文献表明,血小板计数对疑似妊娠高血压具有临床意义,如先兆子痫或 HELLP 综合征,以及其他与凝血功能障碍有关的疾病。麻醉医师应根据个体化差异决定要不要做血小板计数检查。要根据患者的病史、体格检查及临床体征综合考虑判断是否进行。根据 ASA 指南,健康孕妇常规进行血小板计数检查是没有必要的[3]。

血小板减少症

- 6% ~ 10% 的孕妇存在血小板减少[4],其中,高达 81% 的患者是妊娠期血小板减少[5]。其他血小板减少的常见的原因是特发性或免疫性血小板减少性紫癜(ITP)和妊娠高血压 / HELLP 综合征(见下文)。不太常见的原因包括严重脓毒症,药物治疗,以及妊娠期急性脂肪肝。
- 妊娠期血小板减少的诊断要排外其他疾病。包括孕妇通常无自觉症状,在妊娠早期血小板计数正常,以前也没有血小板减少症病史或先兆子痫的证据。且血小板计数在分娩后恢复正常。
- 这些孕妇出血的风险没有增加,没有椎管内麻醉的禁忌证[2,6]。
- 特发性血小板减少性紫癜(ITP)可能在怀孕时首次出现。这是与抗血小板免疫球蛋白(IgG 抗体)生成相关的自身免疫性疾病,最终导致网状内皮系统中血小板破坏。虽然血小板数目减少,但凝血功能往往是正常的。静脉注射免疫球蛋白和 / 或皮质类固醇通常可以增加血小板计数,使椎管内麻醉更加安全。
妊娠期血小板减少还有其他更凶险的诱因存在,麻醉师必须重视。
- 血小板计数长期 $< 90 \times 10^9$/L 可能表明存在 HELLP (溶血,肝酶升高、低血小板)综合征,弥散性血管内凝血,免疫性血小板减少症和其他罕见的妊娠合并性疾病[2]。血小板减少可能很大程度上影响了机体的止血功能,使得椎管内麻醉的相关风险显著增加。
- 此外,关于先兆子痫患者血小板功能的问题逐渐浮现[7,8],但这些研究使用的指标是出血时间,故他们的结果不具有确定性,所以问题尚未得到解决[9]。
血小板减少的孕妇行椎管内麻醉时血小板的最低安全阈值仍有很多争论。过去认为血小板减少是椎管内麻醉的绝对禁忌证,然而,现在有种趋势逐渐倾向于可以对此类患者实施椎管内麻醉。

- 英国血液学标准委员会的特发性血小板减少指南建议:若血小板计数≥80×10^9/L,则可实施硬膜外麻醉[10]。

- 然而,对于健康无症状的特发性血小板减少的患者,只要其血小板计数≥50×10^9/L,包括作者在内的许多麻醉师就会行椎管内麻醉(特别是脊髓麻醉)。

- 这种做法是基于这样的考虑:认为对于这些患者,血小板计数只要≥50×10^9/L就可以行剖宫产[2]。

- 一个其他方面都健康的产妇,血小板计数(70 ~ 100)×10^9/L 不应该成为区域麻醉的禁忌证[2]。

- 大多数美国麻醉师会对血小板计数≥80×10^9/L 的健康产妇行硬膜外麻醉[11]。

- 一份加拿大的调查报告表明,其他方面健康的产妇,如果其血小板计数≥50×10^9/L,16.2% 的大学附属医院的麻醉师会为其行硬膜外麻醉[12]。

- 最近发表的一份来自加拿大的研究得出结论:血小板计数在(50 ~ 90)×10^9/L 的孕妇行区域麻醉是安全的,这一结论与其他系列的文献是一致的。他们建议,对于血小板计数稳定、无出血病史和临床症状的非先兆子痫患者,区域麻醉血小板计数的下限应为 50×10^9/L [13]。

- 最大的系列报道涵盖了 177 例血小板计数少于 100×10^9/L 的患者[14]。这些患者中,有 90% 的患者血小板计数 > 70×10^9/L,7 例血小板计数在(50 ~ 60)×10^9/L 之间,只有一人未实施区域麻醉;4 例血小板计数低于 50×10^9/L 的患者在输注了血小板后行区域麻醉。这些患者血小板减少的原因是妊娠期血小板减少,先兆子痫以及特发性血小板减少症。不存在其他凝血方面的问题。在回顾的病例中,也没有神经系统并发症的记录。

- 然而,即使很大的系列报道也没有证明:血小板计数 < 100×10^9/L 的产妇实行区域麻醉是安全的。

  针对先兆子痫和 HELLP 综合征的患者,这个问题更加备受争议。在这种情况下,大多数麻醉师会综合考虑血小板计数,临床表现(比如,出血风险和凝血障碍的证据),以及血小板的减少是稳定的还是持续减少的[2]。

- 维吉尔地·格雷西亚(Vigil–De Gracia) 报道了 12 例血小板计数 < 50×10^9/L 的 HELLP 综合征患者,她们接受了硬膜外麻醉后未出现任何并发症[15]。有些病例在行椎管内麻醉前输注了血小板。

- 然而,据报道 2 例有凝血障碍的 HELLP 综合征患者发生了硬膜外血肿,其中,1 例出现在脊髓麻醉后,另 1 例出现在拔除硬膜外导管后[16]。

- 用血栓弹力图研究有先兆子痫的孕妇,结果表明,血小板计数 ≥ 75×10^9/L 时,凝血功能正常[17,18]。

注意:如果硬膜外导管置入后,出现了血小板减少,那么在血小板计数恢复正常前不应拔出硬膜外导管,以减少出血和脊髓压迫的风险。

血管性血友病（vWD）

- 血管性血友病是最常见的遗传性出血性疾病,发病率约为 1%。
- 它是由于血管性血友病因子（vWF）量的减少（1 型和 3 型）或质的异常（2 型）引起的,是一种常染色体显性遗传病。血管性血友病因子的作用是防止 Ⅷ因子不被蛋白水解,同时也参与正常血小板黏附到损伤点。血管性血友病是Ⅷ因子活性显著降低所导致的临床综合征[2]。
- 1 型最为常见,通常症状轻微,其特征为 vWF 缺乏。
- 实验室诊断包括测定 vWF,瑞斯托霉素辅因子 A（RCoA）和Ⅷ因子水平。
- 2 型及其亚型涉及与糖蛋白和Ⅷ因子的结合异常（质的缺陷）。血小板减少症的发生与 2B 型有关。
- 3 型是最严重的类型,是 vWF 完全缺失。
  妊娠合并血管性血友病一般预后良好。
- 妊娠期间,纤维蛋白原、凝血因子Ⅶ、Ⅷ、X 以及 vWF 的增加是有保护作用的。
- 应在妊娠早期和晚期检查 vWF、RCoA 和Ⅷ因子的量以确保达到分娩时所需的量。
- 产后出血（PPH）是一种常见的并发症,应予以警惕。
- 去氨加压素（DDAVP）用于患有 1 型血管性血友病（vWD）的产妇是安全的。它在使用后可迅速升高 vWF 和Ⅷ因子的水平：RCoA 比率上升 200% ~ 300%,但是去氨加压素不能用于 2 型 vWD 且效果不确定,对 3 型也无效[2]。
- 大多数的研究和病例报告认为只要Ⅷ因子水平 > 50 IU/ dL,行椎管内麻醉就是安全的[19,20]。
- 大多数麻醉师认为 2 型和 3 型血管性血友病（vWD）是椎管内阻滞的禁忌证,但也有 1 例患 2M 型 vWD 的产妇接受脊髓麻醉的报告,该产妇除了血小板黏附和聚集的时间延长外,其余凝血功能都正常[21]。

血友病

- 血友病主要分为两种类型,A 型和 B 型。
- 因为血友病是一种 X 连锁的隐性遗传病,故两种类型的女性发病率都极低。
- A 型血友病是由于凝血因子Ⅷ缺乏引起的。有趣的是,A 型血友病的患者其凝血因子Ⅷ在妊娠期基本无变化,实际上,它还会恢复正常,这是由于凝血因子Ⅷ在妊娠期会出现生理性增加。
- 当前的指南建议:凝血因子Ⅷ水平 ≥ 50 IU/ dL,国际标准化比值(INR)和活化部分凝血活酶时间(PTT)正常,并且没有出血或瘀伤的临床征象,就不是椎管内麻醉的禁忌[22]。
  其他罕见的凝血功能障碍的内容可以在本文扩展阅读部分查阅。

抗凝治疗期间的区域麻醉

本主题的讨论已超出了本章节的范围。最近的循证指南已经对其进行了全面的回顾,如布雷维克(Breivik)等人所写的斯堪的纳维亚指南和霍洛克(Horlocker)等人所写的美国区域麻醉协会(ASRA)。这些指南的参考文献在扩展阅读部分。

存在凝血功能障碍时的区域麻醉

- 在很多棘手的情况下,会出现这样的问题:是否对有凝血障碍的患者进行椎管内穿刺,如果穿刺,又违背目前的区域麻醉指南。
- 有并存疾病的患者,如果选择全身麻醉,风险非常高;如果选择区域麻醉,她们或会从中受益,但权衡区域麻醉的风险和益处时,应个体化,具体情况具体分析。
- 当涉及到这些复杂的情况时,很难做出正确的决策,这需要非常仔细地分析所有的因素,并且在违反指南前深思熟虑。这种情况在决策过程中,可以通过患者、同事及其他专家得到合理地解决。
- 虽然已广泛报道过:产科患者发生并发症的概率明显比其他行血管或骨科手术的老年患者低,但椎管内麻醉后脊髓或硬膜外血肿的发生率(不论有没有凝血功能改变)仍很难确定[16,23]。
- 脊髓或硬膜外血肿可以是自发性的,也可以继发于轻微的损伤,但在很多情况下,这种罕见的现象发生在凝血功能障碍和使用抗凝药物期间。

- Moen 等人[16]报道在 200 000 例硬膜外阻滞分娩镇痛中，2 例出现脊髓血肿：1 例出现在蛛网膜下腔阻滞后，另 1 例是拔除硬膜外导管后。有趣的是，2 个患者均出现了严重凝血功能障碍的体征。作者报道，产科硬膜外阻滞后脊髓血肿的发生率约为 1：200 000，明显低于老年女性接受全膝关节置换术（TKA）的发生率（约 1：36 000）[24]。
- ASA 发表在《麻醉学》上的有关区域麻醉相关性损伤的结案索赔分析中，Lee 和他的同事发现，与凝血功能障碍有关的椎管内血肿仍然是导致严重损伤的原因[25]。虽然罕见，但血肿是椎管损伤最常见的原因，大多数这些病例（72%）都存在内源性或医源性凝血功能障碍。
- 这些结果与范德穆伦（Vandermeulen）等人的文献综述一致，他们发现：61 例椎管内血肿中有 42 例（68%）与患者凝血功能受损有关[26]。值得安慰的是，36 例血肿和永久性损伤病例中，只有 3 例是产科患者。
- 文献中报道的那些椎管内阻滞后出现脊髓血肿的产妇中，有相当比例的患者在阻滞时、置管时或拔除硬膜外导管时出现凝血功能的改变。
- 到目前为止，还没有报道过经抗栓治疗后出现脊髓血肿的病例（不论有没有行椎管内麻醉）。

有凝血障碍的产妇行椎管内麻醉的风险必须与使用其他替代方法的风险和当时情况的严重性相权衡，产妇气道和通气的问题仍然是麻醉相关孕产妇死亡的主要原因[27]。

脊髓血肿

- 脊髓血肿是椎管内麻醉最可怕的灾难性并发症[24]。
- 硬膜外或蛛网膜下腔出血可导致永久性的神经功能损伤。
- 识别早期症状和体征是关键。所有的医务人员应警惕可能有椎管内血肿的四种症状：
  - 新出现的严重的背部疼痛，常呈放射状
  - 下肢轻瘫
  - 与阻滞无关的情感障碍
  - 膀胱或肠道功能障碍
- 在某些情况下，若患者只有唯一的症状-背痛，做磁共振成像可显示脊髓血肿。
- 医生常常会错误地认为这些症状是由持续硬膜外阻滞引起的。这会延误有效的治疗(椎板切除术),且可能导致患者永久残疾。

如果怀疑脊髓血肿

- 需要进行 MRI 扫描(CT 较不敏感),请神经外科医生或整形外科医师急会诊。
- 在留置硬膜外导管的情况下,尽可能多的通过导管引流出血液。保留硬膜外导管:操作/拔管可能增加出血风险。
- 为了减少持续出血的可能,应尝试纠正凝血障碍。
- 避免不必要的患者转运和时间浪费。
- 最有效的治疗方法是在症状出现后 12h 内行椎板切除减压术。

总结

- 正常妊娠往往会增加血栓的形成、延伸和稳定性。
- 硬膜外或脊髓血肿很罕见,是产妇椎管内麻醉非常严重的并发症。
- 它们的发生几乎总是与临床凝血功能障碍或使用抗凝剂有关。
- 为产科患者选择最适合的麻醉方式是很困难的,并且充满了陷阱。
- 目前的相关文献主要是基于病案报道、系列病例、专家意见和专业指南都缺乏确切的证据。
- 目前的证据支持:血小板计数 $80 \times 10^9/L$ 为放置/移除硬膜外导管或实施脊髓麻醉的安全界限,但条件是无先兆子痫,血小板计数稳定,并且没出血史及出血相关临床体征。血小板计数在($50 \sim 79$) $\times 10^9/L$ 之间的孕产妇行区域麻醉是安全的。区域麻醉血小板计数的下限可以为 $50 \times 10^9/L$,但可能存在着风险分级,须进行个体化的风险效益分析。
- 没有什么可以代替良好的临床判断和切实的风险评估。

(李 晋 丁妮娜 译 钱金桥 陈 燕 校)

扩展阅读

- Bolton-Maggs P H B, Perry D J, Chalmers E A, *et al*. The rare coagulation disorders-review with guidelines for management from the United Kingdom Haemophilia Centre Doctors' Organisation. *Haemoyhilia*, 2004,**10**:593-628.
- Breivik H, Bang U, Jalonen J, *et al*. Nordic guidelines for neuraxial blocks in disturbed haemostasis from the Scandinavian Society of Anaesthesiology and Intensive Care Medicine. *Acta Anesthesiol Scand*, 2010, **54**:16-41.
- Horlacker T T, Wedel D J, Rowlingson J C, *et al*. Regional anesthesia in the patient receiving antithrombotic or thromholytic therapy: American Society of Regionai Anesthesia and Pain Medicine Evidence-Based Guidelines (Third Edition). *Reg Anesth Pain Med*, 2010, **35**:64-101.

参考文献

1. Bremme K A. Haemostatic changes in pregnancy. *Best Pract Res Clin Haematol*, 2003, **16**: 153-168.

2. Thornton P , Douglas J. Coagulation in pregnancy. *Best Pract Res Clin Obstet Gynaecol*, 2010, **24**: 339-352.

3. Hawkins J L, Arens J F, Bucklin B A, *et al*. Practice guidelines for obstetric anesthesia. *Anesthesiology*, 2007, **106**: 843-863.

4. McCrae K R. Thrombocytopenia in pregnancy: differential diagnosis, pathogenesis and management. *Blood Rev*, 2003, **17**: 7-14.

5. Sainio S, Kekomaki R, Riikonen S, *et al*. Maternal thrombocytopenia at term: a population based study. *Acta Obstet Gynecol Scand*, 2000, **79**: 744-749.

6. Beilin Y, Zahn J, ComerFord M. Safe epidural analgesia in thirty parturients with platelet counts between 69 000 and 98 000 mm-3. *Anesth Anaig*, 1997, **85**: 385-388.

7. Ramanathan J, Sibai B M, Vut T, *et al*. Correlation between bleeding times and platelet counts in women with pre-eclampsia undergoing cesarean section. *Anesthesiology*, 1989, **71**: 188-191.

8. McDonagh R J, Ray J G, Burrows R F, *et al*. Platelet count may predict abnormal bleeding time among pregnant women with hypertension and pre-eclampsia. *Can J Anesth*, 2001, **48**: 563-569.

9. Douglas M j. The use of neuraxial anesthesia in parturients with thrombocytopenia: what is an adequate platelet count? In Halpern S H&Douglas M J eds. *Evidence-based Obstetric Anesthesia*. Oxford: BMJ Books, 2005, pp. 165-177.

10. British Committee for Standards in Haematology General Haematology Task Force. Guidelines for the investigation and management of idiopathic thrombocytopenic purpura in adults, children and in pregnancy. *Br J Haematol*, 2003, **120**: 574-596.

11. Beilin Y, Bodian C A, Haddad E M, *et al*. Practice patterns of anesthesiologists regarding situations in obstetric anesthesia where clinical management is controversial. *Anesth Analg*, 1996, **83**: 735-741.

12. Breen T W, McNeil T, Dierenfield L. Obstetric anesthesia practice in Canada. *Can J Anesth*, 2000, **47**: 1230-1242.

13. Tanaka M, Balki M, McLeod A , *et al*. Regional anesthesia and non-preeclamptic thrombocytopenia: time to re-think the safe platelet count. *Rev Bras Anestesiol*, 2009, **59**: 142-153.

14. Frenk V, Camann W , Shankar K B. Regional anesthesia in parturients with low platelet counts. *Can J Anesth*, 2005, **52**: 114.

15. Vigil-De Gracia P, Silva S, Montufar C, *et al*. Anesthesia in pregnant women with HELLP syndrome. *Int J Gynaecol Obstet*, 2001, **74**: 23-27.

16. Moen V, Dahlgren N , Irestedt L. Severe neurological complications after central neuraxial blockades in Sweden 1990-1999. *Anesthesiolagy*, 2004, **101**: 950-959.

17. Sharma S K, Philip J, Whitten C W, *et al*. Assessment of changes in coagulation in parturients with preeclampsia using thromboelastography. *Anesthesiology*, 1999, **90**: 385-390.

18. Orlikowski C E P, Rocke D A, Murray W B, *et al*. Thromboelastography changes in pre-eclampsia and eclampsia. *Br J Anaesth*, 1996, **77**: 157-161.

19. Kadir R A, Lee C A, Sabin C A, *et al*. Pregnancy in women with von Willebrand's disease or Factor XI deficiency. *Br J Obstet Gynaecol*, 1998, **105**: 314-321.

20. Varughese J , Cohen A J. Experience with epidural anaesthesia in pregnant women with von Willebrand disease. *Haemophilia*, 2007, **13**: 730-733.

21. Cata J P, Hanna A, Tetzlaff J E, *et al*. Spinal anesthesia for a cesarean delivery in a woman with type-2M von Willebrand disease: case report and mini-review. *Int J Obstet Anesth*, 2009, **18**: 276-279.

22. Lee C A, Chi C, Pavord S R, *et al*. The obstetric and gynaecological management of women with inherited bleeding disorders-review with guidelines produced by a taskforce of UK Haemophilia Centre Doctors' Organization. *Haemophilia*, 2006, **12**: 307-336.

23. Crawford J S. Some maternal complications of epidural analgesia for labour. *Anaesthesia*, 1985, **40**: 1219-1225.

24. Van Veen J J, Nokes T J, Makris M. The risk of spinal haematoma following neuraxial anaesthesia or lumbar puncture in thrombocytopenic individuals. *Br J Haematol*, 2010, **148**: 15-25.

25. Lee L A, Posner K L, Domino K B, *et al*. Injuries associated with regional anesthesia in the 1980s and 1990s: a closed claims analysis. *Anesthesiology*, 2004, **101**:143-152.

26. Vandermeulen E, Van Aken V , Vermylen J. Anticoagulants and spinal-epidural anesthesia. *Anesth Analg*, 1994, **79**: 1165-1177.

27. Kinsella S M. Anaesthetic deaths in the CMACE (Centre for Maternal and Child Enquiries) Saving Mothers' Lives report 2006-2008. *Anaesthesia*, 2011, **66**: 243-246.

第九章 空气与生理盐水阻力消失技术在硬膜外穿刺中的应用

A. 海纳　R. 费尔南多　著

引言

- 1901 年,法国的西卡尔(Sicard)和卡特兰(Cathelin)介绍了硬膜外穿刺技术,他们推广的是骶段硬膜外麻醉。从那以后,这项技术经历了多次修改与更新。

- 然而,硬膜外麻醉基本上依赖硬膜外腔的正确定位,定位的方法是盲探的方法,即众所周知的阻力消失技术来实现,之后,置入适当深度的硬膜外导管至硬膜外腔,以便于联合给药,现在,通常联合使用局部麻醉药物与阿片类药物,比如,这种联合给药用于分娩镇痛。

- 在临床上,两种最常用的技术就是空气阻力消失试验与生理盐水阻力消失试验。阻力消失是指在硬膜外穿刺针穿过棘间韧带、黄韧带到硬膜外腔时阻力变化的主观感觉。

- 争论主要围绕阻力消失试验的理想介质:空气还是生理盐水,这一争论至少持续了 30 年,目前仍在争论中。

- 如今,英国的麻醉住院医师教授的几乎都是用生理盐水技术,但有些麻醉医师,常常是那些有丰富经验的麻醉医师仍然使用的空气阻力消失试验技术[1],他们认为,空气阻力消失试验是判断硬膜外腔绝对安全有效的方法。

- 目前,几乎没有高质量的前瞻性随机研究评价使用空气和生理盐水的差异。大多数研究对象是产妇[2-5],仅有一项研究对象是急性疼痛与慢性疼痛患者[6]。

- 这篇综述的目的是评价硬膜外麻醉进行阻力消失试验时,空气或生理盐水是否会影响区域阻滞的效果,是否会影响并发症的发生率,如意外硬脊膜刺穿率和硬脊膜穿刺后头痛。

- 此外,我们探讨是否应该使用一种特别的方法来训练新麻醉医师。

效果

两种方法是否都有效？如果有效，是否一种方法优于另外一种呢？作为阻力消失试验的一部分，我们用空气或盐水能不能取得更好的镇痛效果？

- 2006年，一项对产科麻醉医师的临床实践的调查中，共收到了1 200份问卷调查表，研究表明，74%的麻醉医师用盐水进行阻力消失试验，25%的用空气[7]。造成这种状况的主要原因是生理盐水的安全性优于空气。

- 同样，加拿大儿科麻醉医师也用生理盐水行阻力消失试验[8]，对调查做出回应的麻醉医师中，95%的麻醉医师在所用年龄段的小孩都使用盐水行阻力消失试验。

- 西格尔（Segal）和阿伦特（Arendt）[9]做了一项回顾性研究以评价两种方法的效果。在大约1 000例因分娩行硬膜外阻滞的患者中，52%的患者在硬膜外穿刺过程中使用了空气，47%的患者使用了生理盐水。主要的测量指标是阻滞不满意，阻滞不满意表现为开始没有镇痛效果、不对称阻滞、导管置入血管或者蛛网膜下腔以及置换导管等。既然两组患者特征没有差异，研究者指出，如果由麻醉医师选择，不管是用空气还是盐水定位硬膜外腔，阻滞的成功率是没有差异的。

- 在一项用空气与盐水行阻力消失试验对腰硬联合产科镇痛的镇痛效能影响的研究中，利奥（Leo）等人[10]对2 848名患者资料进行了分析，结果发现，麻醉医师用空气或水的数量几乎是相等的（56%的用盐水与44%的用空气）。两种方法有相似的并发症发生率和神经阻滞后副作用。镇痛效果是通过测量需要追加局麻药/阿片类药物的突发性疼痛的发生率来评估，空气组的患者突发性疼痛的发生率较高（P=0.023）。

- 他们的结果与瓦伦丁（Valentine）等人[5]的单盲随机试验结果相似。瓦伦丁等的研究对比研究了使用4ml空气或者4ml生理盐水评测阻力消失的技术来确认进入硬膜外腔获得镇痛的效果。结果发现，使用空气导致很多病例阻滞不完善。

- 在一项随机试验中，别依林（Beilin）等人[4]比较了使用空气或生理盐水定位硬膜外腔的镇痛效果，结果发现，在开始分娩镇痛最后一次注射硬膜外镇痛药物后15min，较多的空气组患者出现不完全镇痛，这些患者需要增加硬膜外用药量。

- 同样地，在埃夫龙（Evron）等人[3]的一项研究中，他们比较了用空气、利多卡因及空气复合利多卡因行阻力消失试验判断硬膜外腔的镇痛质量、硬膜外管置入的容易度以及并发症。547 例女性患者被随机地分为 3 组:第一组患者运用 3ml 空气行阻力消失试验(n=180);第二组患者运用 3ml 利多卡因行阻力消失试验(n=185);第三组患者先用 3ml 空气之后用 3ml 利多卡因行阻力消失试验(n=182)。数据收集包括硬膜外导管置入的容易度与阻滞效果。空气组有 16% 不能顺利置入硬膜外导管,利多卡因组有 4%,空气复合利多卡因组有 3%($P < 0.001$)。空气组患者出现较多不阻滞的节段(分别为 6.6%、3.2% 及 2.2%, $P < 0.02$)。研究者也发现,空气组有很高的并发症发生率。包括硬膜外导管置入血管(分别为 17%、6% 及 8%, $P < 0.02$)以及穿破硬脊膜(空气组为 1.7%、其余两组均为 0, $P < 0.02$)。他们认为,用空气与利多卡因来确认硬膜外腔没有益处,同时,假如运用利多卡因来代替生理盐水,有可能无意中穿破硬膜并将利多卡因注射到蛛网膜下腔。更有趣的是,各组间疼痛评分、镇痛起效时间、感觉阻滞平面、运动阻滞以及硬脊膜穿刺后头痛的发生率相似。使用利多卡因而不是生理盐水行阻力消失试验,在今天看来是一个不寻常的技术,因为如果在硬脊膜穿破后将利多卡因注入蛛网膜下腔,可导致更多的并发症。

并发症与安全性

目前,几乎没有前瞻性、对照、随机双盲试验来比较运用空气与生理盐水行阻力消失试验确认硬膜外腔的并发症。

* 希尔(Schier)等人的一项荟萃分析在比较空气与盐水的并发症时,评估了六项测量指标[11]。这些指标包括硬膜外导管置入困难、感觉异常、导管误入血管、意外硬脊膜穿破、硬脊膜穿刺后头痛以及阻滞不全。研究者发现,这些指标在产科麻醉患者中没有显著性差异,但是,在慢性疼痛患者中,运用生理盐水来代替空气行阻力消失试验,硬脊膜穿刺后头痛发生率轻微减少但有显著统计学差异。

* 在一篇较全面的综述中, 沙贝尔斯基(Saberski)[12]总结了从 1966 年到 1995 年间所有报道的与运用空气行阻力消失试验相关的并发症,包括颅内积气、脊髓与神经根受压、腹膜后积气、皮下气肿以及静脉空气栓塞。另外,还有一过性的甚至永久性的神经后遗症报道。

颅内积气

大多数硬脊膜穿刺后头痛一般发生在硬膜外或者蛛网膜下腔阻滞后 1 ~ 3d,

持续 1 ~ 5d。

- 艾布拉姆(Abram)等人[13]观察了 604 例接受硬膜外镇痛的患者,发现有 8 例出现了一种不同类型的头痛。这些患者均是在运用空气行阻力消失试验, 手术后患者坐起时很快出现头痛,头痛在躺卧后可部分缓解。这些发生头痛 的所有病例都是在运用空气行阻力消失试验来定位硬膜外腔时穿破硬脊膜 后发生的。

- 沙贝尔斯基(Saberski)报道了 13 例相似的颅内积气的病例,这些病例均是 运用空气行阻力消失试验的患者。使用空气的量在 2 ~ 20ml 许多病例都是 通过 CT 扫描头部放射显示颅腔积气。尽管一些患者是无症状的[14],而一 些患者又是经历着严重头痛、恶心呕吐、全身抽搐以及偏瘫[15]。

- 卡茨(Katz)[16]描述的一个病例中,作者认为颅腔积气导致了患者苏醒延迟, 在对该患者行空气阻力消失试验时发生了全脊髓麻醉,氧化亚氮导致陷入的 气泡膨胀。典型的颅内积气引起的头痛发生的时间要比意外性硬脊膜刺穿 引起的头痛早,治疗方法为对症治疗。给予 100% 的氧气能改善头痛,但氧 化亚氮可能增加脑脊液的压力而使头痛变得更严重[17]。

- 拉维奥拉(Laviola)[18]报道了另一个病例,这是一名行择期剖宫产的年轻产 妇,在意外硬脊膜穿破后注入空气识别硬膜外腔,置入硬膜外导管后患者出 现了急性双额头痛和左侧瞳孔散大。操作者不小心注入了 5ml 空气到硬膜 外腔,之后,换了一个椎间隙穿刺、置入硬膜外导管。在 15min 后患者就发生 了急性的严重头痛伴有单侧的瞳孔散大。CT 扫描显示,蛛网膜下腔与脑室 内有积气,直接压迫动眼神经而引起上述症状。作者认为,不小心穿破硬脊 膜后,尽管没有充足证据表明在所有病例都应停止使用空气阻力消失试验, 但这一方法肯定不能使用。

- 潘尼(Panni)等人[19]报道了一个产后患者的病例,该患者在分娩后几小时 便发生了运动恢复延迟和感觉异常(在 T6 节段以下)的症状,CT 扫描显示, 出现上述症状的原因是由于硬膜外腔的空气压迫鞘囊引起。神经科医师建 议对该患者进行高压氧治疗,后来恢复良好。

脊髓与神经根压迫

　　硬膜外麻醉后神经缺陷所幸非常罕见,但由于血肿压迫脊髓、脊髓或神经根 创伤以及血管受损可导致神经缺陷。有几个病案报道就是因为用空气来识别硬膜外腔导致脊髓受压[20-22]。患者表现出各种症状：从极痛到运动减弱、感觉丧失和截瘫。CT 扫描显示，空气对脊髓水平的影响与神经缺陷一致。

- 肯尼迪（Kennedy）等人[23]报道了 1 名硬膜外持续输注药物的患者，该患者硬膜外腔的积气压迫了神经根。该患者曾反复让系统出现的气泡报警信号静音，并通过硬膜外导管排除空气。

- 奎尔登（Cuerden）等人[24]报道了 4 名产妇因神经并发症而延迟恢复的病例，这些患者均是运用空气行阻力消失试验来确认是否穿刺入硬膜外腔的。这些并发症包括感觉消失、感觉异常、运动减弱、肌张力减退以及下肢肌腱反射的降低。作者认为，神经缺陷与空气受压的脊髓一致，空气在之后的24 ～ 48h 被重吸收，因而，症状得到完全缓解。然而，没有进行影响学检查来证明空气的存在。

- 1 名前列腺切除的患者，在硬膜外麻醉时用空气行阻力消失试验来确认硬膜外腔，随后，用氧化亚氮复合其他麻醉药对患者行全身麻醉，术后患者出现的马尾综合征可能与空气注入硬膜外腔有关[25]。术后 12 个月出现神经症状，可能是由空气的原因，但由于行影像学检查时空气已被重吸收，故磁共振扫描没得出结论。

尽管还没有足够正规的随机研究表明，颅内积气和其他神经并发症发生率的增加是由运用空气行阻力消失试验确认硬膜外腔引起的，但越来越多的病案报道证据表明，使用空气会导致更多的并发症。

皮下气肿

有几例病案报道是关于运用空气行阻力消失试验引起皮下气肿的[7,26-30]。其报道的气肿是发生在锁骨上、颈部、胸腰部和腹部区域。所有病例共同点都是多次运用 20ml 以上的空气确认硬膜外腔。捻发音是最常见的表现。在所有病例中，皮下气肿在几日后都被吸收。皮下气肿造成的潜在的临床问题是能引起外在的气道压迫与空气栓塞，而这两个问题在使用氧化亚氮的情况下变得更严重。

静脉空气栓塞

静脉空气栓塞是一个很多外科手术和诊断手术过程中得到公认的并发症。脊髓的侧面和前面有丰富的静脉丛。因为这些静脉丛是没有静脉瓣的，所以当患者侧卧位的时候，硬膜外腔压力就几乎接近于中心静脉压[31]。很多诱因能导致静脉空气栓塞,包括静脉的破裂和血管周围的压力高于中心静脉压。因此,硬膜外静脉刺穿在快速注射空气行阻力消失试验时,就可能导致静脉空气栓塞。

- 有 2 例儿科病例报道是关于运用空气行阻力消失试验引起静脉空气栓塞的[31,32]。2 名儿童大约用了 0.4ml 和 0.2ml 空气。2 例患者都是穿刺针位置错误、硬膜外导管置入静脉以及强力推注空气引起的快速的心血管衰竭。迅速的心血管复苏避免了小孩病情的恶化。

- 诺尔蒂(Naulty)等人报道,对 17 名患者使用空气识别硬膜外腔,有 8 名患者多普勒检查表明心内有气栓(46%)[33]。

- 能够引起人类生理学功能显著改变的空气容量或空气注入速度目前还不清楚,然而,动物研究表明,0.5ml/(kg·min)的量就能够引起心血管功能的不稳定。尽管引起右心功能衰竭和血流动力学的变化需要大量空气,但相对小量的空气也可能通过心内缺陷进入动脉循环。在静脉空气栓塞的情况下使用氧化亚氮可使气栓的容量加倍,导致较严重的心血管问题。

目前,与使用空气行阻力消失试验来判断硬膜外腔相关的并发症的确切发生率还未明确。虽然罕见,但是一些并发症是很严重的,而且会危及生命。另外,有可能发生了很多亚临床问题,只不过没有发现或没有报道。

考虑到列出的证据和很大比例的患者会有无症状性心内气栓,似乎运用空气代替生理盐水行阻力消失试验来确认硬膜外腔的风险大于益处。

意外穿破硬膜

有研究指出使用生理盐水比使用空气安全。未经证实的一种观点认为,用盐水行阻力消失试验可"推开"硬脊膜,使硬脊膜穿破的风险降低。这是因为运用空气的技术需要间断的推进硬膜外针,理论上,每一次移动硬膜外针都有可能穿透黄韧带而穿破硬脊膜。另一方面,因为生理盐水技术需要持续的压力,在进入硬膜外腔的时候,注射器的活塞移动便推注很小容量的生理盐水推开硬脊膜。

- 斯特赖德(Stride)和科珀(Cooper)[34]回顾了英国伯明翰产科医院从 1969 年 ~ 1988 年间 34 819 例产科硬膜外麻醉病例。意外穿破硬膜的总发生率为 1.3%(460 例硬膜外穿破)。从运用确认硬膜外腔的方法上说,运用生理盐水行阻力消失试验引起的意外穿破硬膜的发生率最低(0.6%)。硬脊膜穿破经保守治疗后,头痛发生率为 86%。血补丁可使 68%(93/135)患者硬脊膜穿刺后头痛症状完全缓解,23 名患者(16%)部分缓解。

- 1999 年,英国国家产科麻醉数据库报道了一份产后头痛的详细数据,这个数据库包括了 65 000 名接受过硬膜外麻醉的妇女[35]。虽然 80% 的患者在硬膜外穿刺过程中运用了生理盐水行阻力消失试验,很明显,硬膜外穿刺过程中运用空气行阻力消失试验的产妇更容易发生硬脊膜穿刺后头痛。

- 同样,佩西(Paech)等人[36]的一项回顾性分析表明,虽然意外穿破硬脊膜的发生率不受技术的影响,但如果使用空气技术,头痛就会较早出现。

然而,大多数随机研究指出,不管是使用空气还是盐水,意外穿破硬脊膜的发生率没有差异[2-5]。

运用生理盐水相对于空气的弊端

经常有人会说,当运用空气行阻力消失试验时,任何在硬膜外穿刺针或者硬膜外导管里可见的液体就是脑脊液,因而,并且运用空气可以帮助诊断意外穿破硬脊膜。然而,有人提出则认为,最好用一种技术来减少并发症的发生率,而不是用来方便并发症的诊断[37]。而且,假设任何液体就一定是脑脊液是错误的,因为,没有穿破硬脊膜的情况下,也可观察到局麻药或水肿液[38]。另外,EI-Behesy 与他的同事指出,生理盐水与脑脊液通过葡萄糖和蛋白含量及温度很容易区别[39],而容量的差异(观察硬脊膜穿破时的硬膜外针)通常是明显的。

使用与培训方便

目前,英国大多数麻醉医师都是运用生理盐水行阻力消失试验,而仅有少数运用空气行阻力消失试验,但教新麻醉医师时,普遍使用生理盐水的方法[7]。可能有经验的麻醉医师仍然继续使用空气行阻力消失试验,他们认为这个方法他们操作时是安全的。这或许只能说明他们经验丰富,但不能因此认为,空气行阻力消失试验定位硬膜外腔的优越性和安全性就较好。

通过阻力消失的方法定位硬膜外腔,不管我们使用盐水还是空气都是一个盲探操作,并发症发生率很复杂,与操作者的经验有关。寻找一种最有效、最安全的教授阻力消失技术促进了新设备的创造,如 Episure@ 阻力消失注射器。

Episure@ 注射器是一种带有弹簧的注射器,其同轴弹簧能够给注射器的活塞一个力。与传统的主观、操作者依赖的阻力消失技术,这个设备的设计目的是在确认硬膜外腔时可以给操作者提供一个更加客观的指征。这个设备均已经在实验室与动物模型上以及临床上作了测试[40,41]。赖利（Riley）等人[41]已经在动物模型评估了 Episure@ 的使用，结果发现，它可能是一个确认硬膜外腔很有用的工具。然而，实际上，在受访的麻醉医师中，只有不到一半的麻醉医师乐意改变他们的技术。作为教具同时使用模拟模型（如市售硬膜外训练模型）来帮助受训者认识阻力消失的感觉会更有用。

　　道格拉斯（Douglas）对这一问题提出不同意见，他认为，我们应该把注意力集中在其他会影响硬脊膜穿破率的因素，而不是阻力消失技术[42]。硬脊膜穿破率是产妇硬膜外阻滞死亡率最常见的因素。影响硬膜外穿破率的因素包括夜间操作会增加穿破率[43]、与操作者每年做硬膜外阻滞的数量成反比[6]，以及处于受训期间的医师发生率较高[43]。

结论

- 运用生理盐水行阻力消失试验来确认硬膜外腔的技术是世界上麻醉医师最广泛接受应用的方法。
- 少数人用空气行阻力消失试验，没有证据表明这项技术应该停止使用。
- 纵观全文，可以得出这样的结论：运用生理盐水行阻力消失试验是硬膜外麻醉穿刺实践中一个较好的标准，因为它可以提供更好的阻滞效果和较少的并发症。
- 因此，这是住院医师硬膜外麻醉培训时使用的唯一技术。

　　　　　　　　　　　　　（陈文栋　译　钱金桥　刘　曼　校）

参考文献

1. Comwan CM ,Moore EW.A survey of epidural technique and accidental dural puncture rates among obstetric anaesthetists. *Int J Obstet Anesth*, 2001,**10**:11-16.

2. Sarna MC, Smith I,James JM. Paraesthesia with lumbar epidural catheters.A comparison of air and saline in a loss-of-resistance technique. *Anaesthesia,* 1990,**45**:1077-1079.

3. Evron S,Sessler D,Sadan O, *et al*. Indentification of the epidural space:loss of resistance with air,lidocaine,or the combination of air and lidocaine.*Anesth Analg*, 2004,**99**:245-250.

4. Beilin Y, Arnold I, Telfeyan C, *et al*.Quality of analgesia when air versus saline is used for identification of the epidural space in the parturient. *Reg Anesth Pain Med*,2000,**25**:596-599.

5. Valentine SJ,Jarvis AP,Shutt LE.Comparative study of the effects air or saline to identify the extradural space.*Br J Aneaesth*, 1991,**66**:224-247.

6. Aida S,Taga K, Yamahura T, *et al*. Headache after attempted epidural block: the role of intrathecal air. *Anesthesiology*, 1998,**88**:76-81.

7. Wantman A,Hancox N,Howell PR.Techniques for identifying the epidural space: a survery of practice amongst anaesthetists in the UK. *Anaesthsia,* 2006,**61**:370-375.

8. Ames WA, Hayes JA, Petroz GC,*et al.* Loss of resistance to normal saline is preferred to identify the epidural space: a survery of Canandian pediatric anesthesiologists. *Can J Anesth,* 2005,**52**:607-612.

9. Segal S ,Arendt KW. A retrospective effectiveness study of loss of resistance to air or saline for identification of the epidural space. *Anesth Analg,* 2010,**110**:558-563.

10. Leo S, Lim Y , Sia AT. Analgesic efficacy using loss of resistance to air vs.saline in combined spinal epidural technique for labour analgesia. *Anaesth Intensive Care,* 2008,**36**:701-706.

11. Schier R, Guerra D,Aguilar J, *et al.*Epidural space identification: a meta-analysis of complications after air versus liquid as the medium for loss of resistance . *Anesth Analg,* 2009,**109**:2012-2021.

12. Saberski L R, Kondamuri S ,Osinubi OY. Identification of the epidural space:is loss of resistance to air a safe technique? A review of the complications related to the use of air. *Reg Anesth,* 1997,**22**:3-15.

13. Abram S F ,Cherwenka R W. Transient headache immediately following epidural steroid injection. *Anesthesiology,* 1970,**50**:461-462.

14. Fedder SL.Air ventriculogram serendipitously discovered after epidural anesthesia. *Surg Neurol,* 1988,**30**:242-244.

15. Harrell LE,Drake ME ,Massey EW. Pneumocephaly from epidural anesthesia. *South Med J,*1983,**76**:399-400.

16. Katz Y, Markovits R ,Rosenberg B. Pneumoencephalus after inadvertent intrathecal air injection during epidural block. *Anesthesiology,*1990,**73**:1277-1279.

17. Saidman LJ ,Eger EI,2nd.Change in cerebrospinal fluid pressure during Pneumoencephalography under nitrous oxide anesthesia. *Anesthesiology,* 1965,**26**:67-72.

18. Laviola S, Kirvela M, Spoto M, *et al.* Pneumoencephalus with intense headache and unilateral papillary dilatation after accidental dural pincture during epidural anesthesia for cesarean section.*Anesth Analg,* 1999,**88**:582-583.

19. Panni MK, Camann W,Bhavani Shankar K. Hyperbaric therapy for a postpartum patient with prolonged epidural blockade and tomographic evidence of epidural air. *Anesth Analg,*2003,**97**:1810-1811.

20. Hirsch M, Katz Y,Sasson A. Spinal cord compression by unusual epidural air accumulation after continuous epidural analgesia.*Am J Roentgenol,*1989,**153**:887-888.

21. Miguel R, Morse S ,Murtagh R. Epidural air associated with multiradicular syndrome. *Anesth Analg,*1991,**73**:92-94.

22. Nay PG,Mikaszkiewicz R,Jothilingam S.Extradural air as a cause of paraplegia following lumbar analgesia.*Anaesthesia,* 1993,**48**:402-404.

23. Kennedy TM, Ullman DA, Harte F A,*et al.* Lumbar root compression secondary to epidural air.*Anesth Analg,* 1988,**67**:1184-1186.

24. Cuerden C,Buley R,Downing JW. Delayed recovery after epidural block in labour. A report of four cases. *Anaesthesia,* 1977,**32**:773-776.

25. Cheng AC.Intended epidural anesthesia as possible cause of cauda equine syndrome. *Anesth Analg,*1994,**78**:157-159.

26. Rozenberg B,Tischler S,Glick A. Abdominal subcutaneous emphysema: an unusual cooplication of lumbar epidural block. *Can J Anesth,*1988,**35**:325.

27. Carter MI.Cervical surgical emphysema following extradural analgesia. *Anaesthesia,* 1984,**39**:1115-1116.

28. Viel EJ, de La Coussaye JE, Bruelle P, *et al.* Epidural anesthesia: a pitfall due to the technique of the loss of resistance to air. *Reg Anesth,*1991,**16**:117-119.

29. Laman EN,McLeskey CH. Supraclavicular subcutaneous emphysema following lumber epidural anesthesia. *Anesthesiology,* 1978,**48**:219-221.

30. Prober A,Tverskoy M. Soft-tissue emphysema associated with epidural anesthesia. *Am J Roentgenol*, 1987,**149**:859-860.

31. Schwartz N,Eisenkraft JB.Probable venous air embolism during epidural placement in an infant.*Anesth Analg*, 1993,**76**:1136-1138.

32. Guinard JP,Borboen M. Probable venous air embolism during caudal anesthesia in a child. *Anesth Analg*, 1993,**76**:1134-1135.

33. Naulty JS, Ostheimer GW, Datta S, *et al.* Incidence of venous air embolism during epidural catheter insertion. *Anesthesiology*, 1982,**57**:410-412.

34. Stride PC,Cooper GM. Dural taps revisited. A 20-year survey from Birmingham Maternity Hospital.*Anaesthesia*, 1993,**48**:247-255.

35. Chan TM, Ahmed E, Yentis SM,*et al.* Postpartum headaches: summary report of the National Obstetric Anaesthetic Database (NOAD)1999. *Int J Obstet Anesth*, 2003,**12**:107-112.

36. Paech M, Banks S , Gurrin L. An Audit of accidental dural puncture during epidural insertion of a Tuohy needle in obstetric patients.*Int J Obstet Anesth*,2001,**10**:162-167.

37. Reynolds F. Dural puncture and headache. *BMJ*, 1993,**306**:874-876.

38. Zeidel A, Gingold A, Satunovsky E, *et al.* Bedside test for diagnosis of oedema fluid after extradural anaesthesia.*Can J Anesth*,1998,**45**:664-666.

39. El-Behesy BA, James D, Koh KF, *et al.*Distinguishing cerebrospinal fluid from saline used to identify the extradural space. *Br J Anaesth*, 1996,**77**:784-785.

40. Habib AS, George RB, Allen TK,*et al.* A pilot study to compare the Episure Autodetect syringe with the glass syring for identification of the epidural space in parturients. *Anesth Analg*, 2008,**106**:541-543.

41. Riley ET ,Carvalho B. The Episure syringe: a novel loss of resisrance syringe for locating the epidural space. *Anesth Analg*, 2007,**105**:1164-1166.

42. Russell R , Douglas J. Loss of resistance to saline is better than air for obstetric epidurals. Int *J Obst Anesth*, 2001,**10**:302-306.

43. Aya AG, Mangin R, Robert C, *et al.* Increased risk of unintentional dural pincture in night-time obstetric epidural anesthesia. *Can J Anesth*, 1999,**46**:665-669.

第十章

走动与患者自控硬膜外镇痛

M. 格罗斯　B. J. 莫雷尔　著

引言

- 对于分娩的产妇来说,硬膜外镇痛已被证明是最有效的镇痛方式,然而,镇痛也伴随一些潜在风险。

- 传统的硬膜外阻滞运用较高浓度的局麻药(至少是 0.25% 的布比卡因),导致运动神经深度阻滞。

- 传统的硬膜外阻滞并不会影响剖宫产率,但会增加产钳助娩、第二产程的延长及运用缩宫素催产[1]。—参见 "硬膜外技术及其结局" 章节。

- 20 世纪 90 年代以来,产科硬膜外麻醉从传统的形式发展到低剂量局麻药复合镇痛药以及各种给药方法,包括患者自控硬膜外麻醉。

- 这些技术常被认为是 "移动的"、"能走动的" 或 "行走中的" 硬膜外镇痛,因为患者的身体平衡及肌力都没有受到影响,可以安全地走动。

- 最终目标是找到不影响镇痛或产妇满意度的最安全方法。

技术方法

　　腰硬联合阻滞(CSE)与持续低剂量硬膜外输注是两种最常用的低剂量技术。

- CSE 是将药物注入蛛网膜下腔,之后置入硬膜外导管,这在腰硬联合阻滞章节会详细介绍。

- 低剂量硬膜外溶液一般由低浓度局麻药(低于 0.125% 的布比卡因或罗哌卡因)和镇痛药组成,例如芬太尼(2 ~ 2.5μg/ml)或舒芬太尼(约 0.25μg/ml)。

　　如今维持镇痛方式有很多,其中包括持续输注,患者自控硬膜外镇痛及程序化间断硬膜外注药,但并不仅限于此。

CSE与低剂量药物输注的比较

　　CSE 的优点:

- CSE 镇痛起效快,尤其是骶管镇痛[2]。
- CSE 较少引起尿潴留[3]。
- CSE 可减少硬膜外失败率[4]。

  CSE 的缺点:

- CSE 引起皮肤瘙痒的发生率较高(由于蛛网膜下腔与硬膜外腔阿片类药物的运用)[5]。
- 如果硬膜外置管可以提供有效的止痛效果,很难在 1 ~ 2h 内明确 CES 的效果是否确切。
- 新生儿结局用入住新生儿病房或 Apgar 评分来评估,结果并无差异。与传统硬膜外麻醉比较,虽然脐动脉血 pH 值有显著差异,但并不因此就认为临床上有显著差异[3]。
- 产妇总体满意度不清楚[6,7]。
- 关于 CSE 需要追加镇痛次数较少的结论是有争议的[8,9]。
- 尽管 CSE 会穿破硬脊膜,但这并不会增加硬脊膜穿破后头痛、血补丁使用率、产生低血压的发生率[10]。

低剂量可移动的硬膜外镇痛与传统的硬膜外镇痛的比较

- 器械助产的风险似乎可以减少[6,7]。
- 产妇的 "保持控制" 感得到改善。据调查,保持控制是良性生产经历的一个重要因素[11]。
- 可移动的硬膜外镇痛可保留泌尿功能,减少了分娩期留置尿管带来的风险[12]。
- 镇痛质量似乎未受影响[6,7]。

移动是安全的吗?

很重要的一点是低剂量硬膜外镇痛的孕妇与未进行硬膜外镇痛孕妇的平衡能力是相同的,至少在硬膜外镇痛的最初阶段是这样的。

规程包括:

- 基于产妇问题或并发症的排除标准。
- 给镇痛药后 20 ~ 45min 监测孕妇血压和胎儿心率。
- 孕妇生命体征已证实没有站立不稳。
- 运动判断(依据改良后的 Bromage 评分表进行,评价患者仰卧位抬起腿的能力,屈曲膝关节,屈伸踝关节以及深膝弯曲)。

- 临床平衡能力评估。
- 患者行走时一侧是输液杆,另一侧是陪同人员(护工或家人)。

现发表的报道中,有 1 例患者在硬膜外置管镇痛行走时摔倒[15]。尽管其发生率可能很低,但其所造成的医疗和法医学后果都是极其严重的。

使用移动硬膜外镇痛的产妇真的能走动吗? 走动本身有问题吗?

一旦镇痛完善后,大多数的孕妇都宁愿休息或睡觉[14]。

- 尽管有人会走动,她们也只会在第一产程时平均走动 40 ~ 60min。
- 几乎没有产妇会在第二产程持续走动。
- 另一个益处是,这样持续走动可以促进尿液的排泄,这样就减少了尿管的使用[12]。
- 尿管使用的减少仅在分娩时有所体现,产后尿管的使用率是否有差异有待研究。
- 除了产妇的舒适感之外,减少尿管使用的潜在益处是减少菌尿。

大量的研究并没有说明在第一产程走动或直立体位对孕妇分娩是否有影响[16],但大量的证据表明,第二产程时直立体位是有利于分娩的,但仅仅走动对分娩结果的影响临床意义不显著[17],因此,需要设计良好的研究对其潜在益处做进一步的探讨。

如果不走动, 那么支持"行走中"的硬膜外镇痛可减少器械助娩的理论是什么?

- 保留下半身的运动功能足于帮助产妇在第二产程自主和非自主用力排出胎儿。
- 低剂量意味着低浓度。布比卡因的总用量不一定减少,这就意味着布比卡因的浓度是很重要的,也就是说,正是布比卡因的浓度而不是剂量(毫克)使传统硬膜外镇痛患者肌无力[6,7]。

运用患者自控硬膜外镇痛以维持分娩镇痛

1988 年甘布林(Gambling)等人首次将患者自控硬膜外分娩镇痛(PCEA)引入临床[18]。

PCEA 的潜在益处有:

- 减少局麻药的使用量。
- 减少下肢无力感。
- 第二产程的产力更佳。
- 可控性增加提高了产妇的满意度。
- 减少临床干预。

患者自控硬膜外镇痛被证明是安全有效的,然而,仍有很多未知的问题,需要更多的研究以进一步改善这项技术。本章接下来将集中呈现涉及争议的最新文献。

是否进行背景输注?

- 几项随机对照试验比较了有和没有背景输注的患者自控硬膜外镇痛。
- 这些试验一般是在低风险妊娠、产次不一的产妇进行,因而,可能会限制其在更广范围推广。
- 背景输注的速率很低,低于 5ml/h。
- 一项早期研究发现,有无背景输注的镇痛效果是有差异的,无背景输注组的疼痛评分(>4/10)高于有背景输注组[19]。
- 两组间明显运动阻滞发生率无明显差异。
- 无背景输注组的临床干预更多,这就意味着无背景输注组医师工作量更大。
- 近期的研究发现,有背景输注组孕妇的镇痛满意度更高,镇痛效果更佳[20]。
- 无有关背景输注毒性的报道。
- 依据五项研究的一项荟萃分析,美国麻醉医师协会产科麻醉的实践指南支持使用背景输注[21]。

据研究,运用持续的背景输注是有益的,因为它可以提高镇痛效果,至少在随机分组中无背景输注组的镇痛效果没有背景输注组的镇痛效果好。最一致的结果是背景输注可以减少医师工作量,在繁忙的情况下是最有益的,因为医师这时不可能马上就给患者补加镇痛药。

追加剂量及锁定时间

- 不同中心的 PCEA 有不同的设定方式。
- 有六项随机、对照试验比较了各种设定、溶液等。
- 例如,药物溶液有 0.0625% ~ 0.125% 的布比卡因或 0.1% ~ 0.2% 的罗哌卡因,再配伍芬太尼或舒芬太尼。

- 追加剂量有 2 ~ 20ml 的,锁定时间有 5 ~ 30min 的。

- 三项研究在其操作规程中使用了背景输注。

- 其中一般研究将追加剂量 4ml、锁定时间 8min 的方案与追加剂量 12ml、锁定时间 25min 的方案进行了比较,用 0.125% 的布比卡因配伍舒芬太尼,无背景输注。研究表明,追加剂量较大组的镇痛效果更佳,孕妇满意度更高,医师工作量无明显差异,但未测运动阻滞情况[22]。

- 另一项研究将不同的锁定时间进行了比较(追加剂量均为 5ml,锁定时间为 5min 和 15min),结果表明较短的锁定时间提高了镇痛成功与需要追加镇痛药之比,但比值的提高并不意味着镇痛效果更佳,孕妇满意度更高或者减少了临床单次给药的剂量[23]。

- 其余的研究对于任何结局都未发现差异,包括镇痛效果、孕妇满意度、运动阻滞或临床追加给药,对于较大追加剂量的毒性反应和副作用增加未见报道。

现有的数据表明,现在并没有分娩镇痛的最佳 PCEA 方案,大部分研究差异都不明显,即便是中等度的结局差异都没有。以前用于分娩的硬膜外阻滞结果显示,较大的追加剂量确实可以增加局麻药在硬膜外腔的扩散[24],因此使用较大追加剂量较长锁定时间是可行的,但在有背景输注的情况下是否应该运用这种较大追加剂量仍不清楚。

药物的选择

另一个正在进行的争论是哪种药物是最佳选择:布比卡因还是罗哌卡因?许多研究对此进行了调查。

- 不同研究对不同浓度的局麻药物(0.05% ~ 0.125% 布比卡因或 0.05% ~ 0.20% 罗哌卡因)用于不同镇痛方案进行了调查。

- 总的来说,分娩镇痛选择不同药物效果是相似的。

- 有五项研究报道,运用布比卡因会增加运动阻滞的发生率,这与先前运用布比卡因进行连续硬膜外输注镇痛的研究结果一致。

- 一项研究发现,布比卡因组分娩镇痛的产妇满意度较高。这项研究还发现,在走动过程中,罗哌卡因组孕妇的满意度更高[25]。

- 费舍尔发现,两种药物的镇痛效果并无差异,但布比卡因组孕妇的满意度更高[26]。

- 一项研究发现,布比卡因第一产程追加药量需要增加,罗哌卡因第二产程追加药量需要增加[27]。其余的研究两种药物并未发现明显差异。

因此，根据已有研究，布比卡因和罗哌卡因都适用于 PCEA，最一致的观点认为，罗哌卡因对运动的阻滞更弱一些。然而，PCEA 的设定可以有不同的选择，任何一种药物的优势都可以通过对镇痛泵参数的调节而得以发挥。

药物浓度

影响局麻药分布、强度以及作用时间的因素仍不明确。

低浓度局麻药的潜在益处包括：

- 提高镇痛效果。
- 提高孕妇的满意度。
- 减少运动阻滞。
- 提高患者的运动能力。
- 改善结局。

有几项研究比较了不同浓度的布比卡因（ 0.0625% ~ 0.25% ）或罗哌卡因（ 0.1% ~ 0.2% ），结果发现：

- 高浓度组的局麻药用量和吸收量增多。
- 高浓度组产妇运动阻滞更强。
- 其中一项研究发现，低浓度组孕妇的满意度评分较高浓度组高（ 93 与 82，$P=0.04$ ）。然而，低浓度溶液组的所用药物容量较大，在硬膜外腔可更均匀地扩散，因而提高了镇痛效果。这些研究还发现，高浓度组超过 50% 的患者增加了追加给药的次数（ $P=0.001$ ），超过 20% 的患者在尝试使用追加剂量后镇痛效果并无改善[28]。
- 第一或第二产程的持续时间、胎儿危险心率的发生率、足够的产力器械助产率或 Apgar 评分未见差异。
- 因为可以减少追加给药的次数，所以低浓度大容量的溶液可以减少临床工作量。

因此，研究表明，低浓度大容量药物使用可使药物总量减少、运动阻滞率降低以及产妇镇痛效果和满意度提高。0.25% 的布比卡因和 0.2% 的罗哌卡因将不再适用于分娩时的 PCEA。

在北美一些主要的学术中心患者自控硬膜外镇痛方案

近期，华盛顿大学 6 个科技人员参观了北美 6 个学术中心的产科麻醉部门，以研究这些中心的产科麻醉方式,对他们自己中心以及参观的 6 个中心的结果总结,发表在 2011 年冬季产科麻醉与围生期协会的简报上[29]。

- 所有心中均使用 PCEA 作为分娩镇痛。
- 所有中心都使用布比卡因作为镇痛药。
- 药物浓度的使用各中心不同,有 4 个中心使用 0.0625%,1 个中心使用 0.08%,1 个中心使用 0.1%,1 个中心使用 0.125%。
- 6 个中心加用芬太尼,1 个中心加用舒芬太尼。
- 所有中心使用的基础输注速率范围从 5 ~ 12ml/h。
- 追加剂量的范围为 5 ~ 12ml。
- 锁定时间的范围为 8 ~ 15min。

患者自控硬膜外镇痛的前景
电脑集成的PCEA

- 该装置依据需求自动调节背景输注速率,因此,可对患者镇痛的需求做出反应。
- 这可以在使用最低剂量局麻药的同时提高镇痛效能。
- 一项研究将电脑集成的 PCEA 与传统根据患者需求的 PCEA 进行比较,发现电脑集成的 PCEA 孕妇的满意度更高[30]。
- 这个结论在随后的研究中得到了印证[31],也就是,在第二产程输注速率较快,产妇的满意度较高,但并不会延长第二产程。
- 这个装置目前市面上还没有,但可能会纳入将来的硬膜外装置中。

程序化间歇性硬膜外注药

- 每小时使用局麻药的总量与持续硬膜外泵注相同,但给药方法是间歇指令性推注。
- 例如,每 30min 注射 6ml,而不是每小时 12ml 的速度持续输注。
- 这样使得镇痛效果更佳的机制是用高推注压输送大容量局麻药时,可使局麻药在硬膜外腔更均匀分布。
- 几项研究发现,与持续硬膜外输注相比,虽然间歇注射的镇痛效果是相同的,但孕妇的满意度更高、更少需要追加给药以及局麻药的用量也更少[32-34]。
- 最近,利奥在 2010 年[35]发现,与有基础输注的 PCEA 相比,自动指令性推注的 PCEA 患者满意度更高,CSE 后有效镇痛持续时间更长,但镇痛药的使用量减少。

- 这项技术在现阶段仍未被运用,但很可能会包含在今后的硬膜外镇痛设备中。

总结

- 与传统的硬膜外镇痛相比,移动硬膜外镇痛可减少器械助产风险,镇痛效果未受影响。
- 无论是否进行 CSE,低剂量输注或 PCEA 都可有同样的益处。
- 有证据指出,运用低剂量背景输注(约 5ml/h)复合较长锁定时间较大推注剂量的 PCEA 方案的镇痛效果较好。
- 较少证据支持选用一种局麻药(布比卡因或罗哌卡因)而不选用另一种局麻药。
- 自动指令性推注将来有望使用。

（袁　源　译　钱金桥　邵建林　校）

扩展阅读

- Halpern S H ,Carvalho .Patient-controlled epidural analgesia for labor.*Anesth Analg,* 2009,**108**:921-928.

参考文献

1. Anim-Somuah M,Smyth R ,Howell C.Epidural versus non-epidural or no analgesia in labor.*Cochrane Database Syst Rev*,2005,**4**: CD000331.

2. D'Angelo R, Anderson M T, Philip J ,et al . Intrathecal sufentanil compared to epidural bupivacaine for labor analgesia. *Anesthesiology,* 1994,**80**:1209-1215.

3. Simmons SW,Cyna AM,Dennis AT,et al.Combined spinal-epidural versus epidural analgesia in labour.*Cochrane Database Syst Rev*,2007,**3**:CD003401.

4. Pan PH,Bogard TD,Owen MD.Incidence and characteristics of failures in obstetric neuraxial analgesia and anesthesia:a retrospective analysis of 19,259 deliveries.*Int J Obstet Anesth*,2004,**13**:227-233.

5. Nageotte MP,Larson D,Rumney PJ, et al.Epidural analgesia compared with combined spinal-epidural analgesia during labor in nulliparous women.*N Engl J Med*, 1997,**337**:1715-1719.

6. Wilson MJ,Cooper G,MacArthur C, et al.Randomized controlled trial comparing traditional with two "mobile"epidural techniques:anesthetic and analgesia efficacy.*Anesthesiology*,2002,**97**:1567-1575.

7. Comparative Obstetric Mobile Epidural Trial(COMET)Study Group UK.Effect of low-dose mobile versus traditional epidural techniques on mode od delivery: a randomised controlled trial.*Lancet*, 2001,**358**:19-23.

8. Gomez P,Echevarria M,Calderon J, et al.The efficacy and safety of continuous epidural analgesia versus intradural-epidural analgesia during labor.*Rev Esp Anestesiol Reanim*, 2001,**48**:217-222.

9. Goodman S R,Smiley R M,Negron M A, et al.A randomized trial of breakthrough pain during combined spinal-epidural versus epidural labor analgesia in parous women.*Anesth Anala*, 2009,**108**:246-251.

10. Norris M C,Fogel S T,Conway-Long C.Combined spinal-epidural versus epidural labor analgesia.*Anesthesiology*, 2001,**95**:913-920.

11. Wraight A,Chamberlain G,Steer P G.*Pain and Its Relief in Chilrdbirth:the Results of a National Survey Conducted by the National Birthday Trust*.Edinburgh/New York:Churchill Livingstone,1993.

12. Wilson M J,Macarthur C,Shennan A.Urinary catheterization in labour with high-dose vs mobile epidural analgesia:a randomized controlled trial.*Br J Anaesth*,2009,**102**:97-103.

13. Davies J,Fernando R,McLeod A, et al.Postural stability following ambulatory regional analgesia fo labor. *Anesthesiology*, 2002,**97**:1576-1581.

14. Wilson M J,MacArthur C,Cooper G M, et al. Ambulation in labour and delivery mode: a randomised controlled trial of high-dose vs mobile epidural analgesia. *Anaesthesia*, 2009,**64**:266-272.

15. Breen T W, Shapiro T, Glass B, et al. Epidural anesthesia for labor in an ambulatory patient. *Anesth Analg*, 1993,**77**:919-924.

16. Lawrence A,Lewis L,Hofmeyr G J, et al.Maternal positions and mobility during first stage labour.*Cochrane Database Syst Rev*,2009, CD003934.

17. Gupta J K,Hofmeyer G J.Position for women during second stage of labour.*Cochrane Database Syst Rev*, 2004; CD002006.

18. Gambling D R,Yu P,Cole C, et al.A comparative study of patient controlled epidural analgesia(PECA)and continuous infusion epidural analgesia(CIEA)during labour.*Can J Anesth*,1988,**35**:249-254.

19. Bremerich D H,Waibel H J,Mierdl S, et al.Comparison of continous background infusion plus demand dose and demand-only parturient-controlled epidural analgesia(PCEA)using ropivacaine combined with sufentanil for labor and delivery.*Int J Obstet Anesth*, 2005,**14**:114-120.

20. LimY，Ocampo C E，Supandji M, et al. A randomized controlled trial of three patient-controlled epidural analgesia regimens for labor.*Anesth Analg*, 2008, **107**:1968-1972.

21. American Society of Anesthesiologists. Practice guidelines for obstetric anesthesia: an updated report by the American Society of Anesthesiologists Task Force on Obstetric Anesthesia. *Anesthesiology*,2007,**106**:843-863.

22. Bernard J M，Le Roux D, Vizquel L, et al.Patient-controlled epidural analgesia during labor: the effects of the irrcrease in bolus and lockout interval. *Anesth Analg*, 2000,**90**: 328-332.

23. Stratmann G，Gambling DR，Moeller-Bertram T, et al. A randomized comparison of a five-minute versus fifteen-minute lockout interval for PCEA during labor. *Int J Obstet Anesth*,2005, **14**: 200-207.

24. Lyons G R，Kocarev M G，Wilson R C ,et al. A comparison of minimum local anesthetic volumes and doses of epidural bupivacaine (0.125% w/v and 0.25% w/v) for analgesia in labor.*Anesth Analg*,2007,**104**: 412-415.

25. Halpern SH，Breen TW，Campbell DC, et al. A multicenter，randomized，controlled trial comparing bupivacaine with ropivacaine for labor analgesia. *Anesthesiology*, 2003, **98**: 1431-1435.

26. Fischer C，BlanieP，Jaouen E, et al. Ropivacaine, 0.1 %, plus sufentanil, 0.5 microg/ml, versus bupivacaine, 0.1 %, plus sufentanil, 0.5 microg/ml, using patient-controlled epidural analgesia for labor: a double-blind comparison. *Anesthesiology*, 2000,**92**: 1588-1593.

27. Meister G C，D'Angelo R，Owen M, et al. A comparison of epidural analgesia with 0.125% ropivacaine with fentanyl versus 0.125% bupivacaine with fentanyl during labor.*Anesth Analg*, 2000, **90**: 632-637.

28. Ginosar Y， Davidson EM， FirmanN, *et al.* A randomized controlled trial using patient-controlled epidural analgesia with 0.25% versus 0.0625% bupivacaine in nulliparous labor: effect on analgesia requirement and maternal satisfaction. *Int J Obstet Anesth*, 2010, **19**: 171-178.

29. Bollag LA. Letters to the editor. Society for Obstetric Anesthesia and Perina to logy Newsletter， Winter 2011, pp.12-13. http:// SOAP.org/newsletters/11-winter.pdf.[Accessed July 2011].

30. Urn Y， Sia A T , Ocampo C E. Comparison of computer integrated patient controlled epidural analgesia vs. conventional patient controlled epidural analgesia for pain relief in labour. *Anaesthesia*, 2006, **61**: 339-344.

31. Sng B L， Sia A T， LimY, *et al.* Comparison of computer-integrated patient-controlled epidural analgesia and patient -controlled epidural analgesia with a basal infusion for labour and delivery. *Anaesth Intensive Care*, 2009, **37**: 46-53.

32. Chua S M , Sia A T. Automated intermittent epidural boluses improve analgesia induced by intrathecal fentanyl during labour. *Can J Anesth*, 2004, **51**: 581-585.

33. Urn Y， Sia AT & Ocampo C.Automated regular boluses for epidural analgesia: a comparison with continuous infusion. *Int J Obstet Anesth*, 2005, **14**: 305-309.

34. Wong C A， Ratliff J T， Sullivan J T, *et al.* A randomized comparison of programmed intermittent epidural bolus with continuous epidural infusion for labor analgesia. *Anesth Analg*, 2006, **102**: 904-909.

35. Leos， Ocampo CE， LimY , Sia AT. A randomized comparison of automated intermittent mandatory boluses with a basal infusion in combination with patient-controlled epidural analgesia for labor and delivery. *Int J Obstet Anesth*, 2010, **19**: 357-364.

腰麻后低血压

第十一章　C. 德尔布里奇　伊恩·麦格康纳谢　著

引言

- 产科患者腰麻后低血压很常见。有时也会发生在硬膜外镇痛后。低血压会给患者带来不良影响没有争议,但是有关低血压确切的临床意义,尤其是对胎儿的影响仍存在争议。

- 本文主要讨论腰麻后低血压,但是其中一些原则同样适用于硬膜外镇痛后的低血压。

- 在讨论预防和 / 或处理这种并发症的最好方法时出现争议。大部分内容主要是围绕选用去氧肾上腺素还是麻黄碱处理腰麻后低血压进行讨论。

腰麻诱发低血压的机制

腰麻(即)诱发产科患者出现低血压是多种因素造成的。

- 蛛网膜下腔阻滞麻醉可引起交感神经阻滞,导致血管扩张,增加静脉血管床容量,减少静脉回流。虽然低平面的交感神经阻滞后,心脏可代偿性增加心输出量来代偿心脏后负荷的减少,但是,高平面的交感神经阻滞会减少母体的心输出量。

- 孕妇交感神经张力较高,因此这种交感阻滞的影响更为明显。

- 孕妇对血管收缩剂的敏感性降低,这是继发于孕期肾上腺素受体下调以及血管内皮细胞源性血管舒张因子合成增加的结果。

- 腰麻缓解了分娩痛,也可降低产妇的血压。

- 由于妊娠期间脑脊液(CSF)容量减少,机体对局麻药的神经敏感性增强,加之脊椎的解剖发生改变,因此孕妇对腰麻的敏感性增加(如增加了阻滞平面和延长了阻滞持续时间)。

- 如果妊娠子宫压迫了下腔静脉,可进一步加重低血压。

发生率和危险因素

一项最近的回顾性研究表明,46% 接受区域麻醉的剖宫产患者血压降低30% 或者更多[1],但对胎儿的影响无明显差异。

与腰麻诱发低血压相关的风险因素包括[1,2]:

- 年龄增加
- 蛛网膜下腔阻滞麻醉本身的因素,如局麻药的剂量、阻滞平面等
- 预先存在的高血压
- 巨大儿
- 肥胖

腰麻后低血压有害吗?

很难想象腰麻后低血压是有益的! 毫无疑问,低血压通常给孕产妇带来一些痛苦的症状如:恶心、呕吐和晕厥等。在几例产妇死亡的病例中,腰麻也是一方面的因素,部分是由于心血管效应。持续、严重的低血压对母体几个器官功能显然是有害的。因此从母体的角度来看,预防和 / 或处理腰麻后低血压显然是非常有必要的。

从胎儿的角度来看:

- 长时间的低血压,尤其伴有心输出量减少,会减少胎盘灌注以及影响胎儿氧合。
- 暂时的低血压对胎儿的影响尚不明确。
- 在动物中,急性的氧供减少高达 50%,在某种程度上,胎儿仍能通过增加氧摄取率达到良好的耐受和代偿[3]。这种假设不适用于病理性胎盘。
- 与长期慢性酸中毒不同,急性胎儿酸中毒极少对胎儿造成影响。胎儿酸中毒的影响和意义与使用不同的升压药将在下面进一步讨论。

预防方法调查

用于预防腰麻后低血压的方法很多。最近的一项调查[4]显示可使用以下方法:

方法	回应者百分比
液体预充	33
同步扩容	11
预充加血管收缩剂	32
同步扩容加血管收缩剂	21
不做上述任何处理	1

根据该项调查,血管收缩药的选择也各不相同。

药物	预防用药（%）	治疗用药（%）
单用麻黄碱	32	32
单用去氧肾上腺素	26	23
去氧肾上腺素和麻黄碱合用	8	4
根据心率选用去氧肾上腺素或麻黄碱	33	41
其他药物	1	1

预防低血压的各种方法

- 垫置楔形物体倾斜患者体位,防止妊娠子宫压迫主动脉和下腔静脉是一种标准的做法。可是如果完全有效的话,将不需本章赘述。最近的一项研究[5]发现,将楔形物体放在右侧腰椎附近而不是置于右臀下,可降低孕产妇低血压发生率。

- 使用较低剂量的局麻药如布比卡因,产生较小程度的交感神经阻滞范围,将会降低低血压的发生率。但是其潜在的代价是缩短了阻滞持续时间和增加了产妇在剖腹产期间的不适。有关腰麻选择局麻药剂量的各种因素在本章节不做讨论。

- 在行剖宫产硬膜外麻醉后,包裹双腿(减少腿部血液淤积,增加静脉回流)维持血压,和使用去氧肾上腺素维持血压一样有效[6],但未被广泛使用。

- 在两个传统的穴位上使用经皮电神经刺激(TENS)这种方法对腰麻下行剖宫产的患者的血压维持有效,并且还能减少麻黄碱的用量[7]。其机制目前还不清楚,但是可能与 TENS 增加交感神经张力有关。这种预防腰麻后低血压的方法在西方国家可能不会被广泛运用。

液体疗法
预充

- "预充",即在蛛网膜下腔阻滞麻醉诱导前给静脉输液,目的是增加循环容量和心脏前负荷,它曾经是一种标准的做法。

- 一个 2001 年的系统回顾[8]表明，在预防低血压时，使用晶体液进行预充效果不一致，而胶体液则更有效些。
- 即使输注 30ml/kg 容量的晶体液也不会明显改变腰麻后产妇的血流动力学或麻黄碱的用量，提示使用晶体液预充可能没有好处[9]。
- 有人建议，当蛛网膜下腔阻滞后即刻给予间羟胺(一种纯 α_1 受体激动剂)，则不必给晶体液预充[10]。

同步扩容

- "同步扩容"，即给静脉输液的同时开始蛛网膜下腔阻滞，是一种较新的预防继发于蛛网膜下腔麻醉后低血压的临床方法。
- 在实施蛛网膜下腔阻滞前 20min，给予 20ml/kg 晶体液(预充)与蛛网膜下腔阻滞诱导后即刻快速输注 20ml/kg 晶体液(同步扩容)两种方法相比较[11]，同步扩容组中明显有更多的患者不需要血管收缩剂来维持血压。
- 一项荟萃分析发现[12]，预充组和同步扩容组的低血压发生率无显著差异，并认为，没有必要为进行液体预充而延迟蛛网膜下腔阻滞麻醉的进行。他们指出，无论采用哪种液体疗法，低血压的发生率高都需要血管收缩剂治疗。

晶体与胶体

- 在降低腰麻后低血压的发生率和严重性方面，预充使用胶体比使用晶体有效[13]，然而，两者都不是完全有效。
- 使用胶体进行预充和同步扩容，两者降低低血压发生率的效果以及对血管收缩剂的需求相似[14]。
- 近年来流行监测腰麻下行剖宫产患者的心输出量。一项近期研究[15]表明，使用晶体和胶体进行预充都能增加患者的心输出量，但是仍会发生低血压。这项研究表明，增加前负荷和心输出量并不能完全代偿蛛网膜下腔麻醉后出现的血管扩张。
- 在选择使用胶体或晶体降低低血压的发生率(而不是完全消除)时，还应权衡胶体液成本高和过敏反应发生率稍高。

为什么液体疗法效果不能更好?

- 晶体液能自由通过体内不同的液体腔隙来平衡渗透压，因此，输注后 30min

仅有 28% 的晶体液存留在血管内,而胶体液则 100% 留在血管内[16]。这就解释了在预防腰麻后低血压时,胶体为何相对更为有效。

- 一个有趣的研究使我们对液体疗法更加迷茫[17],该研究发现,给腰麻下行剖宫产的患者输注晶体或胶体,均会使血浆中的心房利钠肽(ANP)浓度增加,其中输注晶体者增加更明显。还发现胶体输注者血浆中内皮素-1 水平轻微下降。有人认为,ANP 释放的增加是对容量负荷的反应,它能降低血管张力并启动利尿作用,从而限制了择期剖宫产期间增加前负荷的效果。

- 创伤后复苏的患者不同于这种腰麻后行剖腹产的产科患者,因为创伤后的患者确实有血容量的减少。在这种情况下输注液体是恢复其血容量,而没有心房壁的扩张。而在蛛网膜下腔阻滞前使用晶体液预充的产科患者,实际上没有血容量不足,从而引起了心房钠尿肽分泌增加来限制我们所期望的血容量增加。在血管扩张发生的同时进行输液这种同步扩容疗法,对预防腰麻后低血压更为有效,因为没有高血容量刺激 ANP 的释放。

因此,大多数观点和证据支持:血管收缩剂的使用是预防和处理腰麻后低血压的主要方法,但必须注意,在出现低血容量时,比如出血所致的低血容量,液体治疗是至关重要的。

血管收缩剂的基础知识
麻黄碱

- 是人工合成的非儿茶酚胺。
- 对交感神经系统有直接和间接效应。它的主要作用是间接导致内源性去甲肾上腺素的释放。也可直接刺激肾上腺素能受体兴奋。
- 能同时激活 α 和 β 受体。静脉内给药可以增加收缩压和舒张压、心率和心输出量。
- 麻黄碱的心血管效应一部分是由于 α 受体介导引起外周动静脉血管收缩,但主要是由于其激活了 $β_1$-肾上腺素受体引起心肌收缩性增加。
- 麻黄碱能穿过胎盘。

去氧肾上腺素

- 是人工合成的非儿茶酚胺。
- 作用类似去甲肾上腺素,但效能较弱,作用时间较长。

- 主要直接激活 α_1 受体。其主要作用是使外围血管收缩,增加全身血管阻力,增加动脉血压。
- 压力感受器介导的反射性心动过缓可以减少心输出量。
- 去氧肾上腺素能穿过胎盘。

麻黄碱与去氧肾上腺素对产科患者的作用

许多研究者研究了在剖宫产患者行蛛网膜下腔阻滞麻醉期间使用麻黄碱和去氧肾上腺素的作用。

历史性的观点

- 将麻黄碱作为治疗剖宫产腰麻后低血压的一线血管收缩剂,是基于动物研究发现麻黄碱能维持子宫血流;相反,增加 α 肾上腺素能受体活性的药物,如去氧肾上腺素则使子宫的血流量减少。
- 在 20 世纪 90 年代,有研究发现,预防性使用麻黄碱来预防低血压发生需要大剂量的麻黄碱,但是大剂量使用麻黄碱会导致脐带血 pH 值下降。
- 在剂量-反应研究中,降低低血压发生率使用的预防性麻黄碱的最低有效剂量是 30mg 静脉注射[18]。然而,在 30mg 静脉注射组中,平均收缩压仍只是基础值的 87%(范围是 58% ~ 105%),而 45% 的患者出现反应性高血压;有 42% 的新生儿发生胎儿酸中毒(pH 值 <7.2)。
- 2002 年,Lee 发表了一项荟萃分析,它收集了从 1976 ~ 2001 年有关比较麻黄碱和安慰剂用于预防剖宫产患者腰麻后低血压的随机对照试验结果,评估麻黄碱的有效性和安全性[19]。他们发现,在预防低血压方面,麻黄碱比安慰剂 / 无麻黄碱的对照组有效;然而,预防性静脉注射麻黄碱的综合效益小,假如在低血压发生时再使用麻黄碱,效果更好。而麻黄碱和安慰剂 / 无麻黄碱的对照组相比较,母亲出现恶心、呕吐的频率以及对新生儿 Apgar 评分的影响和新生儿的酸中毒的发生率均无明显差异。
- 麻黄碱的不良副作用就是会增快心率和使用 5 ~ 10mg 的标准剂量静脉注射也不能完全有效地减少低血压的发生。鉴于这些副作用,人们更偏好于选择去氧肾上腺素作为血管收缩剂。
- 2002 年,李(Lee)还发表了一篇系统评价,他综合了 7 篇比较麻黄碱和去氧肾上腺素在预防和治疗腰麻后低血压的有效性和安全性的随机对照试验[20]。

得出麻黄碱和去氧肾上腺素在治疗低血压时,其有效性无明显差别,而且两组均没有增加高血压的发生,但是去氧肾上腺素增加了心动过缓的风险。去氧肾上腺素组的新生儿脐动脉(UA)的pH值较高,但两组的Apgar评分相似。不过,他也指出,这些数据并不支持将麻黄碱作为处理低血压的首选药。

联合使用麻黄碱和去氧肾上腺素

- 将麻黄碱和去氧肾上腺素联合起来使用在过去就已使用过。

- 2002年,科珀等人[21]将联合使用麻黄碱和去氧肾上腺素这种方法作为一线血管收缩剂,观察研究其降低分娩期间胎儿酸中毒的发生率。研究对比评估了单用麻黄碱组、单用去氧肾上腺素组和麻黄碱联合去氧肾上腺素组的动脉收缩压(SBP),还评估三组母体发生恶心呕吐的发生率。得出的结论与之前的荟萃分析相似(即各组间平均动脉收缩压无明显差异);然而,最低动脉收缩压见于单用麻黄碱组,单用去氧肾上腺素组的胎儿酸中毒发生率和母体恶心呕吐发生率都是最低的(虽然各组的脐动脉血pH值均 > 7.2)。因而,他们认为去氧肾上腺素和麻黄碱联合使用并无优势,因此,与单独使用去氧肾上腺素相比,加用麻黄碱只是增加了母体的恶心和呕吐,而且也不能改善胎儿的血气变化。

- 岸·基(Ngan Kee)等人[22]曾将等效的去氧肾上腺素和麻黄碱以不同的浓度混合后静脉注射,在子宫切开前维持动脉收缩压接近基础值。当去氧肾上腺素所占比例下降而麻黄碱的比例增加时,他们发现减弱了血流动力学的控制并出现明显的胎儿酸碱平衡失调(脐动脉的pH值 < 7.2)。他们还发现以下趋势变化:

  1. 增加了恶心和呕吐的发生

  2. 增加了低血压的发生

  3. 增加了母体的心率

  4. 降低了脐动脉氧含量

- 当把去氧肾上腺素作为预防性使用,把麻黄碱作为急救性使用时,孕产妇可能会减少发生与去氧肾上腺素相关的心动过缓。

如何给药?

- 麻黄碱通常是间断单次给药。前面提到过,预防剖宫产分娩时腰麻期间出现的低血压,麻黄碱的最低有效预防剂量是 30mg 静脉注射[18]。

- 在治疗母体出现腰后低血压时,静注 100μg 的去氧肾上腺素和静注 6mg 的麻黄碱效果相当,但是去氧肾上腺素组的新生儿脐动脉血 pH 值更高(组内新生儿脐动脉血 pH 值均 > 7.2),出现碱剩余,与麻黄碱组相比,Apgar 评分无明显差异[23]。

- 由于去氧肾上腺素的作用持续时间较短,一些作者认为,连续静脉输注是最好的给药方式。

- 去氧肾上腺素以 100μg/min 静脉输注,维持母体血压在 100% 基线水平,与维持母体血压在 90% 到 80% 基线水平相比,前者低血压和恶心 / 呕吐发生率更低,而新生儿的脐动脉 pH 值较高。两组的新生儿脐动脉 pH 值 > 7.2,碱剩余值相似[24]。

- 大剂量去氧肾上腺素(100μg /min 静脉注射)联合快速输注 2 000ml 晶体液同步扩容是预防剖宫产蛛网膜下腔麻醉后低血压的有效方法,并可减少恶心 / 呕吐,减少去氧肾上腺素的用量,对新生儿也无不良影响[25]。

- 去氧肾上腺素最佳的单次给药剂量尚不清楚。有研究通过使用序贯实验法,得出去氧肾上腺素治疗腰麻后低血压的 90% 有效剂量(ED90)是 147μg 静脉注射(95% CI:98μg 至 222μg)[26]。而另一项研究也用序贯实验法发现,去氧肾上腺素单独预防腰麻后低血压的 95% 有效剂量(ED95)是 135μg 静脉注射(95%CI:106μg 至 257μg),预防低血压和恶心的 ED95 则是 159μg 静脉注射[27]。

- 在一项有关去氧肾上腺素给药的最新研究中[28],比较了腰麻后给安慰剂和不同剂量(25μg/min、50μg/min、75μg/min 和 100μg/min)预防性去氧肾上腺素再加 2 000ml 晶体液同步扩容。他们发现,对照组与不同剂量的去氧肾上腺素组相比,对照组中低血压的发生率较高,并且与对照组相比,75μg/min 去氧肾上腺素组和 100μg/min 去氧肾上腺素组高血压发生较多。

肌内注射血管收缩剂

- 在剖宫产行蛛网膜下腔阻滞麻醉前,肌内注射麻黄碱 37.5mg,不会出现反应性高血压,而是提供了延迟却持久的心血管支持效应,而并未减少早期低血压的发生[29]。

- 一个比较麻醉前肌注麻黄碱和去氧肾上腺素的研究发现,4mg 去氧肾上腺素和 45mg 麻黄碱降低了剖宫产腰麻期间低血压的严重程度,减少了对麻黄碱的急救需求。但是,两种药物都不能完全有效地预防低血压[30]。

- 肌注血管收缩剂的部位还不完全清楚,并且难以推荐为常规用法。

母体血流动力学对去氧肾上腺素和麻黄碱的反应

鉴于麻黄碱和去氧肾上腺素都可以成功地用于预防和治疗低血压,最近更多研究主要集中在对血流动力学效应、高危患者及影响胎儿酸碱状态的细节研究上。

- 蛛网膜下腔阻滞引起血管扩张就意味着血管收缩剂如去氧肾上腺素是一种合理的治疗方法来纠正这种低血压。
- 血管收缩剂输注后平均动脉压(MAP)升高的达峰时间在使用去氧肾上腺素后明显缩短[31]。
- 然而,单次静脉注射去氧肾上腺素 80μg 和小剂量 0.25μg/(kg·h)持续输注去氧肾上腺素都可以降低母体心率和心输出量(CO),而静脉注射 10mg 麻黄碱则增加了心率和心输出量。去氧肾上腺素增加体循环血管阻力的效应强于麻黄碱,而麻黄碱增加每搏量和增快心率的效应强于去氧肾上腺素[31、32]。
- 伴随心率下降而发生的即是心输出量降低。从母体的心输出量角度来看,去氧肾上腺素导致母体心率降低具有潜在危害,但对胎儿无明显的影响。
- 最新的有关腰麻患者注射去氧肾上腺素后心输出量改变的研究显示,与静脉输注 25μg/min 或 50μg/min 的去氧肾上腺素组相比,注射 100μg/min 的去氧肾上腺素可导致心输出量骤降至基础值以下[33]。

胎儿酸中毒及其发生机制

- 子宫动脉血流不能自身调节,基本上是依赖压力。麻黄碱增加血压但不会引起子宫动脉收缩,而去氧肾上腺素则可以引起子宫动脉收缩。这种差异在某种程度上是由于麻黄碱能刺激子宫动脉释放一氧化氮,导致子宫动脉血管舒张,但全身动脉血管收缩。由麻黄碱引起的一氧化氮合成酶释放量较其他血管收缩剂多,因此,其有益效应是保留了子宫动脉血流量。
- 然而有研究表明,麻黄碱比去氧肾上腺素更容易损害胎儿的酸碱状态(比如麻黄碱使胎儿脐动脉 pH 值降得更低,碱缺失更高)。

- 这似乎很难与大家所认为的胎儿酸中毒的产生机制（即子宫动脉血管收缩损害了胎盘的氧合作用）保持一致。

- 然而，岸·基[34]输注麻黄碱和去氧肾上腺素的研究发现，麻黄碱比去氧肾上腺素更容易穿透胎盘，而且在早期代谢较少，麻黄碱组脐静脉和母体动脉血浆中麻黄碱浓度明显增高证实了这个观点。显然，麻黄碱能作用于子宫，引起胎儿心动过速。在麻黄碱治疗组，胎儿血中乳酸、葡萄糖、儿茶酚胺浓度较高，脐静脉（UV）二氧化碳分压增加，这些结果均支持这个假设：即麻黄碱刺激了胎儿的 β - 肾上腺素受体从而增加了代谢需求[34]。

- 前面的研究也提示，麻黄碱导致胎儿酸中毒发生率较高与麻黄碱刺激了胎儿的 β - 肾上腺素受体引起胎儿新陈代谢率增高有一定的关系。动静脉中较大的二氧化碳分压差证实了这一点。麻黄碱组的脐动脉二氧化碳分压明显高于去氧肾上腺素组，提示麻黄碱组胎儿的新陈代谢率明显增高[21]。

- 因此，血管收缩剂的选择会影响胎儿酸中毒的发生率。一项多元分析研究发现，使用麻黄碱、子宫切开到胎儿娩出所用的时间延长、动脉收缩压降低明显，以及麻黄碱的使用与低血压的持续时间之间的相互作用这四个因素是促进脐动脉 pH 值降低的重要因素。而使用麻黄碱与低血压持续时间之间的相互作用是预测脐动脉碱剩余两个最有意义的因素[35]。

- 与麻黄碱相比，去氧肾上腺素会导致脐静脉氧分压降低[34]。这是否与去氧肾上腺素作用于子宫胎盘循环引起的血管收缩效应更强有关？动物研究表明，尽管子宫血流变化，胎儿摄氧量保持相对稳定，这意味着当子宫胎盘血流减少时，胎儿氧摄取量会增加。因此，去氧肾上腺素可能是减少了胎盘血流，导致机体摄取氧量增加因而出现脐静脉氧分压降低。然而，健康的孕产妇行择期剖宫产时使用去氧肾上腺素并不会增加胎儿的酸中毒发生，因此这种作用于子宫胎盘血流的效应是无害的。去氧肾上腺素的使用剂量也是非常重要的，因为大剂量的去氧肾上腺素会引起严重的血管收缩，而小剂量的去氧肾上腺素才能逆转腰麻所产生的异常血管扩张。

高危患者

迄今为止，比较麻黄碱和去氧肾上腺素的大部分研究评估的是急诊剖宫产的健康产妇。然而在高危患者中比较使用麻黄碱或去氧肾上腺素的研究则非常少。

- 充分了解麻黄碱和去氧肾上腺素用在腰麻下行剖宫产的产妇中产生的血流

动力学效应和临床意义是非常重要的,尤其对于患有心脏疾病的孕妇,因为大剂量的去氧肾上腺素会减少母体的心输出量。

- 科珀最近的一个回顾性研究[36]评估了 385 位在腰麻下行高危剖宫产产妇的脐动脉 pH 值。有趣的是,他们发现麻黄碱组和去氧肾上腺素组(有静脉单次给药和输注两种给药方式)的脐动脉 pH 值相似,而这个结果不同于低风险剖宫产的新生儿的研究。科珀发现,在高风险剖宫产手术组,酸碱失衡的患者用于纠正低血压而使用的麻黄碱剂量较高。而且,剖宫产自身的高风险状况可能使得麻醉到分娩的时间缩短,这样就减少了麻黄碱的用量,减少了胎儿的暴露时间和胎儿代谢效应。剖宫产手术之前已经出现早产或者剖宫产手术之前已经进入分娩期这两种状况同样会减少对麻黄碱的需求,这支持了前面研究中所提到的腰麻后低血压在这类人群发生的可能性小。

- 岸·基[37]在 2008 年对胎儿有潜在危害的健康产妇行急诊剖宫产的病例进行了研究,发现去氧肾上腺素组(100μgIV)和麻黄碱组(10mgIV)的脐动脉 pH 值,脐静脉 pH 值和碱剩余都是相似的。在麻黄碱组中脐动脉和脐静脉中乳酸值较高,但是两组新生儿的临床结果是相似的。去氧肾上腺素组母体的恶心呕吐发生较少。

- 研究表明,与健康产妇相比,重症子痫前期的患者较少发生腰麻后低血压(降低 2~3 倍),他们对麻黄碱的需求也比健康产妇少[36-38]。

我们将麻黄碱和去氧肾上腺素用于低风险择期患者的研究结果和临床意义外推到其他更严重更紧急的患者时,应该保持谨慎小心的态度。

特别是在胎盘有病理的患者,腰麻后低血压的临床意义是不同。

基于上述这些研究,在高风险急诊剖宫产中,选择去氧肾上腺素和麻黄碱都是合适的。

胎儿酸中毒的临床意义

麻黄碱和去氧肾上腺素引起胎儿酸中毒的差异是否有临床意义?毕竟,许多研究报道,麻黄碱组和去氧肾上腺素组的脐动脉 pH 值统计学上有显著差异(尽管差异很小),但新生儿 Apgar 评分却没有显著差异,而且对新生儿的第一个 48h 的神经行为评分也无不利影响。

正如前面已经讨论过的那样,如果正常胎儿在氧摄取方面能代偿性地增加,迅速纠正的短暂低血压不可能明显降低胎儿的氧合作用或增加胎儿的酸中毒。

这种急性的酸中毒在正常胎儿中很少会导致长期损害[39]。

一项澳大利亚、新西兰、加拿大和美国产科学会达成的共识中包括一份界定急性分娩期事件和脑瘫发生之间的因果关系的模板[40]，他们的结论包括：

1. 出生时出现代谢性酸中毒是相对常见的，但绝大多数的婴儿不会发展成脑瘫。

2. "界定会增加胎儿神经缺陷风险的病理性酸中毒标准值：即胎儿 pH 值 < 7.0 碱缺失超过 16mmol/L，低于上述严重程度的急性酸中毒不可能直接引起脑瘫"。比本章节中所有研究中出现的酸中毒都要严重的酸中毒应引起注意。

不过，我们却不能因此洋洋自得：

- 胎儿不能耐受母体出现严重的或是长时间的低血压。
- 病理性胎盘会使胎儿对腰麻后低血压耐受不良。
- 传统观点认为，蛛网膜下腔麻醉比全身麻醉更能保障胎儿的健康。瑞罗茨[41]对此提出挑战，他在荟萃分析中指出，尽管麻醉药物会通过胎盘暂时抑制胎儿，但蛛网膜下腔麻醉下胎儿的酸中毒比全身麻醉下胎儿的酸中毒严重，而硬膜外麻醉下胎儿的酸中毒发生率比全身麻醉少。需要再次强调的是，胎儿出生时轻度的酸中毒不会引起长期的不良后果，但是，酸中毒的差异或许是由于蛛网膜下腔麻醉比全身麻醉和硬膜外麻醉更容易引起低血压吗？
- 法国的一项大型的前瞻性队列研究研究了产妇剖宫产时选择的麻醉方式对早产儿生存结局的影响。虽然其他如产妇的年龄、孕期的并发症等因素对早产儿的影响较大，但是，腰麻引起的早产儿出生后新生儿死亡风险高于全身麻醉[42]。研究者们推测，腰麻对胎盘灌注的血流动力学效应可能是解释结果明显差异的一个因素。该研究始于 1997 年，到 2009 年发表时腰麻实践出现了很多变化，作者对此做出了评论，比如，同步扩容相对于去氧肾上腺素而言，麻黄碱的使用增加。

结论和展望

- 继发于蛛网膜下腔麻醉的低血压是常见的。
- 低血压会给母体带来不良影响。
- 暂时的低血压对胎儿的不利影响还尚未清楚。
- 首先应该避免主动脉、下腔静脉受压以及纠正低血容量。同步扩容优于预充疗法。胶体液比晶体液有效。
- 麻黄碱的优点是：它是一种效果明确的血管收缩剂，很少有报道其对母体和新生儿有不利影响。

- 麻黄碱的缺点包括：小剂量或临床常用剂量用来预防腰麻后低血压时效果不稳定；临床上正常使用剂量不确定；随着使用剂量的增加，胎儿酸中毒的发生也增加（虽然酸中毒的临床意义还尚未清楚）；还有麻黄碱主要激活 β - 肾上腺素受体，因此，导致母体出现心动过速也是一个问题。

- 去氧肾上腺素的优点：是快速强效的血管收缩剂，对新生儿的酸碱状态影响较小，还能减少产妇发生恶心呕吐。

- 去氧肾上腺素的缺点：会增加产妇出现心动过缓的风险，还会减少心输出量。

- 去氧肾上腺素和麻黄碱有效的预防剂量很大，还需要很多研究来确定这种大剂量的使用来进行预防是否安全。

- 去氧肾上腺素和麻黄碱纠正腰麻后低血压的剂量较小，而且两种药物都很有效。

- 在预防低血压方面，与单用去氧肾上腺素相比，去氧肾上腺素和麻黄碱以不同的方式组合起来使用都未表现出更有效。

- 麻黄碱比去氧肾上腺素更容易穿透胎盘，可能是因为麻黄碱有更大的脂溶性。

- 产妇心率慢时使用麻黄碱。

- 大剂量的使用这两种药均是有害的。

- 首选药物未取得预期效果则换用另一种药。

- 最佳的药物选择和使用剂量以及低血压和胎儿酸中毒的临床意义仍存在争议。

（钟　颖　杨玉桥 译　钱金桥 校）

扩展阅读

- Cyna A M，AndrewM，Emmett R S, *et al*. Techniques for preventing hypotension duringspinal anaesthesia for caesarean section. *Cachrane Database syst Rev*, 2006, **4**: CD002251.

- Ngan Kee W D. Prevention of maternal hypotension after regional anaesthesia for caesarean section. *Curr Opin Anaesthesiol*, 2010, **23**: 304-309.

参考文献

1. Maayan-Metzger A，Schushan-Eisen I，Todris L, *et al*. Maternal hypotension during elective cesarean section and short-term neonatal outcome.*Am J Obstet Gynecal*, 2010, **202**: 56.el-5.

2. Ngan Kee W D. Prevention of maternal hypotension after regional anaesthesia for caesarean section. *Curr Opin Anaesthesial*, 2010, **23**: 304-309.

3. Wilkening RB , Meschia G. Fetal oxygen uptake, oxygenation, and acid-base balance as a function of uterine blood flow. *Am J Physial*, 1983, **244**: H749-H755.

4. AllenT K, Muir H A, George R B ,*et al*. A survey of the management of spinal-induced hypotension for scheduled cesarean delivery. *Int J Obstet Anesth*, 2009, **18**: 356-361.

5. ZhouZ Q, Shao Q, Zeng Q, *et al*. Lumbar wedge versus pelvic wedge in preventing hypotension following combined spinal epidural anaesthesia for caesarean delivery. *Anaesth Intensive Care*, 2008, **36**: 835-839.

6. BjØrnestad E, Iversen 0 E, RaederJ. Wrapping of the legs versus phenylephrine for reducing hypotension in parturients having epidural anaesthesia for caesarean section: a prospective, randomized and double-blind study. *Eur J Anaesthesiol*, 2009, **26**: 842-846.

7. Arai Y C, Kato N, Matsura M, *et al*. Transcutaneous electrical nerve stimulation at the PC-5 and PC-6 acupoints reduced the severity of hypotension after spinal anaesthesia in patients undergoing Caesarean section. *Br J Anaesth*, 2008, **100**: 78-81.

8. Morgan P J, Halpern S H , Tarshis J. The effects of an increase of central blood volume before spinal anesthesia for cesarean delivery: a qualitative systematic review. *Anesth Analg*, 2001, **92**: 997-1005.

9. Park G E, Hauch M A, Curlin F, *et al*. The effects of varying volumes of crystalloid administration before cesarean delivery on maternal hemodynamics and colloid osmotic pressure. *Anesth Analg*, 1996, **83**: 299-303.

10. Ngan Kee W D, KhawK S, Lee B B, *et al*. Metaraminol infusion for maintenance of arterial blood pressure during spinal anesthesia for cesarean delivery: the effect of a crystalloid bolus. *Anesth Analg*, 2001, **93**: 703-708.

11. Dyer R A, Farina Z, Joubert I A, *et al*. Crystalloid preload versus rapid crystalloid administration after induction of spinal anaesthesia (coload) for elective caesarean section. *Anaesth Int Care*, 2004, **32**: 351-357.

12. Banerjee A, Stocche R M, Angle P ,*et al*. Preload or coload for spinal anesthesia for elective Cesarean delivery: a meta-analysis. *Can J Anesth*, 2010, **57**: 24-31.

13. Siddik S M, Aouad M T, Kai G E, *et al*. Hydroxyethylstarch 10% is superior to Ringer's solution for preloading before spinal anesthesia for Cesarean section. *Can J Anesth*, 2000, **47**: 616-621.

14. Siddik-Sayyid S M, Nasr V G, Taha S K, *et al*. A randomized trial comparing colloid preload to coload during spinal anesthesia for elective cesarean delivery. *Anesth Analg*, 2009, **109**: 1219-1224.

15. Tamilselvan P, Fernando R, Bray J, *et al*. The effects of crystalloid and colloid preload on cardiac output in the parturient undergoing planned cesarean delivery under spinal anesthesia: a randomized trial. *Anesth Analg*, 2009, **109**: 1916-1921.

16. Ueyma H, He Y L, Tanigami H, *et al*. Effects of crystalloid and colloid preload on blood volume in the parturient undergoing spinal anesthesia for elective cesarean section. *Anesthesiology*, 1999, **91**: 1571-1576.

17. Pouta A M, Karinen J, Vuolteenaho 0 J, *et al*. Effect of intravenous fluid preload on vasoactive peptide secretion during Cesarean section under spinal anaesthesia. *Anaesthesia*, 1996, **51**: 128-132.

18. Ngan Kee WD, KhawKS, Lee BB, *et al*. A dose-response study of prophylactic intravenous ephedrine for the prevention of hypotension during spinal anesthesia for cesarean delivery. *Anesthe Analg*, 2000, **90**: 1390-1395.

19. Lee A, Ngan Kee W D , Gin T. Prophylactic ephedrine prevents hypotension during spinal anesthesia for cesarean delivery but does not improve neonatal outcome: a quantitative systematic review. *Can J Anesth*, 2002, **49**: 588-599.

20. Lee A, Ngan Kee W D , Gin T. A quantitative, systematic review of randomized controlled trials of ephedrine versus phenylephrine for the management of hypotension during spinal anesthesia for cesarean delivery. *Anesth Anal*, 2002, **94**: 920-926.

21. Cooper D W, Carpenter M, Mowbray P, *et al.* Fetal and maternal effects of phenylephrine and ephedrine during spinal anesthesia for cesarean delivery. *Anesthesiology*, 2002, **97**: 1582-1590.

22. Ngan Kee W D, Lee A, KhawK S, *et al.* A randomized double-blinded comparison of phenylephrine and ephedrine infusion combinations to maintain blood pressure during spinal anesthesia for cesarean delivery: the effects on fetal acid-base status and hemodynamic control. *Anesth Analg*, 2008, **107**: 1295-1302.

23. Prakash S, Pramanik V, Chell ani H, *et al.* Maternal and neonatal effects of bolus administration of ephedrine and phenylephrine. *Int JObs Anesth*, 2010, **19**: 24-30.

24. Ngan Kee W D, Khaw K S, Ng F F. Comparison of phenylephrine infusion regimens for maintaining maternal blood pressure during spinal anesthesia for cesarean section. *Br J Anaesth*, 2004, **92**: 469-474.

25. Ngan Lee WD, KhawKS, Ng FF. Prevention of hypotension during spinal anesthesia for cesarean delivery: an effective technique using combination phenylephrine and crystalloid cohydration. *Anesthesiology*, 2005, **103**: 744-750.

26. George R B, McKeen D, Columb M O ,*et al.* Up-down determination of the 90% effective dose of phenylephrine for the treatment of spinal anesthesia-induced hypotension in parturients undergoing cesarean delivery. *Anesth Anal*, 2010, **110**: 154-158.

27. Tanaka M, Balki M, Parkes K ,*et al.* ED 95 of phenylephrine to prevent spinal-induced hypotension and/or nausea at elective cesarean delivery. *Int J obs Anesth*, 2009, **18**: 125-130.

28. Allen T K, George R B, White W D, *et al.* A double-blind, placebo-controlled trial of four fixed rate infusion regimens of phenylephrine for hemodynamic support during spinal anesthesia for cesarean delivery. *Anesth Analg*, 2010, **111**: 1221-1229.

29. Webb A A , Shipton E A. Re-evaluation of i.m. ephedrine as prophylaxis against hypotension associated with spinal anaesthesia for caesarean section. *Can J Anesth*, 1998, **45**: 367-369.

30. Ayorinde B T, Buczkowski P, Brown J, *et al.* Evaluation of pre-emptive intramuscular phenylephrine and ephedrine for reduction of spinal anaesthesia-induced hypotension during Caesarean section. *Br J Anaesth*, 2001, **86**: 372-376.

31. Dyer RA, Reed AR, van DykD, *et al.* Hemodynamic effects of ephedrine, phenylephrine, and the coadministration of phenylephrine with oxytocin during spinal anesthesia for elective cesarean delivery. *Anesthesiology*, 2009, **111**: 753-765.

32. Langesaeter E, Rosseland LA , Stubhaug A. Continuous invasive blood pressure and cardiac output monitoring during cesarean delivery. A randomized, double blind comparison of low-dose versus high-dose spinal anesthesia with intravenous phenylephrine or placebo infusion. *Anesthesiology*, 2008, **109**: 856-863.

33. Stewart A, Fernando R, McDonald S, *et al.* The dose-dependent effects of phenylephrine for elective cesarean delivery under spinal anesthesia. *Anesth Analg*, 2010, **111**: 1230-1237.

34. Ngan Kee W D, Khaw KS, Tan P E, *et al.* Placental transfer and fetal metabolic effects of phenylephrine and ephedrine during spinal anesthesia for cesarean delivery. *Anesthesiology*, 2009, **111**: 506-512.

35. Ngan Kee W D , Lee A. Multivariate analysis of factors associated with umbilical arterial pH and standard base excess after cesarean section under spinal anaesthesia. *Anaesthesia*, 2002, **58**: 125-130.

36. Cooper D W, Sharma S, Orakkan P ,*et al.* Retrospective study of association between choice of vasopressor given during anaesthesia for high-risk caesarean delivery and fetal pH. *Int J Obs Anesth*, 2010, **19**: 44-49.

37. Ngan Kee W D, Khaw K S, Lau T K, *et al.* Randomised double-blinded comparison of phenylephrine vs. ephedrine for maintaining blood pressure during spinal anaesthesia for non-elective Caesarean section. *Anaesthesia*, 2008, **63**: 1319-1326.

38. Aya A G M, Mangin R, Vialles N, *et al.* Patients with severe preeclampsia experience less hypotension during spinal anesthesia for elective cesarean delivery than healthy parturients: a prospective cohort comparison. *Anesth Analg*, 2003, **97**: 867-872.

39. Bobrow C S , Soothill P W. Causes and consequences of fetal acidosis. *Arch Dis Child Fetal Neonatal Ed*, 1999, **80**: F246-F249.

40. MacLennan A. A template for defining a causal relation between acute intrapartum events and cerebral palsy: international consensus statement. *EMJ*, 1999, **319**: 1054-1059.

41. Reynolds F , Seed PT. Anaesthesia for caesarean section and neaonatal acid-base status: a meta-analysis. *Anaesthesia*, 2005, **60**: 636-653.

42. Laudenbach V, Mercier F J, Roze J C, *et al*. Anaesthesia mode for caesarean section and mortality in very preterm infants: an epidemiologic study in the EPIPAGE cohort. *Int J Obstet Anesth*, 2009, **18**: 142-149.

第十二章 硬脊膜穿刺后头痛的预防及治疗

L. 韦克利　S. 辛格　伊恩·麦格康纳谢　著

引言

- 硬脊膜穿刺后头痛不幸地被公认为是产科患者椎管内麻醉中常见的并发症。
- 它可发生在腰麻后，也可发生在硬膜外麻醉期间的意外性硬脊膜刺穿（ADP）。
- 它可使产妇变虚弱，并且导致出院时间延长或者反复入院[1]。作为新母亲，照顾婴儿的能力也将减弱[2]。
- 硬脊膜穿刺后头痛的诊断及管理对于医师也是挑战。

本章将对产科患者硬脊膜穿刺后头痛的管理进行讨论，以及在目前相关的证据基础之上给予建议。

诊断

头痛在产后常见，在一份 985 位经产妇的前瞻性研究中显实，头痛的发生率达 39%，紧张性头痛和偏头痛是最常见的原因[3]。根据国际头痛协会的规定，硬脊膜穿刺后头痛按以下标准来界定：

- 坐下或站着 15min 内，头痛加重，以及躺下后 15min 内缓解，至少具备以下症状中的一条。
  1. 颈部僵硬
  2. 耳鸣
  3. 听觉迟钝（听觉敏感度降低）
  4. 恶心
  5. 畏光
- 进行过硬脊膜穿刺。
- 头痛发生在穿刺后 5d 内。
- 头痛在以下任意情况下缓解。

1. 1 周内自发缓解。

2. 硬膜外腔注射自体血后 48h 内缓解。

产科患者的硬脊膜穿刺后头痛延迟出现有许多病例报道,也有长期症状的报道,但严格意义上来讲,并不在定义范围。

体位因素对头痛的影响有助于区分硬脊膜穿刺后头痛和其他头痛,比如偏头痛。病灶神经信息的出现可以指出其他神经方面的问题,以及促进进一步地研究和评估。给昂丹司琼后也有类似头痛的报道,对这些患者会有明显的影响[4]。

病理生理学

尽管影像学研究提供了硬脊膜穿刺后头痛最可能的发展过程, 但硬脊膜穿刺后头痛的病理生理学还不完全清楚。放射性核素脑池造影术证实,意外性硬脊膜刺穿可使脑脊液漏出过多,导致颅内压降低。低脑脊液容量引起蛛网膜下腔压力下降。磁共振影像学研究显示,颅内组织结构疏松和脑膜血管舒张引起的脑膜显影增强[6]。可认为:

- 在直立位时,脑脊液压力低可导致颅内疼痛敏感的组织结构受到牵引,以及 / 或者
- 脑脊液的丢失会导致脑静脉血管代偿性舒张

此外,如果在硬膜外穿刺过程,阻力消失法使用了空气,又发生了意外性硬脊膜刺穿,空气注入脑脊液会很大程度上增加头痛发生的可能性[7]。在运用空气行阻力消失法穿刺后发生头痛的患者中,CT 扫描发现脑部脑脊液中有气泡。这种头痛比"经典"的硬脊膜穿刺后头痛发作快,但持续时间短。

发生率

由于性别和年轻的原因,硬脊膜穿刺后头痛在产科患者中的发生率相对要高。这也和穿刺针的大小和设计相关,也与麻醉师的经验有关。

有两种情景:

- 硬膜外镇痛发生的意外性硬脊膜刺穿。有经验的麻醉医师操作时,产科患者无痛分娩的硬膜外置管引起的意外性硬脊膜刺穿发生率接近 1%。然而,在训练住院医师的医院中,实际发生率高于 1%。硬膜外针引起的硬脊膜刺穿的产妇,高达 80% 会发生硬脊膜穿刺后头痛[5]。
- 剖宫产麻醉中腰麻针引起的硬脊膜刺穿,或作为腰硬联合麻醉中的一部分的

硬脊膜刺穿。由于细而尖的腰麻针的使用,腰麻后硬脊膜穿刺后头痛的发生率要比意外性硬脊膜刺穿后的硬脊膜穿刺后头痛低很多。

预防

意外性硬脊膜刺穿的预防

在硬膜外穿刺过程中,为减少意外性硬脊膜刺穿的发生率采用了各种方法。

空气与生理盐水

通过英国产科麻醉协会成员的信件调查显示,判断硬膜外间隙最常见方法是持续推进硬膜外针并用盐水试阻力消失(58% 的麻醉师采用此法),其次是间隙推进硬膜外针并用空气试阻力消失(21% 的麻醉师采用此法)[8]。

2009 年的一项荟萃分析比较了空气与盐水作为硬膜外穿刺时阻力消失的介质的并发症。据这个分析报道,许多小型研究认为用空气阻力消失法会增加硬脊膜穿刺后头痛并发症的发生率,但同时也指出,需要进行更大型的研究,克服不均一性和罕见的发生率,以确定硬膜外导管置入期间阻力消失的最佳介质[9]。

意外性硬脊膜刺穿以及用空气还是盐水作为介质进行阻力消失试验引起头痛的发生率,将在本章的其他章节进行充分探讨。

穿刺针类型

一项前瞻性双盲随机临床试验比较了 18G sprotte 针与 17G Tuohy 针[10]。该试验纳入了三个 3 级产科中心的 1 077 名产妇,评估员随访 7d,按硬脊膜穿刺后头痛的标准判断患者是否有颈痛或头痛。没有发现这 2 种针在意外性硬脊膜刺穿的发生率方面有明显差异。

超声引导

迄今为止,没有研究发现超声引导下硬膜外穿刺能减少意外性硬脊膜刺穿的发生率。

腰硬联合麻醉

一项包括 19 个临床试验(2 658 位妇女)的系统回顾表明,腰硬联合麻醉和硬膜外麻醉在硬脊膜穿刺后头痛发生率方面没有差异[11]。

穿刺意外后头痛的预防
穿刺针类型

在之前提到的 18G Sprotte 与 17G Tuohy 硬膜外针的比较中,发现硬脊膜穿刺后头痛发生率有显著性差异。

- 在 17G Tuohy 针组,意外性硬脊膜刺穿引起的硬脊膜穿刺后头痛更加频繁(100% 与 55.5%)。然而,18G Sprotte 针在硬膜外穿刺时更有技术上的挑战。
- 而且,大量英国的数据库统计表明,18G Tuohy 针的使用可以减少头痛的发生率,但是意外性硬脊膜刺穿的发生率没有差异[12]。

进针方向

没有发现在硬膜外穿刺时用 Tuohy 针横向或向头侧进针的意外性硬脊膜刺穿发生率或头痛发生率有什么不同[13]。

蛛网膜下腔导管

意外性硬脊膜刺穿后,有人认为,蛛网膜下腔置管可减轻刺穿口的感染、加速刺穿口的愈合以及减少硬脊膜穿刺后头痛发生率。

- 一项小型研究发现,在顺产和剖宫产过程中,蛛网膜下腔置入导管行连续腰麻,意外性硬脊膜刺穿后头痛发生率没有差异[14]。
- 大型临床试验显示,保留蛛网膜下腔导管,意外性硬脊膜刺穿后硬脊膜穿刺后头痛明显减少[15]。这个试验比较了意外性硬脊膜刺穿后分娩后即刻或分娩后 24h 立即拔出蛛网膜下腔导管或在意外性硬脊膜刺穿后,在其他间隙重新进行硬膜外穿刺。硬脊膜穿刺后头痛的发生率在重新硬膜外麻醉组是 91.9%,在即刻拔除组是 51.4%,在延迟拔除组是 6.2%。

蛛网膜下腔置管用于这种目的在逐渐增加,然而,由于产后会把其他药物误注入蛛网膜下腔导管,有诸如脑膜炎的并发症报道所以,这一做法存在争议。

第二产程的管理

有研究表明, 意外性硬脊膜刺穿后,第二产程的持续时间(下坠力)与硬脊膜穿刺后头痛有关,然而,这只在一家机构的 33 名产妇的病案回顾分析中有报道[16]。没有发现其他证据可以支持这个理论。

预防性硬膜外血液补丁

在硬脊膜穿刺后头痛的治疗章节中充分讨论了硬膜外血液补丁(硬膜外血液补丁)。硬膜外血液补丁用于意外性硬脊膜刺穿的预防效果还不确定。然而,在一项双盲随机临床试验中,预防性硬膜外血液补丁组与"假补丁"组相比没有显著差异[17]。

2010 年,一项关于硬膜外血液补丁用于硬脊膜穿刺后头痛的预防和治疗的 Cochrane 系统评价认为,要得出关于硬膜外血液补丁在预防硬脊膜穿刺后头痛中的作用的可靠结论,需要进一步充分有力的随机试验[18]。

Epimorph的注射

在不小心穿破硬脊膜后,在硬膜外腔间隔 24h 分别 2 次注射 3mg 不含防腐剂的吗啡,可以减少硬脊膜穿刺后头痛的发生率。这在最近一项前瞻性随机对照试验中得到证实[19]。作者认为, Epimorph 是意外性硬脊膜刺穿后预防硬脊膜穿刺后头痛的一个简单有效的方法,并且它也可以减少硬膜外血液补丁的用量。然而,这种方法的安全性尚未建立。

促皮质激素的应用

最近的一个随机对照试验发现,静脉注射促皮质激素的应用可以明显减少意外性硬脊膜刺穿后头痛[20],也减少了对硬膜外血液补丁的需求。在硬脊膜穿刺后头痛的治疗中,促肾上腺皮质激素(ATCH)类似物的机制不清楚,因为硬膜外硬脊膜穿刺后头痛的确切发病机制也不清楚。ATCH 类似物可以使醛固酮的量增加,影响钠水吸收,导致总循环血容量增加。也许血容量的增加导致了硬膜外水肿或者硬脊膜的修复。还有认为,促皮质激素可能作用于阿片受体,因此可以降低硬脊膜穿刺后头痛的严重性。

在硬膜外或蛛网膜下腔预防性注入盐水

一旦局麻药的作用消退,就在硬膜外腔预防性注入盐水,这对预防硬脊膜穿刺后头痛并无益处。然而在一个非随机性的研究中,在蛛网膜下腔注入 10ml 盐水似乎可减少硬脊膜穿刺后头痛的发生率[21]。

腰麻后头痛的预防
穿刺针类型

一项荟萃分析[22]证实了穿刺针的型号以及设计与硬脊膜穿刺后头痛的发生率存在明显关系。

- 细针比粗针穿刺后硬脊膜穿刺后头痛的发生率要低。
- 针尖样"非切割"针,比如 Sprotte 针和 Whitacre 针,相对于"切割"腰麻针,比如 Quincke 针穿刺后硬脊膜穿刺后头痛发生率要低,所以,普遍推荐使用"非切割"针。

卧床休息

卧床休息被推荐来预防意外性硬脊膜刺穿后头痛发生(当然,对于已形成的硬脊膜穿刺后头痛,仰卧位可有效减轻症状)。腰麻后,卧床休息 4h 与 24h 头痛发生率是相同的[23]。然而,在硬膜外针穿刺发生的意外性硬脊膜刺穿引起的头痛,卧床休息的作用的观察并没有类似的数据。

进针方向

一些研究表明,在使用有切面的腰麻针时,穿刺针斜面垂直于硬脊膜纤维比平行于硬脊膜纤维硬脊膜穿刺后头痛发生率要低,但这一结果是有争议的,因为对人硬脊膜的解剖纤维方向的研究结果不一致。在使用推荐的非切割针尖样腰麻穿刺针时,进针方向变成了次要因素。

硬脊膜穿刺后头痛的治疗
保守治疗及各种治疗方法

对于硬脊膜穿刺后头痛的产妇来说,长期以来,保守治疗包括卧床休息,补液及咖啡因治疗,但几乎没有证据支持这些治疗方法。随着时间的推移,穿破的硬脑膜会自动修复,症状也会自发减轻。如果没有修复及减轻,或者症状加重了,可以采用硬膜外血液补丁。

- 安格尔(Angle)[1]对那些诊断为硬脊膜穿刺后头痛保守治疗产妇的住院时间和到急诊室就诊人次进行了研究。与硬脊膜没有刺穿的患者相比,期待治疗增加住院时间 24h,增加返回急诊室的人次,这些人的主诉是头痛。

- 对一组腰麻下剖宫产后硬脊膜穿刺后头痛的 25 名患者进行了小型研究[24]。这些患者给予口服甲麦角新碱片进行了治疗。24 名患者在 24h 内症状得到了改善,只有 1 名患者需要硬膜外血液补丁。然而以上只针对腰麻后头痛而非硬膜外后头痛。

- 尽管咖啡因的使用过去很受欢迎,但最近咖啡因的使用还是受到了质疑[25]。

- 为了避免硬膜外血液补丁的风险,保守疗法失效时也有人尝试替代疗法。一项对 50 名患者的研究比较了枕神经阻滞与保守疗法对腰麻后头痛的疗效[26]。枕神经阻滞组镇痛效果好,并且住院时间更短。病案报道也显示,针刺可成功治疗硬脊膜穿刺后头痛[27]。

- 如果保守治疗失败,应进行干预治疗,以改善产妇症状,预防硬脊膜穿刺后头痛的长期并发症。例如,病案报道显示,未治疗的硬脊膜穿刺后头痛可导致硬膜下血肿,这引起了关注[28]。

硬膜外血液补丁

1960 年,戈姆利(Gormley)注意到进行过腰椎穿刺的患者,如果有出血,那么他发展为头痛的机会较小。他推测血液可以充当封闭物。在他系列报道的 7 个硬脊膜穿刺后头痛病案中,在硬膜外穿刺部位注入 2 ~ 3ml 血液可有效缓解头痛[29]。

关于硬膜外血液补丁治疗硬脊膜穿刺后头痛的作用机制包括两个方面:

- 注入的血液形成血凝块,黏附在硬脊膜上,修补了漏洞,减少了脑脊液的漏出。

- 注入的血液增加了脊髓腔的压力,减少了对疼痛敏感的大脑结构的牵引,这可以缓解症状。

磁共振成像已经证实,硬膜外血液补丁作为硬膜外物遍布几个椎间隙,使得鞘囊向前移位[30]。自体血的填充效应表现为症状的迅速缓解。

硬膜外血液补丁需要注入自体血的最佳量还未确定。

- 临床上常见的是注入 10 ~ 20ml,或者根据克劳福德(Crawford)的研究,在注射过程出现腰痛或腿痛为止[31]。

硬膜外血液补丁的成功率很高。

- 在超过 500 名患者的最大型研究中,75% 的患者彻底缓解了疼痛,只有 7% 的患者症状没有改善[32]。

- 如果使用粗的穿刺针,穿破了硬脊膜,导致了硬脊膜穿刺后头痛,其他研究的结果就不那么明显,成功率也较低。[33](正如硬膜外置管发生的意外性硬脊膜刺穿后引起的硬脊膜穿刺后头痛一样)。

硬膜外血液补丁的成功可能在于时间的选择,据报道,如果在硬膜外穿刺后超过 48h 实施的话,成功率更高。

- 早期的系列研究证实,当硬膜外血液补丁在意外性硬脊膜刺穿发生的 24h 内进行,失败率会增加[33]。
- 迄今为止最大型的研究表明,如果硬膜外血液补丁在硬膜外穿刺的 3d 内进行,失败率会提高[32]。
- 在一项对 58 名硬膜外血液补丁治疗的产妇的观察研究中,67% 的患者通过硬膜外血液补丁得到了彻底的缓解。意外性硬脊膜刺穿后 48h 内进行硬膜外血液补丁与 48h 后进行硬膜外血液补丁头痛初始缓解速度没有区别。不幸的是,31% 的患者头痛复发,28% 的患者需要进行第二次硬膜外血液补丁。意外性硬脊膜刺穿后 48h 内进行硬膜外血液补丁的妇女头痛复发率显著高于 48h 后进行硬膜外血液补丁[34]。

硬膜外血液补丁的风险及并发症

- 可能会导致反复硬脊膜刺穿。
- 短暂的、轻微的背部或腿部疼痛非常常见。
- 如果患者发热,一般不推荐进行硬膜外血液补丁。因为存有血凝块血源性细菌播散导致硬膜外脓肿的风险。
- 在进行硬膜外血液补丁过程中,血液可扩散到鞘内,引起脑膜刺激症状或蛛网膜炎症状[35]。这些症状常常是短暂的。如果症状持续,那么磁共振成像诊断非常有用。
- 由于有明显并发症的报道,所以,不能注入大量的血液[36]。
- 以前进行过硬膜外血液补丁的患者,妊娠期进行硬膜外镇痛不受影响。
- 重复进行硬膜外血液补丁可能是必要的。然而,在进行一次重复硬膜外血液补丁前,考虑并排除其他病理学因素是很重要的。一种包括放射学以及神经病学的多学科方法是很有帮助的。尤其是如果患者已经有了病灶的症状,应该考虑做脑部磁共振成像。

关于硬膜外血液补丁,有许多问题仍未解决:其作用机制是什么? 成功率是多少？什么时候进行硬膜外血液补丁？理想的量是多少？相关的并发症有哪些？何时重复进行？

有人提出了硬膜外血液补丁的替代疗法，包括注射右旋糖酐或纤维蛋白凝胶来封闭硬膜外穿刺口。目前，这些方法可认为是实验性治疗。

实践调查

- 有趣的是，2005 年英国麻醉师的一份调查显示，许多麻醉师通过蛛网膜下腔置管处理意外性硬脊膜刺穿[37]。
- 在澳大利亚，更常见的做法是重新选择硬膜外间隙。蛛网膜下腔置管的安全性也受到重视[38]。
- 美国麻醉师更倾向于重新选择硬膜外间隙[39]。蛛网膜下腔导管经常在分娩后拔除。
- 在英国，对这次调查做出回应的很多医院对意外性硬脊膜刺穿及硬脊膜穿刺后头痛的处理有书面流程。然而，在美国的医院这样的流程并不常见[39]。

总结

- 产科患者硬脊膜穿刺后头痛的预防及管理一直对麻醉医师是挑战。
- 可能预防硬脊膜穿刺后头痛的技术包括：使用细穿刺针，使用针尖样穿刺针，硬膜外注射吗啡，蛛网膜下腔置管，静脉注射促皮质激素，但仍需要进一步调查研究。
- 尽管成功率不高，硬脊膜穿刺后头痛的选择性疗法是硬膜外血液补丁。目前，如果在硬膜外穿刺后 24h 后进行，有证据证明，可提高硬膜外血液补丁的成功率。
- 在将来，设计合理、更大规模的随机对照试验有助于深入了解硬膜外血液补丁的最佳利用以及其他治疗方法。由于意外性硬脊膜刺穿和硬脊膜穿刺后头痛的发生率低，这种试验很难进行。

（王　蔚 译　钱金桥　陈红梅 校）

扩展阅读

- Apfel CC,Saxena A,Cakmakkaya O S, et al.Prevention of postdural puncture headache after accidental dural puncture:a quantitative systematic review. Br J Anaesth,2010,**105**:255-263.

- Boonmak P ,Boonmak S.Epidural blood patching for preventing and treating postdural puncture headache.Cochrane Database Syst Rev, 2010,**1**;CD001791.

参考文献

1. Angle P,Tang S L,Thompson D,et al.Expectant management of postdural puncture headache increases hospital length of stay and emergency room visits.Can J Anesth, 2005,**52**:397-402.

2. 2.Costigan S N,Sprigge J S.Dural puncture: the patients' perspective.A patient survey of cases at a DGH maternity unit 1983-1993. Acta Anaesthesiol Scand,1996,**40**:710-714.

3. Goldszmidt E,Kern R,Chaput A,et al.The incidence and etiology of postpartum headaches:a prospective cohort study.Can J Anesth,2005,**52**:971-977.

4. Sharma R,Panda A.Ondansetron-induced headache in a parturient mimicking postdural puncture headache.Can J Anesth, 2010,**57**:187-188.

5. Pannullo S C,Reich J B,Krol G, et al.MRI changes in ntracranial hypotension. Neurology,1993,**43**:9191-9226.

6. Aida S,Taga K,Yamakura T, et al.Headache after attempted epidural block.The role of intrathecal air.Anesthesiology,1998,**88**:76-81.

7. Paech M,Banks S,Gurrin L.An audit of accidental dural puncture during epidural insertion of a Tuohy needle in obstetric patients.Int J Obstet Anesth,2001,**10**:162-167.

8. Wantman A,Hancox N,Howell P R.Techniques for identifying the epidural space:a survey of practice amongst anaesthetists in the UK.Anaesthesia, 2006,**61**:370-375.

9. Schier R,Guerra D,Aguilar J, et al.Epidural space identification:a meta-analysis of complications after air versus liquid as the medium for loss of resistance.Anesth Analg, 2009,**109**:2012-2021.

10. Morley-Forster P K,Singh S,Angle P, et al.The effect of epidural needle type on postdural puncture headache:a randomized trial.Can J Anesth,2006,**53**:572-578.

11. Simmons S W,Cyna A M,Dennis A T,et al.Combined spinal-epidural versus epidural analgesia in labour.Cochrane Database Syst Rev,2007,**3**:CD003401.

12. Sadashivaiah J,McLure H.18-G Tuohy needle can reduce the incidence of severe post dural puncture headache.Anaesthesia, 2009,**64**:1379-1380.

13. Richardson M G,Wissler R N.The effects of needle bevel orientation during epidural catheter insertion in laboring parturients. Anesth Analg, 1999,**88**:352-356.

14. Norris MC,Leighton B L.Continuous spinal anesthesia after unintentional dural puncture in parturients.Reg Anesth,1990,**15**:285-287.

15. Ayad S,Demian Y,Narouze S N,et al.Subarachnoid catheter placement after wet tap for analgesia in labor:influence on the risk of headache in obstetric patients.Reg Anesth Pain Med,2003,**28**:512-515.

16. Angle P,Thompson D,Halpern S,et al.Second stage pushing correlates with headache after unintentional dural puncture in parturients. Can J Anesth,1999,**46**:861-866.

17. Scavone B M,Wong C A,Sullivan J T,et al.Efficacy of a prophylactic epidural blood patch in preventing post dural puncture headache in parturients after inadvertent dural puncture. Anesthesiology,2004,**101**:1422-1427.

18. Boonmak P,Boonmak S.Epidural blood patching for preventing and treating post-dural puncture headache.Cochrane Database Syst Rev,2010,**1**:CD001791.

19. Al-Metwalli R R.Epidural morphine injection for prevention of post dural puncture headache.*Anaesthesia*,2008,**63**:847-850.

20. Hakim S.Cosyntropin for prophylaxis against postdural puncture headache after accidental dural puncture.*Anesthesiology*, 2010,**113**:413-420.

21. Charsley M M,Abram S E.The injection of intrathecal normal saline reduces the severity of postdural puncture headache.*Reg Anesth Pain Med*,2001,**26**:301-305.

22. Choi P T,Galinski S E,Takeuchi L,*et al*.PDPH is a common complication of neuraxial blockade in parturients:a meta-analysis of obstetrical srudies.*Can J Anesth*,2003,**50**:460-469.

23. Thornberry E A,Thomas T A.Posture and post-spinal headache.A controlled trail in 80 obstetric patients.*Br J Anaesth*,1988,**60**:195-197.

24. Hakim S,Khan R M,Maroof M,*et al*. Methylergonovine maleate(methergine) relieves postdural puncture headache in obstetric patients.*Acta Obstet Gynecol Scand*, 2005,**84**:100.

25. Halker R B,Demaerschalk B M,Wellik K E, *et al*.Caffeine for the prevention and treatment of postdural puncture headache:debunking the myth.*Neurologist*,2007,**13**:323-327.

26. Naja Z,Al-Tannir M,El-Rajab M, *et al*.Nerve stimulator-guided occipital nerve blockade for postdural puncture headache.*Pain Pract*, 2009,**9**:51-58.

27. Sharma A,Cheam E.Acupuncture in the management pf post-partum headache following neuraxial analgesia.*Int J Obstel Anesth*,2009,**18**:417-419.

28. Zeidan A,Farhat O,Maaliki H,*et al*.Does postdural puncture headache left untreated lead to subdural hematoma?Case report and review of the literature.*Middle East J Anesthesiol*,2010,**20**:483-492.

29. Gormley J B.Treatment of postspinal headache.*Anesthesiology*,1960,**21**:565-566.

30. Vakharia S B,Thomas P S,Rosenbaum A E, *et al*.Magnetic resonance imaging of cerebrospinal fluid leak and tamponade effect of blood patch in postdural puncture headache.*Anesth Analg*,1997,**84**:585-590.

31. Crawford J S.Experiences with epidural blood patch.*Anaesthesia*,1980,**35**:513-515.

32. Safa-Tisseront V,Thormann F,Malassine P, *et al*.Effectiveness of epidural blood patch in the management of post-dural puncture headache.*Anesthesiology*,2001,**95**:334-349.

33. Loeser E A,Hill G E,Bennerr G M,*et al*. J.Time vs.success rate for epidural blood patch. *Anesthesiology*,1978,**49**:147-148.

34. Banks S,Paech M,Gurrin L.An audit of epidural blood patch after accidental dural puncture with a Tuohy needle in obstetric patients.*Int J Obstet Anesth*,2001,**10**:172-176.

35. Kalina P,Craigo P,Weingarten T.Intrathecal injection of epidural blood patch:a case report and review of the literature.*Emergency Radiology*,2004,**11**:56-59.

36. Riley C A,Spiegel J E.Complications following large-volume epidural blood patches for postdural puncture headache.Lumbar subdural hematoma and arachnoiditis: initial cause or final effect?*J Clin Anesth*, 2009,**21**:355-359.

37. Baraz R,Collis R E.The management of accidental dural puncture during labour epidural analgesia:a survey of UK practice. *Anaesthesia*,2005,**60**:673-679.

38. Newman MJ,Cyna A M.Immediate management of inadvertent dural puncture during insertion of a labour epidural:a survey of Australian obstetric anaesthetists.*Anaesth Intensive Care*,2008,**36**:96-101.

39. Harrington B E,Schmitt A M.Meningeal(postd-ural)puncture,and the epidural blood patch.A national survey of United States practice.*Reg Anesth Pain Med*,2009,**34**:430-437.

第十三章

硬膜外技术及其结局

C. 米隆　C. 布拉德伯里　S. 辛格　著

引言

- 硬膜外技术是最有效的分娩镇痛方式[1]。
- 值得庆幸的是,硬膜外镇痛后的严重不良结局罕见。尽管如此,仍然会出现许多轻微的副作用和一些罕见的严重并发症。
- 硬膜外镇痛是否增加助产率和剖宫产率或者增加后背痛发生率,至今仍存在争议。硬膜外镇痛并发神经损伤十分罕见,但神经损伤是一种潜在的严重后遗症,值得深入探讨。
- 这一章并没有包含所有硬膜外镇痛的潜在并发症。硬脊膜穿刺后头痛将在单独的章节中介绍。

对分娩方式的影响

- 有报道硬膜外镇痛导致宫缩乏力,特别是在第二产程[2]。
- 宫缩乏力可能与缩宫素激增程度的降低有关。当第二产程产道扩展时通常伴有缩宫素的激增,这种增加似乎通过副交感神经纤维进行调控[3]。
- 盆底肌肉松弛和宫缩乏力增加了胎位不正可能性,延长了产程,增加了缩宫素的用量[1,2,4]。
- 一些因素,如无效的挤压,可减弱分娩时的屏气用力反射,运动阻滞和胎位不正,如合并第二产程的延长,可令产妇极度疲劳[4]。
- 这些因素综合作用的结果是增加器械助产和剖宫产的风险。许多研究结果常常不一致。尽管如此,很多这类研究适用于进行荟萃分析。目前为止,已经不止一篇文献发表了相关荟萃分析结果[5-7]。

产程延长

- 研究结果显示,硬膜外镇痛有延长产妇第一产程的倾向。然而,对这些结果进行荟萃分析,这一倾向没有达到统计学差异[6]。遗憾的是,这些研究没有使用同样的界定,因此无法用相同的方法来测量第一产程。这就意味着这种荟萃分析是非同质组荟萃分析,因此降低了所得结论的信服力。硬膜外技术可能确实延长了第一产程的时间,但是没有足够的统计功效来发现它。

- 相反,接受硬膜外阻滞的产妇第二产程明显延长[5-7]。一篇包含 11 项研究、纳入 3 580 名产妇的分析研究结果显示有 15.55min 的加权均数差(95% CI 7.46 ~ 23.63 min)[6]。另一篇文献的结果也表明第二产程的延长具有统计学意义,并且这项研究仅来源于对小剂量硬膜外镇痛研究样本的荟萃分析资料[5]。

- 第二产程延长意味着正常分娩的时间结构发生改变,影响了整个分娩过程的管理。器械助产或剖宫产手术(特别是那些由于产程无进展而需要实施的)直接原因可能源于硬膜外镇痛。

- 业已证明,那些使用硬膜外镇痛的产妇需要加大缩宫素用量以增强宫缩作用[6]。硬膜外镇痛对第一产程的影响,可能由于使用缩宫素而没有表现出统计学上的差异。研究结果提示,外源性缩宫素可以提高第二产程的效率,减少器械助产率[3]。

器械助产

研究表明,硬膜外镇痛和器械助产之间存在一定的联系[5-7]。有人提出,这种现象发生的原因是由于产程较长、分娩较困难,产妇要求硬膜外镇痛。的确,对硬膜外镇痛的需求与之前的产程延长有关,并且是难产风险增加的一个标志[7,8]。采用随机对照研究试验可以避免这种选择上的偏差。采用意向治疗分析可以保证观察到的差异不是因为难产产妇要求改到硬膜外组所致,因为其他镇痛方法被证明是镇痛不全的。

- 一篇包括 17 项研究、纳入 6 162 名产妇的荟萃分析,其结果显示的相对危险度是 1.38 (95% CI 1.24 ~ 1.53)[6]。

- 一篇仅纳入小剂量硬膜外镇痛研究荟萃分析的文献,其结果也显示两者之间具有统计学差异性[5]。这篇文献中,所有纳入的研究均使用 0.125% 或更低浓度的布比卡因,并持续使用至第二产程——体现了现代麻醉学实践。排除大剂量硬膜外镇痛方法是非常重要的,因为已被证明这种方法引起的器械助产率高于低剂量硬膜外镇痛[9]。小剂量硬膜外镇痛似乎也与器械助产有一定的联系,尽管一旦将引产和择期器械助产的病例数从研究中剔除,这种联系就没有统计学意义[8]。然而,这种联系的趋势依然存在。

- 然而,产科医师对那些使用硬膜外镇痛的产妇进行器械助产的指征是相对宽松的,这似乎有一定道理。

剖宫产

硬膜外镇痛是否与剖宫产率的增加有关仍有很多争议。在已发表的几篇文献中,荟萃分析资料不能证明这种相关性具有统计学意义,但每篇文献均表现出硬膜外镇痛导致剖宫产增加的趋势[5-7]。也许这种联系确实存在,但荟萃分析还没有足够的统计功效发现差异。

- 一篇样本量最大的荟萃分析,共包括 20 项临床研究、纳入 6 534 名患者,其结果显示的相对危险度只有 1.07。然而,95% 的可信区间是 0.93 ~ 1.23[6]。因此,真实相对危险度意味着剖宫产的风险从降低 7% 到更具临床意义的增加 23% 之间变化。

资料的可信区间相对较宽,临床剖宫产率显著增加可能存在,但资料不能支持这种联系,也不能否认显著临床联系的存在。

在第二产程终止硬膜外镇痛

由于硬膜外镇痛可以延长产程以及增加器械助产率,许多医学中心都采取这样一种措施,即在第二产程终止镇痛治疗。相关证据回顾如下:

- 荟萃研究分析发现,终止硬膜外镇痛可以减少器械助产的发生,但这种减少没有统计学意义。相对危险度是 0.84%(95% CI 0.61 ~ 1.15)[10]。因此,真实相对危险度表明,器械助产的风险从具临床意义的降低 39% 到增加 15% 之间变化。遗憾的是,该项研究没有足够的统计功效来说明患者是否因为在第二产程终止镇痛而获益,但目前尚没有证据支持这一观点。
- 其他结果的荟萃分析未能表明,终止硬膜外镇痛会影响第二产程时长或剖宫产率。而且研究还发现,镇痛终止后,患者出现镇痛不全的比率增加。相对风险度是 3.68(95% CI 1.99 ~ 6.8)[10]。

延迟用力

减少与硬膜外镇痛相关的器械助产的另一项措施是在第二产程延迟产妇用力。

- 一项随机对照研究的荟萃分析结果显示,延迟产妇用力减少了胎头旋转或中骨盆器械助产的数量,相对危险度是 0.69%(95% CI 0.55 ~ 0.87)[11]。

- 然而,分析延迟用力对于全部器械助产和第二产程剖宫产的影响后,结果仅显示出一种降低发生率的趋势,并且这种降低没有统计学意义[11]。
- 尽管没有证据表明,延迟用力对于产妇是有害的,但也没用足够证据表明,延迟用力可减少硬膜外对器械助产的影响。

神经系统并发症

神经系统并发症,尽管罕见,但是却是患者感到担忧的最重要的原因之一。在给患者提供准确的资料签署知情同意书时,安慰患者是非常重要的。尽管有无数相关研究发表,最早的甚至可以追溯到 1935 年,然而,出于种种原因,这一问题很难处理。

以往认为,椎管内阻滞技术是产科神经麻痹和其他单一神经病变的主要原因。而今对于产科神经麻痹的认识更为清楚,也有能力进行诊断。值得注意的是,绝大多数产后神经并发症是源于产科自身的原因。

继发于硬膜外镇痛的中枢神经系统损伤是非常罕见的。这些损伤可以分为四类:创伤性、缺血性、感染性和化学性,有时也可能是混合性损伤。

创伤

神经根的损伤是由于硬膜外导管置入所致,与置入的椎间隙水平有关。脊髓通常止于 L1,偶尔会更低。而且研究显示,麻醉医师在实际操作的时候往往会比预计的椎间隙高一个间隙。

- 通过 MRI 研究发现,仅 29% 麻醉医师对正确的椎间隙准确定位,51% 的麻醉医师要高出一个间隙[12]。

操作过程中硬膜外穿刺针失去控制进针会导致创伤,如缺乏经验的操作者或不合作的患者等。解剖结构的改变,如未发现的隐性脊裂、脊髓栓系综合征,或脊髓手术均可能导致神经并发症。疼痛或感觉异常是创伤的常见首发症状,一旦出现应该引起高度重视或移除穿刺针 / 导管。

硬膜外血肿

硬膜外血肿的精确发生率还不知道。

- 一项英国研究回顾性调查了 1982 ~ 1986 年间的 505 000 名患者,仅有 1 例硬膜外血肿报道[13]。1990 ~ 1999 年间瑞典的 200 000 例硬膜外阻滞,共有 2 例报道[14]。

- 英国皇家麻醉医师学会近期的一项调查(2006 ~ 2007 年)显示,在产科患者中没有发现硬膜外血肿病例[15]。

值得注意的是,许多研究表明产科人群硬膜外血肿的发生率要低于普通外科人群,而孕期妇女的血液高凝性可能是保护性因素[14,16,17]。

如果合并凝血功能障碍,血管损伤可导致硬膜外血肿。这一并发症主要见于硬膜外导管置入和移除。

凝血功能障碍

- 1981 年以来,文献共报道了 16 例硬膜外血肿,其中至少 7 例与凝血功能障碍有关。这些凝血障碍包括血小板减少症,aPTT 改变,或 HELLP 综合征[16]。
- 上述文献并没有引证在产妇中血小板的"安全"阈值。最近一篇发表在英国血液病杂志的文献分析了 17 项英国国内指南和国际指南,其中包括 ASA 的指南。这些指南中,仅 4 项给出了有关硬膜外操作的直接安全阈值。其中 3 项(法国、英国和美国红十字会)建议血小板计数不低于 $80 \times 10^9/L$,澳大利亚和新西兰麻醉医师学会在 2008 年指南中建议 $> 100 \times 10^9/L$,并认为如果没有相关风险因素并且血小板计数没有持续降低趋势,那么 $> 80 \times 10^9/L$ 也是安全的[17]。
- 如果患者血小板计数快速下降,即使这种下降在正常范围内,在置入硬膜外导管时需要谨慎地进行临床判断。
- 有关血小板和硬膜外技术的问题在本书中另有充分的讨论。

硬膜外血肿的症状和体征有:背部迅速出现急性疼痛,根性腿部疼痛,远端肢体无力和麻木以及膀胱、肠道功能紊乱。如果怀疑发生硬膜外血肿,立即进行临床评估和 MRI 检查。神经损伤的不良预后与症状的持续时间直接相关。在症状出现后 6 ~ 8h 内对血肿进行减压处理可以使神经功能得到最佳恢复[18]。

缺血

脊髓具有双重的血液供应系统。一条前脊髓动脉(Adamkiewicz 动脉)供应脊髓的前 2/3 部分,2 条后动脉供应脊髓的后部。后动脉通常起自根动脉,而约有 15% 患者的前脊髓动脉靠髂内动脉供应。这种血供的不连续性使得脊髓对于低血压或外部压力引起的缺血十分敏感和脆弱。产科人群中脊髓缺血的发生极为罕见。英国一项 505 000 人群的回顾性研究仅有 1 例报道[13]。

前脊髓动脉综合征主要表现为运动功能缺失,伴有或不伴有痛觉和温觉的丧失,但保留振动感和关节感觉。这些特征有助于将硬膜外血肿和其他原因导致的缺血加以区分。

感染

硬膜外麻醉潜在的感染性并发症常表现为硬膜外脓肿和脑膜炎。

- 1980 ~ 1999 年间 ASA 已结案的索赔案例中,产科患者椎管内阻滞神经损伤中,有 46% 是脑脊膜炎和硬膜外脓肿[19]。
- 多项研究,包括 1990 ~ 1999 年间瑞典的回顾性研究以及 2006 ~ 2007 年间英国皇家麻醉医师学会的统计调查均表明,产科患者并发硬膜外脓肿和脑膜炎的发生率低于其他外科人群[14,15]。

硬膜外脓肿

硬膜外脓肿的发生率很低。近期一篇回顾 10 项研究的分析文章结果显示,硬膜外脓肿的发生率是 1/302 757[20]。

- 硬膜外脓肿最常见的病原微生物是皮肤源性金黄色葡萄球菌[18]。
- 风险因素包括:导管留置时间过长(1 ~ 4d),消毒不严格,反复多次穿刺以及患者免疫力低下。在硬膜外镇痛中,适合镇痛浓度的外消旋布比卡因和利多卡因具有抗菌作用。持续输注没有加入局部麻醉药的阿片类药物可能是风险因素之一。
- 硬膜外脓肿的临床表现有严重背痛和局部压痛,伴或不伴有神经根疼痛的发热。颈项强直、发热和炎性标记物等临床表现有助于区分脓肿和血肿。
- 硬膜外脓肿的治疗包括紧急椎板切除术以去除脓肿,2 ~ 4 周的抗菌治疗。在神经症状发展前去除脓肿有助于提高患者的预后。

脑膜炎

脊髓麻醉并发脑膜炎的概率是 1/39 000[20]。由于脑膜炎需要通过穿破硬膜引起感染,因此单纯硬膜外技术很少并发脑膜炎。

- 脑膜炎最常见的病原微生物是草绿色链球菌,通常来源于操作者的口咽部或患者的阴道菌群。

- 操作后 12h 到几天出现临床症状。
- 脑膜炎的症状有高热、头痛、畏光、恶心、呕吐和颈项强直,可伴有意识错乱,嗜睡,或者 Kernig 征(臀部收缩时膝盖不能伸直)阳性。
- 诊断性腰穿可以发现脑脊液蛋白含量和白细胞计数增加,而葡萄糖含量低于血浆葡萄糖浓度。
- 在等待培养结果时,应立即进行广谱抗生素的治疗。

化学性损伤

化学性损伤常见于通过硬膜外导管或脊髓麻醉针错误注射。

- 硬膜外腔注入有毒物质相对比注入蛛网膜下腔的后果要轻微一些,因为硬脊膜,蛛网膜和覆盖在神经上的软膜会起到一定的保护作用。另外,流经硬膜外腔的血液也有助于清除毒性物质。
- 硬膜外腔不慎被注入其他物质(如硫喷妥钠、氯化钾和抗生素等)的报道很多,但都没有出现永久后遗症[18]。

预防

- 预防神经并发症需要整个治疗团队的协作。
- 术前存在并发症风险(如有椎管内麻醉并发症病史,有神经病学或脊髓病理学,抗凝治疗的患者,免疫功能低下的患者)的患者,应在麻醉门诊或术前访视时,由麻醉医师尽可能事先做出评估。
- 对接受硬膜外操作的每一个患者执行严格的无菌技术。
- 置入硬膜外导管时,严密观察是否出现疼痛或感觉异常,一旦出现应立即进行调整。
- 如果患者出现神经系统的主诉,怀疑有神经并发症,应由团队中其他麻醉医师做出迅速评估,因为时间对于治疗神经并发症是十分重要的。
- 注入硬膜外腔的药物必须由麻醉医师或护士谨慎的标签注明。

背痛

产后背痛的发生并不少见,发生率高达 70%[21]。英国在 20 世纪 90 年代进行的调查发现,使用硬膜外分娩镇痛的产妇产后慢性背痛的发生率增加。

- 麦克阿瑟(MacArthur)等人对 11 701 名妇女问卷调查后发现,那些使用硬膜外镇痛的产妇出现新的慢性背痛的发生率是 19%,而没有使用硬膜外镇痛的发生率为 11%[22]。作者认为硬膜外镇痛导致的背痛与疼痛减轻和长时间的紧张体位有关。

- 拉塞尔(Russell)等人对 1 615 名产妇调查后得出相似的结果——硬膜外镇痛产妇产后背痛的发生率是 17.8%[23]。

  然而,上述两项调查的回复率较低,存在回忆上和选择上的偏差。

  所有前瞻性报道和系统性回顾均没有发现硬膜外分娩镇痛和慢性背痛之间存在显著性联系。

- 拉塞尔等人进行的一项纳入 599 名产妇的前瞻性调查收到 75% 的回复率,结果显示,使用硬膜外镇痛产妇慢性背痛的发生率没有增加[24]。

  多项随机对照研究比较了硬膜外镇痛和非硬膜外镇痛技术后发现,硬膜外分娩镇痛与产妇新出现的慢性背痛发生率增加没有显著性联系。

- 豪厄尔(Howell)等人随机将 184 名和 185 名产妇分别纳入硬膜外镇痛组和非硬膜外镇痛组,观察分娩后 3 个月和 12 个月背痛的发生率。结果显示两组间背痛的发生率,无论是 3 个月(35% *vs.* 34%)或 12 个月(35% *vs.* 27%)均没有显著差异[25]。

- 一项为期 26 个月的随访研究表明,两组间背痛的发生率没有显著性差异,每组均有 30% 患者仍感到背痛[26]。

- 奥利科卡斯基(Orlikowski)等人对一项随机对照临床研究进行了二次分析:一组 690 名产妇使用硬膜外镇痛,另一组 302 名产妇使用其他镇痛技术。结果显示,两组间背痛均很常见。部分产妇产后 6 个月仍感背痛,其风险因素包括孕前即存在背痛以及产后 2 个月背痛仍然存在。硬膜外镇痛并非是一个显著的风险因素[27]。

- 一项科克伦(Cochrane)评价评估了硬膜外镇痛和非硬膜外镇痛或无镇痛在分娩中的效果。结果表明,硬膜外分娩镇痛不增加产后慢性背痛的风险[28]。

  总之,高质量的证据支持这一观点,即硬膜外分娩镇痛和新出现的慢性背痛之间没有必然的因果关系。

母乳喂养

有观点认为,硬膜外分娩镇痛对母乳喂养具有不利的影响。

- 注入硬膜外腔的药物,尤其是阿片类药物,可以透过胎盘。

- 乔丹(Jordan)等人在一篇回顾性文献中首次提出了硬膜外使用芬太尼和母乳喂养之间存在负相关关系[29]。作者对425名产妇的随访表格进行了研究,主要结果为出院时婴儿的喂养方式。使用逻辑回归模型进行数据分析,结果显示分娩期使用大剂量芬太尼会影响母乳喂养。作者认为,将芬太尼从硬膜外镇痛药物中剔除可以增加母乳喂养率。

- 一项纳入1 280名产妇的前瞻性队列研究发现,那些使用布比卡因和芬太尼进行硬膜外镇痛的产妇在产后24周内停止母乳喂养的可能性是其他产妇的2倍[30]。

- 然而,近期发表的一篇小样本前瞻性队列研究,分析了105名经产妇,这些产妇在之前的生育中都曾经母乳喂养。结果表明,尽管分娩镇痛使用了芬太尼,这些产妇的母乳喂养率仍很高(>95%)[31]。

- 别依林等人设计了第一项观察硬膜外使用芬太尼对母乳喂养的影响随机对照研究。作者根据分娩中芬太尼使用的剂量大小将180名产妇随机分为3组:无芬太尼组,中等剂量组(1～150μg)和大剂量组(>150μg)。结果显示,大剂量组的产妇在产后24h和6周母乳喂养更容易出问题[32]。然而值得注意的是,本研究中有超过10%的产妇失去了随访联系。

- 另一项随机对照研究将1 054名初产妇随机分为大剂量硬膜外组,CSE组和小剂量硬膜外组。研究结果二次分析显示,硬膜外使用芬太尼对发动母乳喂养没有影响[33]。

成功的母乳喂养有赖于许多因素(母乳喂养的积极性,平等性,年龄,本地风俗,社会阶层,教育程度,分娩方式和经济支持程度)。是否从硬膜外镇痛药物中剔除芬太尼需要更多的研究支持。剔除芬太尼意味着需要提高局麻药浓度以达到完善的镇痛作用,同时也增加了器械助产的风险。

产妇发热

富希(Fusi)等首次报道了硬膜外镇痛与产妇发热之间的联系[34]。非硬膜外镇痛组的产妇在分娩过程中保持正常体温,而硬膜外组的产妇在分娩后6h体温显著升高。作者认为,硬膜外分娩镇痛增加产妇发热的风险,而血管和体温调节机制的改变可能是体温升高的原因。

Lieberman等评估了硬膜外分娩镇痛对产妇发热发生率、新生儿脓毒血症和新生儿抗生素治疗的影响[35]。

- 研究中纳入的 1 657 名初产妇在入院分娩时体温正常。研究结果显示,硬膜外组 14.5% 的产妇在分娩中体温升高,而其他组中仅为 1%。硬膜外组中新生儿经历脓毒血症评估的比率高于其他组(34% vs. 9.8%)。这些新生儿需要接受抗生素治疗的比率也更高(15.4% vs. 3.8%)。作者认为,硬膜外分娩镇痛与产妇发热、新生儿脓毒血症诊断和新生儿抗生素治疗有着紧密联系。

- 一项纳入 1 233 名初产妇的回顾性研究发现,产妇发热与剖宫产和阴道器械助产的风险增加有关[36]。作者认为,硬膜外镇痛更容易引起产妇发热的原因是剖宫产率和阴道器械助产率的增加,而这种增加是由于使用硬膜外镇痛所致。

- 另一项纳入 1 235 名初产妇的硬膜外相关发热研究,结果显示,发热与产妇绒毛膜羊膜炎的抗生素治疗增加有关[37]。

  样本选择性偏差可能会混淆硬膜外分娩镇痛和产妇发热之间的关系,因为那些发热风险(如羊膜囊破裂时间过长,产程延长,过于频繁检查宫颈)增加的产妇更倾向于要求硬膜外镇痛。然而,随机对照研究显示,硬膜外镇痛增加产妇发热的发病率,这说明它们之间有因果关系。更进一步检查这些研究发现,随机纳入硬膜外组的产妇可能已经人工破膜,频繁检查宫颈。因此,不尽相同的产科治疗方法会使这些随机对照研究得到的结果令人困惑。

- 产妇发热的机制尚不清楚。

- 尽管首先提出的是体温调节作用,近期观点认为炎症也许是一个重要来源。

- 将产妇分为 3 个试验组:无硬膜外镇痛＋患绒毛膜羊膜炎的产妇;硬膜外镇痛＋无绒毛膜羊膜炎的产妇;硬膜外镇痛＋患绒毛膜羊膜炎的产妇。结果显示,如果没有绒毛膜羊膜炎,硬膜外镇痛与产妇发热没有显著联系[38]。

  与硬膜外镇痛相关的产妇发热是否需要预防性治疗仍存在很大争议。

- 对乙酰氨基酚的治疗无效[39]。

- 大剂量甲泼尼龙可以预防与硬膜外镇痛相关产妇发热的发生,但增加新生儿菌血症的风险[40]。

- 近期发表的一项随机对照研究,研究纳入了 60 名初产妇,结果显示硬膜外使用地塞米松可以降低产妇体温的升高[41]。

  综上所述,使用硬膜外镇痛的产妇可能出现体温升高,体温升高增加产妇和新生儿抗生素的使用,增加了新生儿脓毒血症的发生以及手术分娩率。发热的机制与炎症和体温调节作用有关。

结论和要点

- 硬膜外镇痛与第二产程延长有关,增加了器械助产的风险。
- 没有充分的证据支持硬膜外镇痛与剖宫产风险增加有关。
- 产科患者发生硬膜外血肿极为罕见。如果怀疑发生血肿,应立即诊断和治疗。
- 硬膜外技术的感染性并发症发生率极低,但操作者必须高度警觉,一旦发生必须立即处理。
- 高质量的证据支持这一观点,即硬膜外分娩镇痛与新出现的慢性背痛之间没有必然联系。
- 硬膜外使用大剂量芬太尼可能对母乳喂养产生不利影响。从硬膜外药物中剔除芬太尼还需要更多研究证据的支持。
- 使用硬膜外镇痛的产妇可能出现体温升高,体温升高增加产妇和新生儿抗生素的使用,增加了新生儿脓毒血症的发生以及手术分娩率。

（陈华梅　译　　钱金桥　方　育　校）

扩展阅读

- Anim-Somuah M,Smyth R M D , Howell C J. Epidural versus non-epidural or no analgesia in labor. *Cochrane Database Syst Rev*, 2005,**4**: CD000331.
- Horlocker T T,Wedel D J,Rowlingson J C,*et al*. Regional anesthesia in the patient receiving antithrombotic or thrombolytic therapy: American Society of Regional Anesthesia and Pain Medicine Evidence-Based Guidelines(Third Edition). *Reg Anesth Pain Med,* 2010; **35**: 64-101.
- Wong C A. Nerve injuries after neuraxial anaesthesia and their medicolegal implications. *Best Pract Res Clin Obstet Gynaecol,* 2010,**24**:367-381.

参考文献

1. Roberts C L,Algert C S,Douglas I, *et al*. Trends in labour and birth interventions among low-risk women in New South Wales. *Aust N Z J Obstet Gynaecol,* 2002,**42**:176-181.

2. Bates R G & Helm C W. Uterine activity in the second stage of labour and the effect of epidural analgesia. *Br J Obstet Gynaecol,* 1985,**92**:1246-1250.

3. Goodfellow C F,Hull M G R,Swaab D F, *et al*. Oxytocin deficiency at delivery with epidural analgesia. *Br J Obstet Gynaecol,* 1983,**90**:214-219.

4. Fraser W D,Marcoux S,Krauss I, *et al*. Multicenter,randomized,controlled trial of delayed pushing for nulliparous women in the second stage of labor with continuous epidural analgesia. The PEOPLE(Pushing Early or Pushing Late with epidural) Study Group. *Am J Obstet Gynaecol,* 2000,**182**:1165-1172.

5. Liu E H C, Sia A T H. Rates of caesarean section and instrumental vaginal delivery in nulliparous women after low concentration epidural infusions or opioid analgesia:systematic review. *BMJ,* 2004,**328**:1410-1415.

6. Anim-Somuah M,Smyth R M D , Howell C J. Epidural versus non-epidural or no analgesia in labor. *Cochrane Database Syst Rev,* 2005,**4**: CD000331.

7. Halpern S H,Leighton B L,Ohisson A, *et al*. Effect of epidural vs parenteral opioid analgesia on the progress of labor:a meta-analysis.*JAMA,* 1998,**280**:2105-2110.

8. Newton E R,Schroeder B C,Knape K G ,*et al*. Epidural analgesia and uterine function. *Obstet Gynecol,* 1995,**85**:749-755.

9. Comparative Obstetric Mobile Epidural Trial(COMET) Study Group UK. Effect of low-dose mobile versus traditional epidural techniques on mode of delivery:a randomised controlled trial. *Lancet,* 2001,**358**:19-23.

10. Torvaldsen S,Roberts C I,Bell J G ,*et al*. Discontinuation of epidural analgesia late in labour for reducing the adverse delivery outcomes associated with epidural analgesia. *Cochrane Database Syst Rev,* 2004,**4**:CD004457.

11. Roberts C L,Torvaldsen S,Cameron C A ,*et al*. Delayed versus early pushing in women with epidural analgesia:a systematic review and meta-analysis. *BJOG,* 2004,**111**:1333-1340.

12. Broadbent C R,Maxwell W B,Ferrie R, *et al*.Ability of anaesthetists to identify a marked lumbar interspace.*Anaesthesia,* 2000,**55**:1122-1126.

13. Scott D B , Hibbard B M. Serious non-fatal complications associated with extradural block in obstetric practice. *Br J Anaesth,* 1990,**64**:537-541.

14. Moen V,Dahlgren N , Irestedt I. Severe neurological complications after central neuraxial blockades in Sweden1990-1999. Anesthesiology,2004,**101**:950-959.

15. Cook T M,Counsell D , Wildsmith J A W. Major complications of neuraxial block:report on the Third National Audit Project of the Royal College of Anaesthetists. *Br J Anaesth,* 2009,**102**:179-190.

16. Horlocker T T,Weddl D J,Rowlingson J C, *et al*. Regional anesthesia in the patient receiving antithrombotic or thrombolytic therapy: American and Pain Medcine Evidence-Based Guidelines(Third Edition). *Reg Anesth Pain Med,*2010,**35**:64-101.

17. Van Veen J J,Nokes T J ,Makris M.The risk of spinal haematoma following neuraxial anaesthesia or lumbar puncture in thrombocytopenic individuals.*Br J Haematol*,2010,**148**:15-25.

18. Wong C A. Nerve injuries after neuraxial anaesthesia and their medicolegal implications. *Best Prac Res Clin Obstet Gynaecol,* 2010,**24**:367-381.

19. Lee L A,Posner K L,Domino K B, *et al*. Injuries associated with regional anesthesia in the 1980s and 1990s: a closed claims analysis. *Anesthesiology,* 2004,**101**:143-152.

20. Reynolds F. Neurological infections after neuraxial anesthesia. *Anesthesiol Clin,* 2008,**26**:23-52.

21. Russell R , Reynolds F. Back pain,pregnancy and childbirth.*BMJ,* 1997,**314**:1062-1063.

22. MacArthur C,Lewis M,Knox E G ,*et al*. Epidural anaesthesia and long term backache after childbirth.*BMJ,* 1990,**301**:9-12.

23. Russell R,Groves P,Taub N, *et al*. Assessing long term backache after childbirth. *BMJ,* 1993,**306**:1299-1303.

24. Russell R,Dundas R , Reynolds F. Long term backache after childbirth: prospective search for causative factors. *BMJ,* 1996,**312**:1384-1388.

25. Howell C J,Kidd C,Roberts W, *et al*. A randomized controlled trial of epidural compared with non-epidural analgesia in labour. *Br J Obstet Gynaecol,* 2001,**108**:27-33.

26. Howell C,Dean T,Luking L, *et al*. Randomised study of long term outcome after epidural versus non-epidural analgesia during labour. *BMJ,* 2002,**325**:357-359.

27. Orlikowski C E,Dickinson J E,Paech M J, *et al*.Intrapartum analgesia and its association with post-partum back pain and headache in nulliparous women. *Aust N Z J Obstet Gynaecol,* 2006,**46**:395-401.

28. Anim-Somuah M,Smyth R , Howell C. Epidural versus non-epidural or no analgesia in labor. *Cochrane Database Syst Rev,* 2005,**4**: CD000331.

29. Jordan S,Emery S,Bradshaw C, *et al*. The impact of intrapartum analgesia on infant feeding.*BJOG,* 2005,**12**:927-934.

30. Torvaldsen S,Roberts C L,Simpson J M ,et al. Intrapartum epidural analgesia and breastfeeding: a prospective cohort study. Int breastfeed J, 2006,1:24.

31. Wieczorek P M,Guest S,Balki M, et al. Breastfeeding success rate after vaginal delivery can be high despite the use of epidural fentanyl: an observational cohort study. Int J Obstet Anesth, 2010,19:273-277.

32. Beilin Y,Bodian C A,Weiser J, et al. Effect of labor epidural analgesia with and without fentanyl on infant breast-feeding: a prospective,randomized,double-blind study. Anesthesiology, 2005,103:1211-1217.

33. Wilson M J,MacArthur C,Cooper G, M et al. Epidural analgesia and breastfeeding: a randomized controlled trial of epidural techniques with and without fentanyl and a non-epidural comparison group. Anaesthesia, 2010,65:145-153.

34. Fusi L,Steer P J,Maresh M J ,et al. Maternal pyrexia associated with the use of epidural analgesia in labour. Lancet, 1989,1:1250-1252.

35. Lieberman E,Lang J M,Frigoletto F Jr, et al. Epidural analgesia,intrapartum fever,and neonatal sepsis evaluation. Pediatrics, 1997,99:415-419.

36. Lieberman E,Cohen A,Lang J, et al. Maternal intrapartum temperature elevation as a risk factor for cesarean delivery and assisted vaginal delivery. Am J Public Health, 1999,89:506-510.

37. Goetzl L,Cohen A,Frigoletto F JR, et al. Maternal epidural analgesia and rates of maternal antibiotic treatment in a low-risk nulliparous population. J Perinatol, 2003,23:457-461.

38. Vallejo M C,Kaul B,Adler L J, et al. Chorioamnionitis,not epidural analgesia,is associated with maternal fever during labour. Can J Anesth, 2001,48:1122-1126.

39. Goetzl L,Rivers J,Evans T, et al. Prophylactic acetaminophen does not prevent epidural fever in nulliparous women: a double-blind placebo-controlled trial. J Perinatol, 2004,24:471-475.

40. Goet al L,Zighelboim I,Badell M, et al. Maternal corticosteroids to prevent intrauterine exposure to hyperthermia and inflammation: a randomized,double blind,placebo controlled trial. Am J Obstet Gynecol, 2006,195:1031-1037.

41. Wang L Z,Hu X X,Liu X, et al. Influence of epidural dexamethasone on maternal temperature and serum cytokine concentration after labor epidural analgesia. Int J Gynaecol Obstet, 2011,113:40-43.

第十四章 硬膜外和蛛网膜下腔注射阿片类药物及其结局

P. 巴托　J. 帕金　著

引言

- 1979年王(Wang)首次对人类脊髓后角灰质是阿片受体兴奋的传递系统进行了临床报道[1]。其后硬膜外和蛛网膜下腔阿片药物就成目前产科麻醉的标准使用药物。

- 30多年的研究和临床应用回答了从业者的很多问题:关于这类药物、给药途径、产科患者使用获得最佳镇痛、母亲和胎儿最少副作用的剂量。

- 争议一直存在,尤其针对硬膜外和蛛网膜下腔阿片类药物剂量和副作用与硬膜外阿片类药对胎儿的影响。

椎管内阿片类药物的药理学

- 由于具有镇痛效果而没有运动神经阻滞或交感神经张力降低,椎管内阿片类药物是产科麻醉医师镇痛药物的理想选择。这类药物的代谢机制和药理学已有广泛研究。

- 通过脊髓背角灰质的阿片受体产生药理作用。

- 当药物注入硬膜外腔,其脂溶性决定其穿透硬脊膜和脑膜的能力。脂溶性较强的药物(芬太尼、舒芬太尼)比水溶性药物(如吗啡)弥散入脑脊液的速度快。因此,脂溶性药物具有较快的起效时间。同样,无论是从硬膜外腔弥散还是直接注入脑脊液,脂溶性药物可以迅速达到脊髓的作用位点。

- 脂溶性阿片类药物注入硬膜外腔后,可被吸收入血,且可在血中检测到[2,3],主要作用位点一直有争议。几项研究也表明,主要作用位点在脊髓水平[4,5]。水溶性阿片类药物产生的镇痛效果也是主要作用于脊髓水平产生的。

- 药物的理化性质决定其作用持续的时间。可以预料,脂溶性药物作用时间比水溶性药物更短。是因为前者从作用位点清除的更快。

- 在第一产程时,椎管内阿片类药物对内脏痛有效。但是,对第一次产程末期和第二产程胎儿下移产生的体表痛无效。因此,在分娩镇痛时常常合并使用局部麻醉药。
- 当合用阿片类药物时,局部麻醉药剂量可随阿片药物剂量的增加而减少,以便满足有效的分娩镇痛。已证实联合用药具有协同作用。只要能满足有效镇痛,联合使用的每一个药物可以达到剂量较小却不产生运动阻滞和较少的副作用的效果。
- 在硬膜外分娩镇痛的局麻药中加入脂溶性阿片类药物后,起效速度、镇痛效果、作用时间都可以被提高[6,7]。
- 在剖宫产麻醉中常常联合应用脂溶性、水溶性阿片类止痛药物和局麻药。脂溶性镇痛药可以提高术中的镇痛效果。水溶性镇痛药起效较慢但作用时间长,故可进行有效的术后镇痛。
- 一些早期的研究结果提示,联合几种阿片类药物可以产生药物相互之间的不良反应[8]。科恩(Cohen)等人报道了硬膜外注射芬太尼,可能导致后续注入的吗啡的镇痛效果减弱。他们推测芬太尼可以促进吗啡的吸收,从而减少脊髓水平的镇痛作用;或与吗啡竞争脊髓的阿片类受体,从而减少镇痛效果。有趣的是,在这项研究中,硬膜外吗啡剂量不同:单纯吗啡组吗啡用量为 4 ~ 5mg,而吗啡复合芬太尼组吗啡用量为 2.5 ~ 3mg,但是后续几项研究不能证实科恩的结论。在目前临床实践中,脂溶性/水溶性阿片类药物联合椎管内给药作为剖宫产术后镇痛管理计划的一部分。

阿片类药物

关于剖宫产术后镇痛椎管内给阿片类药物起的作用在剖宫产术后镇痛的章节中进一步讨论。

吗啡

- 属于水溶性阿片类药物。在硬膜外和蛛网膜下腔给药中,吗啡是首选的术后镇痛药。
- 提供临床使用的吗啡是不含防腐剂的。
- 由于起效慢而限制用于分娩镇痛。硬膜外注药后大约30min完全起效,达峰效时间 60 ~ 90min。当蛛网膜下腔给药时达峰时间稍缩短,为 40 ~ 60min。

- 吗啡的水溶性特性可延长其作用时间达到 18 ~ 24h。相反,吗啡的水溶性特征允许其在脑脊液中向头侧渗透。因而,当药物进入脑干呼吸中枢时存在潜在的呼吸抑制。
- 剖宫产术后常规的硬膜外吗啡剂量是 2 ~ 3mg。研究显示,超过这一剂量,镇痛效应并未改善,还可能导致产妇本身的副作用增加。
- 产科麻醉的蛛网膜下腔注射是一般可用于了产科术后镇痛。大量最新的研究指出,用于蛛网膜下腔注射的理想剂量为 100 ~ 150μg。高于该剂量的吗啡不能产生更好的镇痛效果,反而使产妇产生更多的副作用。
- 一项新研究报道了硬膜外吗啡持续泵入的方法可用于剖宫产术后镇痛中。这类持续注入吗啡的模式可以延长术后镇痛效果,尤其是术后 24 ~ 48h。卡瓦略(Carvalho)等人推荐,10mg 吗啡持续注入比标准的 4mg 吗啡"常规"注射有更好的镇痛效果和更长镇痛时间[9]。2004 年美国食品药品管理局批准这种用品在美国使用,目前在几个国家都在应用,但在实施过程中,迟发性的呼吸抑制和需要在病房实施长时间的监测成了该方案实施的障碍。

二氢吗啡酮

- 其脂溶性介乎于脂溶性芬太尼和水溶性吗啡之间。
- 研究表明,在术后镇痛的应用中,相比于吗啡,二氢吗啡酮可以减少瘙痒症发生率,但是涉及产科临床试验常受到限制。哈尔彭等人提出,无论在镇痛效果还是在副反应的发生率两方面,产科手术后二氢吗啡酮镇痛比起硬膜外吗啡镇痛没有更多的优势[10]。
- 剖宫产术后用二氢吗啡酮硬膜外的剂量为 0.4 ~ 0.8mg,镇痛时间与吗啡的相似。

芬太尼

- 芬太尼是一个高脂溶性的阿片类药物,具有起效快和作用时间短的特点。
- 硬膜外注入芬太尼之后,被迅速吸收进入体循环。初步推测,进入体循环的芬太尼在镇痛方面起到重要作用,但随后的几项研究清楚表明,芬太尼的主要作用位点是在脊髓水平。
- 在分娩镇痛中,芬太尼联合长效的酰胺类局部麻醉药用于硬膜外镇痛的单次剂量为 50 ~ 100μg,在分娩早期应选择较低剂量。

- 混合酰胺类局麻药的持续硬膜外注入,芬太尼的最佳推荐剂量范围为 1.5 ~ 3.0µg/ml。

- 芬太尼单独注入蛛网膜下腔是有效的,或联合小剂量的局麻药初始注药,或作为腰硬联合技术的一部分。起效快,临床起效在 5min 之内,20min 达峰值效应。

- 在分娩早期单独使用时,蛛网膜下腔注入 25µg 通常可以产生完善的镇痛效果。多数文献推荐,混合了局麻药的芬太尼用量要减少,一般为 10 ~ 15µg。

- 对于剖宫产手术芬太尼是实用的椎管内阿片类药物,可以辅助硬膜外麻醉和蛛网膜下腔麻醉。椎管内给药时,芬太尼可以产生良好的术中镇痛效果。但是,由于作用时间短(大约 4h),故术后镇痛的应用受到限制。

舒芬太尼

- 也属于高脂溶性药物,具有起效快、作用时间短的特点。

- 舒芬太尼是芬太尼的类似物,具有较高的脂溶性,因而产生更为迅速的达峰效应。

- 与芬太尼相比,舒芬太尼一旦吸收入体循环,就呈现高度的蛋白质结合形式,产生较低血浆浓度。更容易透过胎盘屏障,但是舒芬太尼在孕妇体内的较低的血浆浓度很少影响到胎儿。在临床上对新生儿是否有重要意义需要进一步的研究。

- 与其他阿片类药物相似,舒芬太尼可以缓解第一产程的子宫收缩痛。但是,随着产程的进展,单用舒芬太尼就没有效果,躯体痛就变得更加剧烈。

- 舒芬太尼多联合低浓度的长效酰胺类局麻药。

- 它的效能是芬太尼的 5 ~ 10 倍。如果混合局麻药用于硬膜外分娩镇痛,其相应的剂量是 5 ~ 10µg。

- 当单独用于腰硬联合麻醉,推荐剂量为 5 ~ 10µg。如果联合局麻药,其剂量应该减少 50%(推荐剂量 2 ~ 5µg)。

- 舒芬太尼可以辅助局麻药用于剖宫产手术麻醉。与芬太尼相似,高的脂溶性通常限制了术中和术后早期镇痛的有利效应。亲水的阿片类药物通常可以延长术后镇痛的时效。

- 北美舒芬太尼的商品化制剂含量为 50µg/ml。临床上,舒芬太尼用于椎管内给药的量相对较小,因而,会增加错误给药的可能性。

二醋吗啡

- 二醋吗啡（二乙酰吗啡，也称为海洛因）是目前一些国家（包括英国）都使用的高脂溶性阿片类药物，但在北美却不能使用。

- 二醋吗啡可作为局麻药的辅助药用于分娩镇痛、腰硬联合麻醉时可注入蛛网膜下腔或用于剖宫产术。

- 二醋吗啡具有高脂溶性，促使药物迅速进入脑脊液和脊髓背角作用位点。起效相对迅速（与芬太尼相似），如果用于分娩镇痛或剖宫产麻醉，这是有益的。

- 其临床作用是通过代谢产物吗啡和单乙酰吗啡而产生。

- 剖宫产术后镇痛的推荐剂量为（英国国家卫生医疗质量标准署）：蛛网膜下腔为 0.3 ~ 0.4mg，硬膜外途径为 2.5 ~ 5.0mg[11]。产妇第一次要求追加镇痛药的时间呈剂量依赖性。镇痛平均持续时间约 10h。

哌替啶

- 哌替啶（在一些国家中也称为美吡利啶）系脂溶性阿片类药物，其化学结构与局麻药类似。它是第一个人工合成的阿片类药物——合成于 1932 年。在阿片类药物中，哌替啶是独特的，因为该药具有一些显著的、内在的局麻药特性和抗胆碱特性。由于具有局麻药特性，当蛛网膜下腔给药进行剖宫产手术时，哌替啶可以单独使用，或作为局麻药的辅助药物用于分娩镇痛或剖宫产手术。

- 哌替啶 1mg/kg 蛛网膜下腔注射产生的椎管内阻滞效果相似于局麻药产生的阻滞效果，但是其该阻滞效果在强度和时效上很不可靠。该药较常用的是作为局麻药的辅助药，剂量是 10mg。术后镇痛的作用时间比吗啡短（通常剂量为 4 ~ 5h）。

- 在考虑哌替啶用于椎管内给药时，由于术中和术后恶心、呕吐发生率高而成为一个限制因素。

- 对剖宫产术采用蛛网膜下腔麻醉时，在布比卡因或吗啡中混合哌替啶（0.2mg/kg），可以减少寒颤的发生率和程度。[12]

椎管内阿片类药物的副作用

无论是孕妇还是胎儿，本类药物在产生有益效应的同时也会产生潜在的并发症或副作用。

呼吸抑制

- 这是椎管内给阿片类药物最严重的副作用。
- 孕期呼吸驱动的生理性增加是保护性的,但是不能消除使用阿片类药物后的呼吸抑制的可能性。
- 所有的阿片类药物无论采取何种给药途径,都可以引起呼吸抑制。
  椎管内给药引起的呼吸抑制风险受下列因素影响:
- 药物选择
- 给药剂量
- 同时给中枢神经系统抑制药物[13]
  蛛网膜下腔注药产生的呼吸抑制受所用药物的脂溶性影响最大[14]。
- 脂溶性药物(例如芬太尼、舒芬太尼)在注药数分钟内产生呼吸抑制,但由于消除和清除速度快,故产生一个短暂的呼吸抑制窗口期。
- 水溶性药物(如吗啡、二氢吗啡酮)呼吸抑制出现或早(几分钟内到几小时)或晚(6～12h之后)。由于此类药物可以数小时存留于脑脊液,加之头侧扩散和吸收进入呼吸中枢。
  硬膜外注药产生的呼吸抑制同样受药物脂溶性影响。
- 脂溶性药物在几分钟内就可产生呼吸抑制。其呼吸抑制的时限可以达到3h。
- 水溶性药物引起的呼吸抑制可以长达24h。早期(<12h)呼吸抑制比后期(>12h)的呼吸抑制更为常见。
  美国麻醉医师协会实践指南推荐:所有椎管内给阿片类药物治疗的患者均应该监测:
- 足够的通气(呼吸频率、潮气量的主观表现)
- 氧合(氧饱和度)
- 意识水平
  脂溶性阿片类药物注药后应至少监测2h 水溶性阿片类药物注药后应监测24h。

恶心与呕吐

- 孕期恶心和呕吐很常见。麻醉和镇痛只是导致恶心和呕吐的部分原因。
- 引起的原因为多因素。
- 恶心呕吐最高发的状况见于剖宫产手术时蛛网膜下腔注入阿片类药物。

- 在麻醉中可用抗呕吐药预防和治疗。常用药物有甲氧氯普胺、恩丹司琼、氟哌利多、苯甲嗪、地塞米松。也可联合上述药物治疗。

瘙痒症

- 椎管内给阿片类药物最常见的副作用是瘙痒症,尤其是蛛网膜下腔注射后更为多见[16]。
- 出现镇痛效果后很快就会发生瘙痒症,随着疼痛再次出现,瘙痒症会减轻。
- 患者由于椎管内给阿片类药物引起的瘙痒症比疼痛本身更难以忍受。因此,瘙痒症应该更积极有效地治疗。
- 椎管内阿片类药物剂量使用越低,瘙痒发生也越轻。
- 与局部麻醉药合并使用,可减少瘙痒发生率[17]。
- 瘙痒的出现与组胺释放无关。

  治疗方案:
- 纳洛酮(40-100μg, IV, 必要时可以重复)。
- 纳布啡(2.5 ～ 5mg, IV 或 10mg, IM)—— 该药具有比纳洛酮更小的逆转镇痛的作用。
- 5-HT3(5-羟色胺-3)受体拮抗剂(如昂丹司琼)——大量的研究显示该类药物对抗瘙痒有效,但一些研究显示无效。
- 丙泊酚(10mg, IV)。
- 苯海拉明(25mg)——尽管该药被认为是不合理的用药,但该药产生的镇静作用可以转移患者对瘙痒的注意力。

尿潴留

- 尿潴留被认为是由于蛛网膜下腔阿片类药物的局部骶丛阻滞后逼尿肌松弛导致[18]。
- 尿潴留可以通过留置尿管缓解。
- 或者,低剂量纳洛酮可能治疗尿潴留。

胃排空延迟

- 在产科麻醉中,胃排空延迟很常见。其主要原因是应激反应、疼痛因素或机械性原因。例如,受怀孕子宫腹内压增高的影响。

- 硬膜外注入阿片类药物对胃排空影响最小。
- 蛛网膜下腔注入阿片类药物比硬膜外更易引起胃排空延迟。
- 胃排空延迟可能引起恶心呕吐的发生率增高。

口腔单纯疱疹病毒（HSV）感染复发

- 怀孕可能会激活 HSV。
- 与 HSV 再激活有关的因素是接触紫外线、免疫抑制、创伤和发热。
- 早期的研究指出,蛛网膜下腔注入阿片类药物可加重感染[19]。
- 该感染的影响范围是十分局限的。

对胎儿的影响

新生儿的抑制

- 阿片类药物全身用药可导致新生儿呼吸抑制。
- 尽管蛛网膜下腔或硬膜外腔注入阿片类药物吸收迅速,但与阿片类药物全身用药相比,总剂量和母体内血浆浓度都较低,因而,对胎儿的呼吸抑制亦较轻[20]。
- 接受硬膜外输注芬太尼的孕妇,24h 后新生儿的神经病理方面和行为能力评分方面会有轻微的减低[21]。当硬膜外使用舒芬太尼时,上述抑制可能更轻微。
- 然而,与全身用药相比,总体感觉是,椎管内用阿片类药物可产生较优的镇痛效果,较好的新生儿结局[22]。

硬膜外注入芬太尼与母乳喂养

- 关于硬膜外注入芬太尼对成功哺乳的影响一直颇有争议。其详见硬膜外麻醉与结局章节。

胎儿心动过缓

- 有报道指出,椎管内注入芬太尼或舒芬太尼后,出现明显胎儿心动过缓或晚期减速。尤其常见于腰硬联合麻醉蛛网膜下腔注入芬太尼后,该问题还会在腰硬联合麻醉章节讨论。
- 发生率为 15% ~ 20%。

- 这可能是因为镇痛效果完善循环中肾上腺素锐减所致。肾上腺素具有安胎效应,突然减少可能导致子宫张力增加或子宫肌张力过高,但刺激子宫的去甲肾上腺素是不变的,它也可以导致子宫张力过高[23]。
- 然而,联合小剂量阿片类药物和局麻药既可产生相等的镇痛效果,又可减少胎儿心率异常的情况[24]。
- 有趣的是,据报道蛛网膜下腔注入芬太尼由于其安胎效应,可以增加外倒转术的成功率,但在一系列的心动过缓的病例中没有发现任何这方面的证据[25]。
- 由于有心动过缓的报道,当给产妇椎管内镇痛时要监测胎儿心率。
- 即使胎儿心率有变化,保守的方法通常就已足够,因为这些变化很多时候是自限性的。
  治疗方法:
- 吸氧。
- 改变体位,解除主动脉、腔静脉的压迫。
- 治疗低血压。
- 停用缩宫素。
- 考虑使用保胎药物,如静注硝酸甘油 50 ~ 100µg 或间羟胺 0.25mg。
- 如果保守措施失败,要实施急诊剖宫产。
  在持续子宫张力过高的治疗中,起初最好选硝酸甘油,因为:
- 它作用持续时间短。
- 低血压机会低,而且一旦出现很容易纠正。
- 成功率高。

总结

- 椎管内阿片类药物是目前剖宫产麻醉中可供选择的药物中主要的组成部分。
- 可供临床使用的药物品种繁多。
- 脂溶性药物构成分娩镇痛技术常用的一个重要部分,常用作剖宫产手术麻醉的辅助药。
- 水溶性药物(常见于吗啡)主要用于剖宫产术后疼痛治疗中多模式镇痛的一部分。
- 全部药物对临床孕妇和胎儿都可能有明显的副作用。产科麻醉医师在对每一患者制订麻醉镇痛计划时必须权衡其利弊。

(杨文燕 译　钱金桥　衡新华 校)

参考文献

1. Wang J K, Nauss L A ,Thomas J E. Pain relief by intrathecally applied morphine in man. *Aneasthesiology*, 1979,**50**:149-151.

2. Loper K A, Ready L B，Downey M, *et al*. Epidural and intravenous fentanyl are clinically equivalent after knee surgery. *Anesth Analg*, 1990,**70**:72-75.

3. Guinard J P, Mzvrocordatos P, Chiolero R, *et al*. A randomized comparision of intravenous versus lumbar and thoracic epidural fentanyl for analgesia after thoracotomy. *Anesthesiology*, 1992,**6**:1108-1115.

4. D'Angelo R, Gerancher J C, Eisenach J C,*et al*. Epidural fentanyl produces labour analgesia by a spinal mechanism. *Anesthesiology*, 1998,**88**:1519-1523.

5. Cohen S,Pantuck C B, Amar D, *et al*. The primay action of epidural fentanyl after caesarean delivery is via a spinal mechanism. *Anesth Analg*, 2002,**94**:674-679.

6. Justins D,Francis D M,Houlton P G,*et al*. A controlled trail of extradural fentanyl in labour. *Br J Anaseth*, 1982,**54**:409-414.

7. Celleno D,Capogna G. Epidural fentanyl plus bupivacaine 0.125 percent for labour analgesia: analgesic effect .*Can J Anesth*, 1988,**35**:375-378.

8. Cohen S E, Halpern J, Subak L L ,*et al*. Analgesia after cesarean delivery: patient evaluations and costs of five opioid techniques. *Reg Anesth*, 1991,**16**:141-149.

9. Carvalho B,Roland L M,Chu L F, *et al*. Single-does, extended-release epidural morphine (DepoDur)compared to conventional epidural morphine for post-cesarean section pain. *Anesth Analg*, 2007,**105**:176-183.

10. Halpern S, Arellano R,Preston R ,*et al*. Epidural morphine vs hydromorphone in post-caesarean section patients. *Can J Anesth*, 1996,**43**:595-598.

11. Wee M Y K, Brown H, Reynolds F. The National Institute of Clinical Excellence (NICE)guidelines for caesarean section : implications for the anaesthetist. *Int J Obstet Anesth*, 2005,**14**:147-158.

12. Roy J D, Girard M ，Drolet P. Intrathecal meperidine decreases shivering during cesarean delivery under spinal anesthesia. *Anesth Analg*, 2004,**98**:230-234.

13. Lu J K，ManullangT R, Staples M H, *et al*. Maternal respiratory arrests, severe hypotension ,and fetal distress after administration of intrathecal sufentanil , and bupivacaine after intravenous fentanyl. *Anesthesiology*, 1997,**87**:170-172.

14. Bernards C M, Understanding the physiology and pharmacology of epidural and intrathecal opioids.Best Pract Res Clin *Anaesthesiol*, 2002,**16**:489-505.

15. American Society of Anesthesiologists. ASA Practice Guidelines for the Prevention, Detection, and Management of Respiratory Depression Associated with Neuraxial Opioid Administration. https://ecommerce.asahq.org/p-320-practice-guidelines-for-the-prevention-detection and-management-of-respiratory-depression. aspx[Accessed July 2011].

16. Norris M C, Grieco W M, Borkowski M, *et al*. Complications of labor analgesia: epidural versus combined spinal-epidural techniques. *Anesth Analg*, 1994,**79**:527-539.

17. Asokumar B,Newman L M,McCarthy R J, *et al*. Intrathecal bupivacaine reduces pruritus and prolongs duration of fentanyl analgesia during labor: a prospective, randomized controlled trial.*Anesth Analg*, 1998,**87**:1309-1315.

18. Rawal N, Mollefors K, Axelsson K, *et al*. An expreimental study of urodynamic effects of epidural morphine and of naloxone reversal. *Anesth Analg*, 1983,**62**:641-647.

19. Valley M A, Bourke D L,McKenzie A M. Recurrence of thoracic and labial herpes simplex virus infection in a patient receiving fentanyl. *Anesthesiology*, 1992,**76**:1056-1057.

20. Porter J R,Bonello E,Reynolds F.Effect of epidural fentanyl on neonatal reapiration. *Anesthesiology*, 1998,**89**:79-85.

21. Loftus J R,Hill H,Cohen S E. Placental transfer and neonatal effects of epidural sufentanil and fentanyl administered with bupivacaine during labour.*Anesthesiology*,1995,**83**:300-308.

22. Reynolds F, Sharma S K,Seed P T. Analgesia in labour and fetal acid-base balance:a meta-analysis comparing epidural with systemic opioid analgesia.*Br J Obstet Gynaecol*, 2002, **109**:1344-1353.

23. Clarke V T, Smiley R M,Finster M. Uterine hyperactivity after intrethecal injection of fentanyl for analgesia during labour:a cause of fetal bradycardia?*Anesthesiology*,1994,**81**:1083.

24. Van de Velde M, Teunkens A, HanssensM, *et al*. Intrathecal sufentanil and fetal heart rate abnormalities: a double-blind, double placebo-controlled trial comparing two forms of combined spinal-epidural analgesia with epidural analgesia in labor. *Anesth Analg*, 2004,**98**:1153-1159.

25. Birnbach D J, Matut J, Stein D J, *et al*. The effect of intrathecal analgesia on the success of external cephalic version. *Anesth Analg*, 2001,**93**:410-413.

瑞芬太尼与患者自控镇痛

第十五章 P. 福利 D. 希尔 著

引言

- 瑞芬太尼是一种阿片类药物,具有 μ 受体专一活性,分布容量低,脂溶性低,时量半衰期为 3 ~ 5min,血-脑平衡时间为 1.2 ~ 1.4min,血浆和组织中的酯酶可快速将其代谢为没有活性的代谢物[1]。瑞芬太尼的代谢不依赖于肝肾功能,长时间输注也不会引起蓄积[2]。

- 瑞芬太尼可快速通过胎盘,不过,它可快速代谢、再分布。或者在新生儿也可快速代谢和再分布[3]。当瑞芬太尼用于新生儿术后镇痛时,瑞芬太尼的药物代谢动力学与儿童和成年人相似[4]。

- 由于瑞芬太尼用于新生儿的安全性,加之起效快和维持时间短的特点,瑞芬太尼可作为分娩镇痛药用于患者自控镇痛,而且,还可作为全身麻醉的辅助用药,尤其是用于高危产妇。

瑞芬太尼适合作分娩镇痛药

尽管椎管内镇痛可以提供良好的镇痛,但如果有禁忌证,需要使用替代方法。尽管阿片类药物全身给药后患者会感到不舒服,但用于产科麻醉已有很长时间。阿片类药物有镇静、恶心、胃排空延迟、呼吸抑制和新生儿抑制的副作用,加之作为分娩镇痛药效能可疑而使用受限[5]。

一个理想的阿片类药物应该起效和维持时间与子宫收缩的时程匹配,而又保留子宫收缩性,同时又不会导致胎心监护异常。应该考虑实施镇痛的人员是否经验丰富,药物对产妇和新生儿的影响最小,可使用到分娩时和分娩期。

瑞芬太尼由于起效快、消除迅速,所以,适用于子宫收缩的周期性疼痛。

- 一项研究观察瑞芬太尼对志愿者呼吸的影响:剂量为 0.5μg/kg,5s 推完,起效时间为 30s,达峰时间为 2.5min[6]。这提示,要让达峰效应与子宫收缩一致不是不可能,但是很困难。很可能达峰效应与第二个或随后的收缩一致。

- 这就解释了为什么首次使用瑞芬太尼进行分娩镇痛会出乎预料[7]。该研究报道了 4 名妇女使用瑞芬太尼,然而,由于瑞芬太尼是有第三方手工推注,不可避免出现延迟推注的情况,研究人员认为,瑞芬太尼是无效的,可能的原因是达峰效应处于 2 次宫缩之间。

最佳给药方案

早期研究的焦点是确定瑞芬太尼用于分娩期患者自控镇痛的效能和最佳给药方法。给药方案的巨大差异可见表 15-1。这包括了两项剂量研究[8,9]。有项观察性研究使用了一个固定的患者自控镇痛剂量[10],另一项研究比较了两种背景输注加患者自控镇痛的方法[11]。

所有四项研究都用瑞芬太尼镇痛。

- 在布莱尔(Blair)及其同事[8]的可行性研究中,与单次剂量范围为 0.25 ~ 0.5µg/kg 的基础值比较,疼痛评分平均减少 30mm。
- 伏尔马宁(Volmanen)等人[9]的剂量研究报道了平均剂量为 0.4µg/kg 时,疼痛评分平均减少 42mm。
- 在沃利卡斯(Volikas)等人[10]的观察性研究中,使用 0.5µg/kg 的固定剂量,疼痛评分平均减少 26mm。
- 剩下的一项研究比较了固定的背景剂量和逐步增加的患者自控镇痛剂量与固定的单次剂量和逐步增加的背景输注剂量,疼痛评分平均减少 30mm[11]。

关于瑞芬太尼的最佳给药方法没有达成统一意见,每项研究有自己的剂量表,剂量范围为 0.2 ~ 0.93µg/kg。最常用的剂量为 0.5µg/kg。为了获得有效的镇痛,剂量会有很大的个体化差异,有些研究人员对此做出评论[9]。这意味着固定剂量的给药方法可能会导致剂量不足和镇痛失败,也可能导致过量和产妇氧饱和度降低。

表15-1 瑞芬太尼患者自控镇痛剂量表

参考文献	单次剂量	锁定时间	背景输注	改为区域镇痛比例
布莱尔等人[8]	0.25 ~ 0.5 µg/kg	2min	无	4/21
伏尔马宁等人[9]	0.2 ~ 0.8 µg/kg	1 min	无	未报道
沃利卡斯等人[10]	0.5 µg/kg	2 min	无	5/50
巴尔基等人[11]	0.25 µg/kg	2 min	有	1/20
埃夫龙等人[16]	0.27 ~ 0.93 µg/kg	3 min	无	4/43
布莱尔等人[18]	40 µg	2 min	无	2/20

（续表）

参考文献	单次剂量	锁定时间	背景输注	改为区域镇痛比例
杜马等人[19]	40 μg	2 min	无	7/52
瑟洛等人[20]	0.2 μg/kg	2 min	无	7/18
伏尔马宁等人[23]	0.4 μg/kg	1 min	无	未报道
伏尔马宁等人[24]	0.3 ~ 0.7 μg/kg	1 min	无	未报道

锁定时间

报道的锁定时间也存在很大差异,有些报道的锁定时间为 2min,有些报道为 1min 的单次推药时间和 1min 的锁定时间。由于子宫平均收缩时间为 70s[12],为慎重起见可以每 2min 给 1 次药。

背景输注

- 在布莱尔等人的剂量研究中[8],布莱尔推荐 PCA 的单次剂量为 0.25 ~ 0.5μg/kg,瑞芬太尼的背景输注并不能改善镇痛,而且,还导致产妇过度镇静和氧饱和度降低。

- 相比之下,巴尔基等人推荐 PCA 单次剂量为 0.25μg/kg,背景剂量为 0.025 ~ 0.1μg/kg[11]。研究人员发现这种镇痛方式的区域镇痛转换率为 5%,其他没有背景输注的转换率为 10%。

给药时机

几位研究人员评论,给药的时机很关键[13]。他们报道:"在医师的指导下,患者能预期到下一次收缩,并提出早期有效要求"[14]。在推荐背景输注前,还需做很多工作以便界定最佳给药方案。

镇痛效能与替代的分娩镇痛方法比较
哌替啶(杜冷丁)

哌替啶仍是产科镇痛最常用的阿片类药物,英国 95% 的医院都有哌替啶可供选择[15]。

- 埃夫龙等人[16]比较了分娩早期用瑞芬太尼 PCA 镇痛与哌替啶输注镇痛的效果,结果发现,瑞芬太尼组疼痛评分较低,产妇满意度较高,硬膜外镇痛转化率较低。

- 沃利卡斯等人[17]比较了瑞芬太尼 PCA（0.5μg/kg 单次剂量，2min 锁定时间）与哌替啶（10mg 单次剂量，5min 锁定时间），结果发现，瑞芬太尼组疼痛评分较低，然而，由于考虑到哌替啶组 Apgar 评分低而终止了研究。

- 布莱尔等人[18]发现瑞芬太尼 PCA（40μg 单次剂量，2min 锁定）和哌替啶 PCA（15mg 单次剂量，10min 锁定时间）疼痛评分相似，但瑞芬太尼组产妇对镇痛的满意度较高。

- 杜马（Douma）等人[19]也比较了瑞芬太尼 PCA（40μg 单次剂量，2min 锁定）和哌替啶 PCA（49.5mg 负荷量，5mg 单次剂量，10min 锁定时间）。瑞芬太尼组疼痛评分较低，差异只在开始治疗的第 1 个小时有统计学意义。然而，与较早的研究一样，瑞芬太尼组产妇满意度较高。

- 瑟洛（Thurlow）等人[20]发现，与肌注哌替啶相比，瑞芬太尼可显著减少疼痛评分。

芬太尼

- 有报道，芬太尼可提供有价值的镇痛，峰值效应在给药后 3 ~ 5min 出现[21]，但可对新生儿造成明显的影响，一项研究报道，使用芬太尼后，37% 的新生儿出生时需要使用纳洛酮，对神经行为的影响可持续到出生后 7d[22]。

- 杜马等人[19]也比较了瑞芬太尼 PCA（40μg 单次注射，2min 锁定时间）与芬太尼 PCA（50μg 负荷量，20μg 单次注射，5min 锁定时间），结果发现，瑞芬太尼组疼痛评分较低，又一次只在开始治疗的第 1 个小时差异有统计学意义。

氧化亚氮

- 伏尔马宁等人[23]的交叉研究表明，瑞芬太尼优于氧化亚氮。在 20min 周期中，比较了瑞芬太尼 PCA（0.4μg/kg 单次注射，1min 锁定时间）与间隙吸入 50% 氧化亚氮。产妇报告瑞芬太尼疼痛缓解程度较好。

- 布莱尔及其同事报道，哌替啶组 19 名女性有 19 名使用了氧化亚氮，瑞芬太尼组 20 名女性有 18 名使用了氧化亚氮[18]。这似乎说明，如果让她们做出选择，尽管使用了瑞芬太尼，她们也会选择氧化亚氮。

硬膜外镇痛

- 在另一项研究中，伏尔马宁等人[24]将 52 名分娩早期的产妇随机分成两组：

一组接受硬膜外镇痛(20ml 0.625% 左旋布比卡因和芬太尼 2μg/ml);另一组接受瑞芬太尼 PCIA 在 1min 给各种剂量,锁定时间为 1min。硬膜外组疼痛评分显著较低,然而,2 个组疼痛缓解评级相似。

功效和产妇满意度

似乎瑞芬太尼 PCIA 的镇痛不完全,不过,一个共同的主题是产妇的高满意度,这意味着,中等度镇痛是有价值的。镇痛只是满意分娩经历的一个组成部分,完全镇痛还未见报道,因为大多数产妇对分娩期镇痛的期望很高。在一份有 137 份报道的综述中,报道了 9 个国家的 14 000 名妇女,重要的因素是:个人期望、支持和处理技巧、医护人员与产妇的关系和决定的参与性[25]。

几项研究也报道,对镇痛的不满意与镇痛的不可用有关[26]。瑞芬太尼 PCA 由于可以快速开展,所以,这就是它的优势所在。

对产妇的影响

主要关心的问题是对产妇的呼吸抑制导致氧饱和度降低。所有的研究都报道了产妇发生氧饱和度降低,但持续时间短,鼻导管吸氧或减少剂量就可很快纠正。

当我们看细节:

- 布莱尔等人[8]报道,21 名妇女中有 4 名氧饱和度低于 90%,持续时间为 15s,呼吸频率最慢的是每分钟 8 次。
- 巴尔基等人[11]报道了一个氧饱和度范围,氧饱和度最低的是 85%。
- 伏尔马宁和同事[9]报道 17 名妇女,其中,有 10 名氧饱和度低于 94%。
- 杜马等人[19]的比较研究发现,瑞芬太尼组低氧饱和度(<95%)发生率(74%)高于哌替啶 PCA 组(33%)和芬太尼 PCA 组(56%)。瑞芬太尼组镇静程度显著较深。瑞芬太尼组 12% 的产妇需要吸氧。

因此,我们不能掉以轻心。总的来说,接受瑞芬太尼 PCA 的女性应该有一对一护理、氧饱和度监测以及必要时吸氧。

对胎儿和新生儿的影响

- 瑞芬太尼 PCA 和哌替啶 PCA 比较性研究发现,瑞芬太尼组胎心监测异常率较少,神经行为评分较好[18]。

- 杜马等[19]发现瑞芬太尼 PCA 组、哌替啶 PCA 组和芬太尼 PCA 组在胎心监测图、Apgar 评分、神经与适应能力评分和胎儿脐带血方面没有差异。

实践经验

在作者的医院,瑞芬太尼 PCA 常规用于分娩镇痛。给药方法是 10s 给 40μg 固定剂量,锁定时间是 2min,由训练有素的助产士提供一对一监护。开始镇痛后,持续监测产妇的氧饱和度,在给剩余药物期间,每小时监测呼吸频率和氧饱和度。产前的其他方面是正常的,除非另有说明,一般要进行间歇胎心监护。产妇满意度很高,95% 的产妇对镇痛都满意或相当满意[27]。

瑞芬太尼镇痛效应用于麻醉

- 瑞芬太尼可用于焦虑患者的镇静和镇痛,而没有阿片类药物的持续副作用。
- 有报道,瑞芬太尼有利于为病态肥胖、恐针的产妇进行腰麻[28],也有利于由于宫缩痛不能保持安静的产妇进行硬膜外穿刺置管[29]。
- 前一例瑞芬太尼的输注速度为 0.05 ~ 0.1μg/(kg·min),后 1 例瑞芬太尼的输注速度为 0.1 ~ 0.25μg/(kg·min)。2 个病例都保持言语交流,在患者的配合下进行预定的操作。

瑞芬太尼作为硬膜外的补充

阿片类药物全身给药是处理硬膜外麻醉下剖宫产手术不适的主要方法,但几乎没有文献报道瑞芬太尼用于这个目的。

- 凯恩(Kan)等人[3]给 19 名接受硬膜外麻醉的妇女输注瑞芬太尼 0.1μg/(kg·min)。该研究的目的是了解胎盘转移和对新生儿的影响。在该研究中,硬膜外麻醉用的局麻药是 2% 利多卡因加肾上腺素(1:200 000)。没有不适事件报道,但有 1 名妇女补充了一次瑞芬太尼。3 名妇女分娩前由于血压低而降低了瑞芬太尼输注速度。由于 1 名妇女头晕、4 名妇女过度镇静在分娩后输注速度降低。
- 有一项研究观察了静脉给瑞芬太尼作为硬膜外麻醉下剖宫产时的辅助药[30]。研究人员比较了 0.5% 布比卡因硬膜外麻醉时,硬膜外给芬太尼或静脉给瑞芬太尼的效果。研究人员发现,静脉给瑞芬太尼与硬膜外给芬太尼的效果是一样的。考虑到阿芬太尼[31]和芬太尼[22]对新生儿的不良效应,瑞

芬太尼似乎是硬膜外麻醉期间处理产妇不适的较好的选择。预期剂量低于
0.1μg/（kg·min），因为低于这个剂量可对新生儿产生的影响小。
不过，还需进一步地研究。

瑞芬太尼全身麻醉下行剖宫产手术

虽然产科患者使用全身麻醉在逐渐减少，但对于一些不宜进行局部麻醉的高
危产妇，可用全身麻醉。全身麻醉时，为了避免潜在的呼吸抑制，一般情况下，胎
儿娩出后才给阿片类药物。然而，风险收益率倾向于阿片类药物的使用，因为稳
定产妇血液动力学和减轻插管反应与外科刺激是很重要的。

- 岸·基等人[32]比较了择期剖宫产全身麻醉诱导时注射瑞芬太尼（1μg/kg）
  或盐水。瑞芬太尼组在喉镜暴露时的血液动力学反应轻，20个新生儿中有7
  个需要面罩给氧，2个需要给纳洛酮，但对照组只有4个需要面罩给氧，没有
  新生儿需要给纳洛酮。
- 柳（Yoo）等人[33]比较了全麻下行剖宫产手术的严重子痫前期患者对插管时
  血液动力学反应。他们发现，与盐水对照组比较，瑞芬太尼单次给药（1μg/
  kg）可有效减轻患者对插管时的血液动力学反应，不过，瑞芬太尼组的21个
  新生儿中，有6个因显著而短暂的呼吸抑制需要面罩给氧；但对照组的21
  个新生儿中只有1个需要面罩给氧，5min后，2个组的Apgar评分和脐带血
  气分析相似。
- 德拉伊希（Draisci）等人[34]研究了单次注射瑞芬太尼0.5μg/（kg·min）后
  持续输注0.15μg/（kg·min）是否可以控制剖宫产手术全麻时的神经内分
  泌反应。虽然，有证据表明，瑞芬太尼可部分减轻激素应激反应，但3个新生
  儿（14%）由于呼吸抑制需要气管插管，5min后所有新生儿都恢复，没有使
  用纳洛酮。

  总的来说，似乎产妇使用瑞芬太尼的用量越大，对新生儿的影响就越大。
- 凯恩等[3]给硬膜外麻醉下行剖宫产手术的清醒患者静脉输注瑞芬太尼
  0.1μg/（kg·min），没有新生儿不良反应的报道。
- 然而，范德维尔德等[35]报道，呼吸抑制的发生率高达50%，需要新生儿专科
  医师处理，不过，呼吸抑制持续时间短，并且有自限性。在这项研究中，麻醉
  是靶控输注丙泊酚和输注瑞芬太尼0.2μg/（kg·min）维持的。
- 有研究报道，产妇以0.1～1.5μg/（kg·min）输注速度输注瑞芬太尼会引起

新生儿出生时胸壁僵硬[36]。

- 里沙（Richa）等人[37]报道，子宫切开后立即停止瑞芬太尼的输注，胎儿取出后再继续输注，新生儿没有出现不良反应。

为慎重起见，当瑞芬太尼高剂量用于高危产妇时，应该预料到新生儿出生时需要复苏。如果考虑在健康产妇使用瑞芬太尼，要么就在胎儿娩出前避免使用，要么使用剂量控制在 0.1μg/（kg·min）或低于这个剂量直到胎儿娩出。即使瑞芬太尼对新生儿的影响很短暂，如果要用瑞芬太尼对产妇进行全身麻醉时，有丰富新生儿复苏经验的医师应该在场。

有凝血因子和血小板障碍的患者[36]、HELLP 患者[37]、子痫前期患者[38]、严重心脏病患者[39]、颅内疾病患者[40]和马凡综合征患者[41]使用全身麻醉时用瑞芬太尼辅助麻醉也有报道。

标示外使用（英国）

- 瑞芬太尼没有批准用于产科患者，药物标示外使用在产科患者很常见。
- 阿片类药物脊髓和硬膜外腔给药和自制的药物混合剂都没批准使用。
- 丙泊酚和剂量＞250mg 的硫喷妥钠（戊硫代巴比妥）也没有批准使用。
- 我们很多人对使用产品批准外的药物都很满意。
- 1997 年，产科麻醉医师协会的 169 名会员承认产科麻醉时用过产品批准外的药物[42]。
- 生产瑞芬太尼的厂家不可能投资获得产科使用的许可证。
- 每个医师有责任评估风险收益率。
- 目前来看，瑞芬太尼比任何其他阿片类药物更适合用于产科麻醉，但瑞芬太尼常规使用还有一段时间。

总结

- 瑞芬太尼是目前最适合用于产科麻醉的阿片类药物。
- 尽管瑞芬太尼起效快、维持时间短，但不能与子宫收缩匹配。不过，研究表明，瑞芬太尼可提供有效镇痛，尤其是分娩的第一产程。
- 我们应该继续评估和研究它的性能，记住阿片类药物可能带来的所有问题。
- 瑞芬太尼 PCA 合适的给药方法是 40μg 的单次剂量和 2min 锁定时间。
- 应该设立制度，确保训练有素的助产士一对一的监护。

- 大约有 10% 的产妇会出现氧饱和度降低。
- 对那些不要区域镇痛或不能接受区域镇痛的患者,瑞芬太尼 PCA 是可行的,但只有用于这类患者的经验积累后才能常规使用。
- 对于高危需要全身麻醉的产科患者,瑞芬太尼在维持气管插管和手术期间血液动力学稳定是成功的。
- 全身麻醉时,用大剂量的瑞芬太尼可对新生儿产生不可预料的影响,因此,应有新生儿复苏方面训练有素的医师参加。
- 瑞芬太尼在产科麻醉和镇痛有一席之地,随着经验的积累和训练的加强,可安全用于产科。

(陈红梅 译 钱金桥 校)

参考文献

1. Egan TD.Pharmacokinetics and pharmacodynamics of remifentanil:an update in the year 2000.*Curr Opin Anaesthesiol*, 2000,**13**:449-455.

2. Michelsen LG , Hug CCJ.The pharmacokinetics of remifentanil.*J Clin Anesth*, 1996,**8**:679-682.

3. Kan RE,Hughes SC, Rosen M A, et al.Intravenous remifentanil:placental transfer,maternal and neonatal effects. *Anesthesiology*, 1998,**88**:1467-1474.

4. Ross A K,Davis P J,Dear GL, et al. Pharmacokinetics of remifentanil in anesthetized pediatric patients undergoing elective surgery or diangnostic procedures. *Anesth Analg*, 2001,**93**:1393-1401.

5. Olofsson C,Ekblom A ,Ekman-Ordeberg G, et al.Lack of analgesic effect of systemically administered morphine or pethidine on labour pain.*Br J Obstet Gynaecol*, 1996,**103**:968-972.

6. Babenco H D,Conard P F , Gross J B.The pharmacodynamic effect of a remifentanil bolus on ventilator control.*Anesthesiology*, 2000,**92**:393-398.

7. Olufolabi A J,Booth J V ,Wakeling H G, et al.A preliminary investigation of remifentanil as a labour analgesic. *Anesth Analg*, 2000,**91**:606-608.

8. Blair J M,Hill D A , Fee J P.Patient-controlled analgesia for labour using remifentanil:a feasibility study.*Br J Anaesth*, 2001,**87**:415-420.

9. Volmanen P,Akural E I,Raudaskoski T, et al.Remifentanil in obstertric analgesis:adose finding study.*Anesth Analg*, 2002,**94**:913-917.

10. Volikas I, Butwick A, Wilkinson C, et al. Maternal and neonatal side-effects of remifentanil patient-controlled analgesia in labour.*Br J Anaesth*, 2005,**95**:504-509.

11. Balki M,Kasodekar S,Dhumne S, et al. Remifentanil patient-controlled analgesia for labour;optimizing drug delivery regimens. *Can J Anesth*, 2007,**54**:626-633.

12. Caldero-Barcia R , Poseiro JJ.Physiology of the uterine contraction.*Clin Obstet Gynecol*, 1960,**3**:386-408.

13. Volmanen P , Alahuhta S.Will remifentanil be a labour analgesic? *Int J Obstet Anesth*, 2004,**13**:1-4.

14. Dhileepan S , Stacey RG.A preliminary investigation of remifentanil as a labour analgesic.*Anesth Analg*, 2001,**92**:1358-1359.

15. Saravanakumar K,Garstang JS , Hasan K.Intravenous patient-controlled analgesia for labour:a survey of UK practice.*Int J Obstet Anesth*, 2007,**16**:221-225.

16. Evron S,Glezerman M,Sadan O, et al Remifentanil:a novel systemic analgesicfor labour pain.*Anesth Analg*, 2005,**100**233-238.

17. Volikas I , Male DA. comparison of pethidine and remifentanil patient-controlled analgesia in labor.*Int J Obstet Anesth*, 2001,**10**:86-90.

18. Blair J M,Dobson G T,Hill D A, et al. Patient controlled analgesia for labour:a comparison of remifentanil with pethidine.*Anaesthesia*, 2005,**60**:22-27.

19. Douma M R, Verwey R A,Kam-Endtz C E, et al. Obstetric analgesia:a comparison of patient-controlled meperidine,remifentanil and fentanyl in labor.*Br J Anaesth*,2010,**104**:209-215.

20. Thurlow J A,Laxton C H,Dick A, et al.Remifentanil by patient-controlled analgesia compared with intramuscular meperidine for pain relief in labor. *Br J Anaesth*, 2002,**88**:374-378.

21. Shafer S L , Varvel J R.Pharmacokinetic,pharmacodynamics and rational opoid selection. *Anaesthesiology*, 1991,**74**:53-63.

22. Morley-Forster P K , Weberpals J. Neonatal effects of patient-controlled analgesia using fentanyl in labour.*Int J Obstet Anesth*, 1998,**7**:103-107.

23. Volmanen P, Akural E, Raudaskoski T, et al. Comparison of remifentanil and nitrous oxide in labour analgesia.*Acta Anaesthesiol Scand*, 2005,**49**:453-458.

24. Volmanen P, Sarvela J, Akural E, I et al. Intravenous remifentanil vs.epidural levobupivacaine with fentanyl for pain relief in early labor:a randomized,controlled,double-blinded study.*Acta Anaesthesiol Scand*, 2008,**52**:249-255.

25. Hodnett E D.Pain and women's satisfaction with the experience of childbirth:a systematic review.*Am J Obstet Gynecol*, 2002,**186**: S160-S172.

26. Robinson P N,.Salmon P , Yentis S M. Maternal satisfaction.*Int J Obstet Anesth*, 1998,**7**:32-37.

27. Laird R, Hughes D & Hill D. Audit of remifentanil patient-controlled analgesia for labour.Abstracts of free papers presented at the annual meeting of the Obstetric Anacesthetists Association,Sheffield,7-8 June 2007.*Int J Obstet Anesth*, 2007,**16**:S43.

28. Mastan M, Mukherjee S , Sirag A. Role of remifentanil for elective CS in a morbidly obese,needle-phobic parturient. *Int J Obstet Anesth*, 2006,**15**:176.

29. Brada S A,Egan T D , Viscomi C M. The use of remifentanil infusion to facilitate epidural catheter placement in a parturient:a case report with pharmacokinetic simulations.*Int J Obstet Anesth*,1998,**7**:124-127.

30. Blair J M, Wallace N, Dobson G, et al. Remifentanil infusion as an adjunct to epidural anaesthesia for CS. *Int J Obstet Anesth*, 2002,**11**:19.

31. Morley-Forster P k,Reid D W , Vandeberghe HA. comparison of patient-controlled analgesia fentanyl and alfentanil for labour analgesia.*Can J Anesth*, 2000,**47**:113-119.

32. Ngan Kee W D,Khaw K S,Ma K C, et al. Maternal and neonatal affects of remifentanil at induction of general anaesthesia for caesarean delivery:a randomized,double-blind,controlled trial.*Anesthesiology*, 2006,**104**:14-20.

33. Yoo K Y,Jeong C W,Park B Y, et al. Effects of remifentanil on cardiovascular and bispectral index responses to endotracheal intubation in severe pre-eclamptic patients undergoing Caesarean delibery under general anaesthesia. *Br J Anaesth*, 2009,**102**:812-819.

34. Draisci G,Valente A,Suppa E, et al. Remifentanil for cesarean section under general anesthesia: effects on maternal stress hormone secretion and necnatal well-being:a randomized trial. *Int J Obstet Anesth*, 2008,**17**:130-136.

35. Van de Velde M,Teunkens A , Kuypers M.General anaesthesia with target controlled infusion of propofol for planned CS: maternal and neonatal effects of a remifentanil-based technique. *Int J Obstet Anesth*, 2004,**13**:153-158.

36. Carvalho B, Mirikitani E J, Lyell D, et al. Neonatal chest wall rigidity following the use of remifentanil for caesarean delivery in a patient with autoimmune hepatitis and thrombocytopenia. *Int J Obstet Anesth*, 2004,**13**:53-56.

37. Richa F, Yazigi A, Nasser E, *et al*. General anaesthesia with remifentanil for cesarean section in a patient with HELLP syndrome. *Acta Anaesthesiol Scand*, 2005,**49**:418-420.

38. Johannsen E K , Munro A J. Remifentanil in emergency CS in pre-eclampsia complicated by thrombocytopenia and abnormal liver function.*Anaesth Intensive Care*, 1999,**27**:527-529.

39. McCarroll C P, Paxton L D, Elliott P, *et al*. Use of remifentanil in a patient with peripartum cardiomyopathy requiring CS.*Br J Anacslth*, 2001,**86**:135-138.

40. Bedard J M, Richardson M G , Wissler R N. General anaesthesia with remifentanil for Cesarean section in a parturient with an acoustic neuroma. *Can J Anesth*, 1999,**46**:576-580.

41. Singh S I, Brooks C , Dobkowski W. General anesthesia using remifentanil for Cesarean delivery in a parturient with Marfan's syndrome.*Can J Anesth*, 2008,**55**:526-531.

42. Howell P R , Madej T H. Administration of drugs outside of product licence: awareness and current practice.*Int J Obstet Anesth*, 1999,**8**:30-36.

氧化亚氮

R. 史密斯　伊恩·麦格康纳谢　著

第十六章

简介

- 在现代麻醉工作中氧化亚氮(笑气)有两种常见用途:在全麻中作为更强效的挥发性麻醉气体的运载气体,以及分娩时镇痛。本文将着重于后者的讨论。
- 尽管氧化亚氮用于分娩镇痛已有很长的历史,对其镇痛效能的争论仍然持续存在。
- 本文特别关注近期有关氧化亚氮的副作用、医务人员潜在的滥用现象及环境影响的各种观点。

历史

氧化亚氮(N_2O)在 19 世纪早期即被观察到吸入时同时具有麻醉和镇痛效果。其在 1844 年由 Horace Wells 首次作为麻醉气体使用,并在其后的 160 余年里在麻醉工作中被广泛使用。很少有药物能够如此长时间地被人们选用。

分娩时吸入镇痛的历史和该专业本身的历史一样悠久。

- 1846 年在美国波士顿,乙醚初次作为一种麻醉剂使用后,紧接着 1847 年在爱丁堡 James Simpson 将乙醚用于分娩镇痛。
- 19 世纪 50 年代 John Snow 将氯仿用于维多利亚女王分娩镇痛之后,吸入性麻醉剂在分娩过程中的使用更为普遍。

尽管大部分吸入麻醉剂都被试用于分娩镇痛,但是只有氧化亚氮被持续地普遍使用。

药理学

氧化亚氮是通过吸入给药的气味芳香的无色气体。虽然它在血中相对难溶(血气分配系数 0.46,与地氟醚相似),麻醉效能低,最低肺泡有效浓度(minimum alveolar concentration，MAC）在标准温度及气压下为 104%，但是确实有确切的镇痛效果。氧化亚氮确切的作用机制及作用位点仍然不明，但是假说认为，脑干内内源性阿片类物质释放、多巴胺调节及 N-甲基-D-天冬氨酸（N-methyl-D-aspartate，NMDA）拮抗作用都有可能参与其中。氧化亚氮与挥发性吸入麻醉剂相比没有显著的骨骼肌松弛作用。

氧化亚氮可以很简单地通过面罩或吹嘴，以及储藏罐或者墙壁 N_2O/O_2 混合气体供应装置在产程中给药。

- 最常用的混合气体是 50% 氧化亚氮和 50% 氧气，如果是储存于预混气缸中则称为 Entonox（最初使用于 1961 年），如果由墙壁管道供应，通过混合器混合的则称为 Nitronox。

大部分氧化亚氮 / 氧气输送系统由节流活瓣和废气清除系统组成，以尽量减少使用期间的环境污染。氧化亚氮在人体代谢率很低，基本以原形呼出，这种呼出气是环境的另一种潜在污染源。

吸入氧化亚氮的镇痛作用高峰出现在吸入后大约 50s，因此在宫缩期间给药的时机对最大化效果是至关重要的。在分娩时持续使用氧化亚氮可以避免这个问题，但是有副作用，包括躁动、嗜睡和眩晕，并且大部分人认为是不可接受的。由于它血流动力学稳定、给药方便、对宫缩无影响，并且不触发恶性高热，氧化亚氮作为分娩镇痛的选择之一有一度相当流行。

当代运用

- 氧化亚氮用于分娩镇痛在美国并不常见，但是在其他地区使用更为普遍。美国一项 2005 年的调查中发现只有 1% 的产妇使用氧化亚氮镇痛，而同期芬兰、澳大利亚新南威尔士的调查结果则分别为 48% 和 46%。英国最新的数据自 2000 年开始，有 62% 的产妇使用了氧化亚氮镇痛[1]。

- 世界范围内类似国家间分娩时氧化亚氮使用的差异可能与多种因素有关。这些原因可能包括实用性、患者的偏好、潜在的医务人员暴露和临床医师对观察到的更为有效的镇痛方法的偏倚，比如肠道外使用阿片类药物或者椎管内麻醉。甚至在普遍使用氧化亚氮的国家，氧化亚氮也不经常作为唯一的镇痛技术。

- 氧化亚氮在全麻中总体使用情况的数据也很稀少，但是人们普遍认为它的使用在减少。根据一个主要生产商的数据显示，过去 10 年北美地区的使用平均每年减少 5%[2]。欧洲的使用情况在不同国家间有很大差异，比如，在英国使用较为普遍,而德国的使用率则很低[3]。

- 在全麻剖宫产中它的使用相对而言依然较普遍(虽然在大多数医疗中心内全身麻醉本身并不是剖宫产常用的麻醉方式)。在这种情况下氧化亚氮的潜在益处在于减少挥发性吸入麻醉药的用量,减少其抑制宫缩的效应,并且通过第二气体效应加速挥发性吸入麻醉药的摄取。有人认为[4],在全麻剖宫产手术中混合吸入氧化亚氮可能降低产妇术中知晓的发生率,但是这一观点并没有得到最终的证实。但是,这样可以明显限制剖宫产术中吸入浓度过高的氧气。剖宫产术中吸入无氧化亚氮或者 50% 氧化亚氮与 50% 氧气混合气体或者 100% 氧气的患者新生儿 1min 或 5min 的 Apgar 评分或胎儿神经行为学评分无差异[5]。吸入 40% 氧化亚氮对剖宫产术中高度紧张的产妇有很好的缓解焦虑的作用[6]。

目前的争论

- 围绕分娩镇痛中使用氧化亚氮的争论主要有关于氧化亚氮的效能、副作用和安全性。
- 很多氧化亚氮用于分娩镇痛的临床证据都发表于 20 世纪 60 年代至 20 世纪 70 年代之间,近期最为综合性的关于氧化亚氮使用和副作用的综述是 Rosen 于 2002 发表的,这篇综述对文献做了出色的总结(详见扩展阅读)。

效能

有可能对一个麻醉学家来说,谈到使用氧化亚氮进行分娩镇痛最重要的一个问题就是它的效能。要去使用一种可能有各种潜在副作用,而你又无法确定它对患者是否能达到预期效果的药物是几乎没有意义的。20 世纪末有一些研究是探索氧化亚氮在分娩镇痛中效能的,大多数研究中都将氧化亚氮与低剂量挥发性吸入麻醉剂进行比较。一些比较是在安慰剂对照研究中进行的,最近的研究也有将氧化亚氮和患者静脉自控镇痛进行对比。

与安慰剂的比较

- 已经有研究对比过分娩镇痛中使用氧化亚氮和压缩空气及 100% 氧气的差别。在一项针对副作用的研究中,通过析因分析比较持续吸入 40%、间断吸入 70% 氧化亚氮与吸入 100% 氧气的视觉模拟评分(visual analogue scale,

VAS）[7]。持续吸入 40% 氧化亚氮组的 VAS 评分最低,但是该研究对数据并没有进行统计学分析,并且不是所有的研究对象都包括在内。氧化亚氮比氧气可能有更好的镇痛效能,但是这个实验的数据质量很差。

- 在一项加拿大的随机、双盲试验中,对第一产程镇痛使用 50% 氧化亚氮和医用压缩空气进行了对比[8]。有趣的是,氧化亚氮与氧气混合组和空气组之间的 VAS 评分没有显著性差异,但是大部分产妇在试验阶段结束后选择继续吸入氧化亚氮。
- 一项包含 500 余名患者的双盲随机试验对比了通过单向活瓣面罩吸入 Entonox（爱桃乐）和 50% 的氧气。研究者发现,吸入 Entonox 的产妇疼痛缓解的程度具有临床及统计学上的差异[9]。

这些对比氧化亚氮和安慰剂在分娩镇痛中的作用的研究数据,没有提供结论性证据证明氧化亚氮比空气或者氧气有更好的镇痛效果。

与吸入麻醉药的比较

大部分研究氧化亚氮在分娩镇痛中的效能的文献都将其与单独吸入低浓度的挥发性麻醉剂或者复合吸入氧化亚氮及挥发性麻醉剂作比较。早期的研究检验了甲氧氟烷和氧化亚氮的差异,而当挥发性麻醉剂变得越来越复杂,产科麻醉的文献开始对恩氟烷、异氟烷,以及随后的七氟烷和地氟烷进行研究。

- 1969 年英国的研究工作对比了氧化亚氮和甲氧氟烷,发现甲氧氟烷比氧化亚氮出现完全性疼痛缓解的概率更高（29% *vs.* 18% 和 28% *vs.* 16%）,显著性疼痛缓解的概率稍低,并且始终优于之前的分娩,无论之前使用何种技术[10,11]。
- 氧化亚氮和恩氟烷及异氟烷之间的比较进一步证实了这些发现,低浓度的吸入性麻醉药比氧化亚氮有更优的镇痛效能。
- 一项研究发现,使用地氟烷或氧化亚氮产妇满意度没有显著差异[12]。
- 近期的研究发现吸入 0.8% 七氟烷比吸入 Entonox 有更好镇痛效果、更少的副作用（包括恶心、呕吐）和更高的产妇满意度[13]。一篇社论[14]总结,七氟烷可能成为使用更为广泛的 Entonox 的有效替代物,同时也承认了硬膜外及静脉镇痛的优越性。

使用吸入性挥发性麻醉剂进行分娩镇痛存在各种问题,包括对子宫收缩力的影响、过度镇静、健忘和环境污染,但是在镇痛和产妇满意度方面,氧化亚氮的效果不如吸入麻醉药。

与患者静脉自控镇痛的比较

- 在 2004 年芬兰的一项小型随机对照试验中,对比了氧化亚氮和瑞芬太尼患者静脉自控镇痛(patient-controlled analgesia, PCA)在第一产程镇痛中的效果[15]。0.4μg/kg 的瑞芬太尼 PCA 剂量与吸入 50% 氧化亚氮进行比较,并且对宫缩疼痛、满意度及副作用进行了研究。瑞芬太尼 PCA 效能更强,并且产妇和新生儿副作用的发生率没有增加。

- 虽然比起氧化亚氮,使用瑞芬太尼 PCA 护理人员工作量明显加大,医师也需要更密切的监测,但是瑞芬太尼 PCA 确实能提供更好的镇痛效果,并且可认为是合理的替代方法。

- 在有些医院,瑞芬太尼 PCA 在硬膜外镇痛禁忌时被成功地用于分娩镇痛。

效能总结

- 目前可及的证据中没有很具有说服力地支持氧化亚氮在分娩镇痛中是有效的镇痛药物,虽然很大比例的产妇表示至少疼痛有所缓解。

- 无论是与安慰剂、吸入性麻醉剂或者患者静脉自控镇痛比较,氧化亚氮在分娩时的镇痛效能没有更好,甚至更差。

- 很多现有的研究使用了临床中不再使用的药物或者这些研究的方法学质量较差。

- 有必要开展设计周密的随机对照临床试验:以产妇为研究对象,使用当代麻醉药和镇痛药,以确定氧化亚氮对这一人群是否具有临床益处。

副作用

在决定是否把氧化亚氮介绍给产妇时,医师必须考虑到潜在的副作用,并且应该和患者充分讨论。氧化亚氮的副作用从轻微的不适(恶心)到潜在的灾难性的后果(宫缩乏力)都有可能。大部分验证氧化亚氮在产科麻醉中的效能的研究也验证了它的副作用。

恶心、呕吐

几项研究描述了产妇使用氧化亚氮后恶心呕吐的发生率为 1/20 ~ 1/3,但是没有一篇发表的文献设有未给药的对照组。几项描述恶心、呕吐副作用的研究也没有对照之前或者同时使用的阿片类药物,而阿片类药物众所周知会引起恶心。

- 一项 1969 年的英国的研究发现,不论在分娩镇痛中使用氧化亚氮、三氯乙烯或者甲氧氟烷,恶心的发生率都近似于 20%[16]。
- 另一项同年发表的研究报道,氧化亚氮和甲氧氟烷相比引起的恶心、呕吐显著增多,发生率分别为 32% 和 0%[11]。

鉴于在未用药的产妇中恶心、呕吐的发生率本身就很高,也没有研究设置未用药的对照组,氧化亚氮是否会加重这个问题还是未知数。当作为吸入全麻的一个组分时,氧化亚氮和术后恶心、呕吐相关。但是,在这种情况中氧化亚氮是持续给药的并且经常持续时间很长,导致比产科镇痛中使用的剂量要大,并且此过程中还配伍使用了其他致吐的麻醉药物。

子宫收缩力和产程进展

这一领域的研究历史悠久,在很大程度上人们认为这一领域是具有历史兴趣的。

- 一项验证 75% 氧化亚氮、腰麻、硬膜外麻醉和全麻对子宫收缩力的影响的研究发现,予产妇 75% 氧化亚氮对子宫收缩没有影响[17]。相反,复合使用其他麻醉药物的全麻,包括乙醚、环丙烷和氟烷都显著降低宫缩的频率和强度。
- 通过研究,氧化亚氮用于镇痛时对产程进展没有影响[18]。

镇静、健忘和多梦

- 研究证据并不支持氧化亚氮在分娩时间段使用导致嗜睡的观点[19],但是当氧化亚氮持续给药,或者复合其他挥发性麻醉药使用时患者经常会出现嗜睡。恰当地指导患者及更为注意的护理都可以最大程度的减少氧化亚氮的镇静作用。
- 因为大部分产妇和他们的家人都希望能够主动的参与到生产过程中,并且对分娩过程保留清晰的回忆,产妇都很担心分娩时如果使用麻醉药物会导致健忘。高达 1/3 的产妇分娩时间段使用 50% 氧化亚氮会导致记忆模糊[8,10,18],并且随着浓度升高发生率也相应增加。因此在使用氧化亚氮镇痛之前要让患者意识到出现健忘或者记忆模糊的可能性。
- 使用氧化亚氮时患者可能会主诉多梦,文献中证实这种现象的发生率为 25%。虽然这种经历不一定不愉快,但是患者可能会对烦躁或者多梦的感觉出现不满。

监测氧化亚氮的使用情况的从业人员应该意识到这些潜在的副作用,并且如果患者觉得受其所扰就应该停止使用。

安全性

围绕着氧化亚氮效能和潜在副作用的争论已经被验证过。在没有探索过药物安全性的前提下,对应用药理学的讨论都是不充分的。在分娩和生产过程中氧化亚氮的使用有着一些争议性的安全问题有待讨论。

新生儿结局

由于氧化亚氮易于通过胎盘,人们都很担心分娩过程中使用氧化亚氮可能会导致新生儿抑制。但是,关于新生儿抑制及神经行为缺陷的问题并没有得到临床研究的验证。

- 1970 年,一项英国的观察性研究发现,给产妇吸入 50% 或者 70% 氧化亚氮时,新生儿的 Apgar 评分及存活率并没有差异[20],此结果和另一更早期的研究发现氧化亚氮对新生儿 1minApgar 评分没有影响的结果一致[18]。
- 进一步的研究评估了在第二产程期间使用或未使用吸入性麻醉剂组的产妇分娩的新生儿 24h 内的 Apgar 评分、神经和适应能力评分以及早期新生儿神经行为评分。两组之间并没有发现显著性差异[21]。

因此,该文献合理的支持了氧化亚氮对出生第 1 天新生儿的神经行为表现没有可观测到的影响的观点。更近期的涉及动物实验的研究提示,氧化亚氮(以及其他麻醉药物)对胎儿或者新生儿的大脑发育有不利的影响。这一点在另一章节中将进行充分的讨论。

氧饱和度

吸入氧化亚氮导致产妇低氧血症的机制有几种。

1. 吸入氧浓度降低。最常用的氧化亚氮是 50% 的氧化亚氮及氧气的混合气体,这样的话吸入氧浓度有 50%。但是,如果使用麻醉机的话吸入的氧化亚氮浓度可以更高。

2. 弥散性缺氧。弥散性缺氧的概念假设在吸入气体供应终止后,血中溶解度低的氧化亚氮可大量弥散到肺泡内,如果患者没有得到氧气补充的话,就可导致肺内充满低氧的混合气体。这种情况可能发生在宫缩间期产妇呼吸室内空气且血中氧化亚氮浓度已达到足够浓度时。一项瑞典的实验发现,没有证据证明产程中吸入 50% 或者 70% 的氧化亚氮会发生弥散性缺氧[22]。

3. 镇静作用特别是氧化亚氮和阿片类药物混合使用时。一项澳大利亚的研究将患者分入五个镇痛治疗方案组:无镇痛、肌内注射哌替啶、硬膜外阻滞、间断吸入 50% 氧化亚氮和间断吸入氧化亚氮复合肌注哌替啶。只有复合使用氧化亚氮和哌替啶组的患者氧饱和度与对照组有差异[23]。当氧化亚氮和阿片类同时使用时医师应该特别谨慎。

4. 吸入氧化亚氮和氧气时,宫缩期间产妇会发生过度通气(继发于疼痛),可导致宫缩间期低二氧化碳血症、通气不足和缺氧[24]。

5. 管道供应系统故障导致输送低氧混合气体。这种情况在 2004 ~ 2006 年间德国、奥地利、瑞士三国由于氧化亚氮机械供应问题引起 6 例患者死亡[25]。其中 4 例发生在接受剖宫产的患者。

6. 低温时(<4℃)两种气体会分离,这种情况导致低氧混合气体输送成为可能。因此,如果气缸温度低或者未经摇晃(通常是颠倒气缸)重新混合气体,是不可使用的。因此这种情况在临床工作中很少成为一个真正的问题。

职业健康和安全

- 医务人员长期暴露于氧化亚氮的确切临床意义和风险仍然不明——暴露时间、环境中痕量气体总量、是否配备主动废气排放系统、空气置换的频率都有相关性。关于长期麻醉药物暴露对健康的影响的全面讨论超越了本文的范围。一篇近期的综述在扩展阅读中有所推荐。他们认为,在有废气排放系统的环境中,残留药物的时间加权平均暴露剂量低于法定标准,不可能也没有证据能证明会引起不良反应,但是在没有废气排放系统的环境中明显不能如此的放心。

- 不同的国家以 8h 内时间加权平均数为衡量标准颁布了不同的氧化亚氮职业暴露限制——例如,美国的限制时间加权平均数为 25ppm、英国为 100ppm。

- 在工业发达国家手术室大部分都安装了废气排放系统。可能需要特别关注的是污染气来源于患者的呼出气(比如麻醉后恢复室)或者污染气来源于患者吸入和呼出气(比如产房)的环境。

- 在麻醉后恢复室内的暴露量很低,基本可以忽略[26]。

- 20 世纪 70 年代和 80 年代,氧化亚氮室内污染很常见,护士和助产士经常暴露于超过职业健康指南的氧化亚氮时间加权平均浓度的污染环境中。

- 近期,一项瑞典的在产房内的研究发现,所涉及的产房中 25% 的产房 8h 时间加权平均数超过了职业健康的限制标准。使用与供气面罩相连的废气排放系统能够显著减少产房内工作人员的暴露,而加压空气通气系统以及谨慎的工作流程也可以减少在可接受范围内的暴露[27]。

- 一项英国的关于助产士的研究[28]发现,同样值得警惕的氧化亚氮职业暴露,23% 的暴露水平显著高于 100ppm,而 3% 的暴露水平则超过了 500ppm。很显然,这种情况应该得到关注。

- 适用于产科工作的废气排放系统已经发展起来了[29]。

使用氧化亚氮的医院,医院行政管理者和临床管理者应该意识到立法中关于职业暴露的限制,并尽最大能力减少员工的暴露。使用有效色通气和废气排放系统能够减少暴露的风险。

环境影响

氧化亚氮是一种 "温室气体" 也是消耗大气臭氧层的物质。

- 温室气体是一类吸收和散射红外辐射(比如 "热量")的物质。大气中主要的温室气体包括水蒸气、二氧化碳、甲烷、氧化亚氮和臭氧。温室气体通过以下过程引起温室效应,地球表面的热辐射被大气中的温室气体吸收并反射回地球表面,增加地球表面的温度。人们相信这一过程参与了全球变暖。

- 大气中的臭氧吸收了大部分来自于太阳的紫外线辐射。因此臭氧的减少对地球上的生命有潜在危害。20 世纪人工合成的主要消耗臭氧层的物质是在冷冻及气雾推进剂中使用的含氯氟烃。这些物质在 1987 ~ 1996 年间的 "蒙特利尔协议" 的国际条约中被废除。

- 氧化亚氮现在被看做是 21 世纪产生的消耗臭氧的主要人造物质[30](并且没有被蒙特利尔协议覆盖)。

大气中氧化亚氮的来源

- 人类相关的氧化亚氮来源于肥料、动物粪便、污水处理、化石燃料燃烧、乙二酸生产(用于尼龙制造中)和硝酸生产。

- 氧化亚氮在自然界中也有广泛的生物来源,比如来自于土壤、水,特别是湿润的热带雨林。

- 人们认为只有大约 1% 的氧化亚氮来源于麻醉。
- 肥料是作为温室气体的氧化亚氮的主要来源。这令控制非常困难——人类可以从碳以外的来源获得能量,但是想获得食物而不使用氮是困难的。

　　虽然以上讨论是人们关心的一个问题,但是由于麻醉而导致的影响很微弱。消除医疗活动中的氧化亚氮对大气中氧化亚氮的总量影响甚微甚至是没有。麻醉中这一方面的更多信息包含在扩展阅读的推荐中。

潜在的滥用

　　氧化亚氮的滥用在显著增长。这包括医务人员的滥用(推测其来源于医院内部)以及非医务人员的滥用。

- 非医疗来源很容易获得。氧化亚氮可用作食品添加剂(也称为 E942),特别作为气溶胶喷雾推进剂,例如在气雾罐奶油和烹饪喷雾中;氧化亚氮也作为惰性气体用于排除氧气及土豆片或其他类似的小食品装袋时抑制细菌生长所用。氧化亚氮也用于汽车赛中以改进引擎的性能。
- 虽然使用者认为其是相对无害的,但是有报道其滥用的后续毒性,比如长时间滥用从气雾罐奶油中获得的氧化亚氮可导致脊髓后柱病变[31]。
- 已经有医务人员因为在医院内滥用 Entonox 被惩处[32]。如果认为在产房中没有滥用的潜在可能性是非常幼稚的。

结论

- 氧化亚氮是一种低效能的吸入性麻醉气体(MAC 104%),在一些国家被广泛地用于分娩镇痛。
- 氧化亚氮通常通过节流面罩和单向活瓣以 50% 氧化亚氮和 50% 氧气的形式给药,为了最大程度发挥其镇痛效能一般在宫缩发动前吸入 20s 的氧化亚氮。
- 虽然很多产妇表示产程中从氧化亚氮中获益,但是没有强有力的证据确切地支持其有效性。目前为止,大部分的研究是小样本,通常是非随机的,与过时的替代药物对比,并且没有空白的对照组。进一步研究具有较大的空间。
- 患者可能出现恶心、健忘、多梦和躁动。严重的临床副反应比如新生儿抑制、宫缩乏力和产妇氧饱和度降低可能偶尔发生,但还没有达到停止使用氧化亚氮的程度。

- 潜在的环境污染问题及所致的医务人员和其他人的职业暴露。在有废气排放系统的环境中这种暴露的不良影响还不明了。
- 现在的人们非常关注氧化亚氮对环境的影响。

（张 琦 译 钱金桥 校）

扩展阅读

- Ishizawa Y. Special article: general anesthetic gases and the global environment. *Anesth Analg,* 2011, **112**: 213-217.
- McGregor D G. Occupational exposure to trace concentrations of waste anesthetic gases. *Mayo Clin Proc,* 2000, **75**: 273-277.
- Rosen M A. Nitrous oxide for relief of labor pain: a systematic review. *Am J Obstet Gynecol,* 2002, **186**: S110-S126.
- Sanders R D, Weima J , Maze M. Biologic effects of nitrous oxide. A mechanistic and toxicologic review. *Anesthesiology,* 2008, **109**:707-722.

参考文献

1. Rooks J P. Use of nitrous oxide in midwifery practice-complementary, synergistic, and needed in the United States. *J Midwifery Womens Health,* 2007, **52**: 186-189.
2. Personal communication. Praxair Inc, 2010.
3. Chikungwa M. Current nitrous oxide use in general anaesthesia: an electronic survey. *Eur J Anaesthesiol,* 2009, **26**: 1088-1090.
4. Robins K , Lyons G. Intraoperative awareness during general anesthesia for cesarean delivery. *Anesth Analg,* 2009, **109**: 886-890.
5. Piggott S E, Bogod D G, Rosen M, et al. Isoflurane with either 100% oxygen or 50% nitrous oxide in oxygen for caesarean section. *Br J Anaesth,* 1990, **65**: 325-329.
6. Vallejo M C, Phelps A L, Shepherd C J, et al. Nitous oxide anxiolysis for elective cesarean section. *J Clin Anesth,* 2005, **17**:543-548.
7. Westling F, Milsom I, Zetterstrom H , et al. Effects of nitrous oxide/oxygen inhalation on the maternal circulation during vaginal delivery. *Acta Anaesthesiol Scand,* 1992, **36**: 175-181.
8. Carstoniu J, Levytam S, Norman P, et al. Nitrous oxide in early labor. Safety and analgesic efficacy assessed by a double-blind, placebo-controlled study. *Anesthesiology,* 1994, **80**:30-35.
9. Talebi H, Nourozi A, Jamilian M, et al. Entonox for labor pain: a randomized placebo controlled trial. *Pak J Biol Sci,* 2009, **12**: 1217-1221.
10. Jones P L, Rosen M, Mushin W W , et al. Methoxyflurane and nitrous oxide as obstetric analgesics. I. A comparison by continuous administration. *Br Med J,* 1969, **3**: 255-259.
11. Jones P L, Rosen M, Mushin W W , et al. Methoxyflurane and nitrous oxide as obstetric analgesics. II. A comparison by self-administered intermittent inhalation. *Br Med J,* 1969, **3**: 259-262.
12. Abboud T Km, Swart F, Zhu J, et al. Desflurane analgesia for vaginal delivery. *Acta Anaesthesiol Scand,* 1995, **39**: 259-261.
13. Yeo S T, Holdcroft A, Yentis S M, et al. Analgesia with sevoflurane during labour: ii. Sevoflurane compared with Entonox for labour analgesia. *Br J Anaesth,* 2007, **98**: 110-115.
14. McClure J H. Sevoflurane analgesia in labour (Sevo'n' ox). *Br J Anesth,* 2007, **98**:1-2.
15. Volmanen P, Akural E, Raudaskoski T, et al. Comparison of remifentanil and nitrous oxide in labour analgesia. *Acta Anaesthesiol Scand,* 2005, **49**: 453-458.
16. Rosen M, Mushin W W, Jones P L , et al. Field trial of methoxyflurane, nitrous oxide, and trichloroethylene as obstetric analgesics. *Br Med J,* 1969, **3**: 263-267.

17. Vsicka A , Kretchmer H. Effect of conduction and inhalation anesthesia on uterine contractions. Experimental study of the influence of anesthesia on intra-amniotic pressures. *Am J Obstet Gynecol*, 1961, **82**: 600-611.

18. McAneny T M , Doughty A G. Self-administered nitrous oxide/oxygen analgesia in obstetrics with particular reference to the 'lucy baldwin' machine. *Anaesthesia*, 1963, **18**: 488-497.

19. Bergsjo P , Lindbaek E. Comparison between nitrous oxide and methoxyflurane for obstetrical analgesia. *Acta Obstet Gynecol Scand*, 1971, **50**: 285-290.

20. Clinical trials of different concentrations of oxygen and nitrous oxide for obstetric analgesia. Report to the medical research council of the committee on nitrous oxide and oxygen analgesia in midwifery. *Br Med J*, 1970, **1**: 709-713.

21. Stefani S J, Hughes S C, Schnider S M, *et al*. Neonatal neurobehavioral effects of inhalation analgesia for vaginal delivery. *Anesthesiology*, 1982, **56**: 351-355.

22. Einarsson S, Stenqvist O, Bengtsson A, *et al*. Gas kinetics during nitrous oxide analgesia for labour. *Anaesthesia*, 1996, **51**: 449-452.

23. Zelcer J, Owers H , Paull J D. A controlled oximetric evaluation of inhalational, opioid and epidural analgesia in labour. *Anaesth Intensive Care*, 1989, **17**: 418-421.

24. Northwood D, Sapsford D J, Jones J G, *et al*. Nitrous oxide sedation causes post-hyperventilation apnoea. *Br J Anaesth*, 1991, **67**: 7-12.

25. Herff H, Paal P, von Goedecke A, *et al*. Fatal errors in nitrous oxide delivery. *Anaesthesia*, 2007, **62**: 1202-1206.

26. McGregor D G, Senjem D H , Mazze R I. Trace nitrous oxide levels in the postanesthesia care unit. *Anesth Analg*, 1999, **89**: 472-475.

27. Westberg H, Egelrud L, Ohlson C G, *et al*. Exposure to nitrous oxide in delivery suites at six Swedish hospitals. *Int Arch Occup Environ Health*, 2008, **81**: 829-836.

28. Mills G H, Singh D, Longan M, *et al*. Nitrous oxide exposure on the labour ward. *Int J Obstet Anesth*, 1996, **5**: 160-164.

29. Chessor E, Verhoeven M, Hon C Y , Teschke K. Evaluation of a modified scavenging system to reduce occupational exposure to nitrous oxide in labor and delivery rooms. *J Occup Environ Hyg*, 2005, **2**: 314-322.

30. Ravishankara A R, Daniel J S , Portmann R W. Nitrous oxide (N2O): the dominant ozone-depleting substance emitted in the 21st century. *Science*, 2009, **326**: 123-125.

31. Butzkueven H , King J O. Nitrous oxide myelopathy in an abuser of whipped cream bulbs. *J Clin Neurosci*, 2000, **7**: 73-75.

32. Daily Mail. "Giggling" doctor "took laughing gas while treating children on A&E ward". *Daily Mail* 30 June 2009. www.dailymail.com.uk/news/article-1196297/Giggling-doctor-took-laughing-gas-fun-childrens-hospital-tribunal-hears.html#ixzz1Hd6dlLdB[Accessed July 2011].

第十七章 顺产和剖宫产术患者的禁食及误吸预防

K. 蒂格　S. 迪尔　著

引言：酸吸入综合征

- 在 1946 年发表的研究中，门德尔松（Mendelson）首次描述了 61 名全麻下阴道分娩的产科患者出现酸吸入综合征（AAS）的病理生理[1]。
- 紧接着发生的化学性肺炎，也被称为门德尔松综合征，主要是因为吸入胃内容物使肺实质受损引起炎性反应。

最初的化学性"灼伤"与吸入的 pH 值 <2.5 的胃内容物有关，化学性"灼伤"导致肺组织进一步破坏，激活的炎症级联反应、强效化学介质和细胞因子导致肺组织损伤加重。门德尔松综合征的临床症状包括呼吸窘迫，可闻及哮鸣，咳嗽伴咯粉红色或泡沫样痰，但并不限于以上症状。这些症状进展迅速，通常在误吸后 2h 内迅速出现。有趣的是，在门德尔松最初的研究中，没有患者死于误吸。

有关酸吸入综合征（AAS）的研究强调，除了吸入物的 pH 值外，胃内容物吸入的量也很重要。

- 詹姆斯（James）等人发现，随着误吸物 pH 值的减小，后期患者死亡率会增加。
- 他们发现占据总死亡率 22% 的晚期死亡数只发生在吸入液体的 pH 值 <2.5 的动物中。这些晚期死亡数表明，进行性肺损伤与引起早期死亡的急性心肺衰竭的机制截然相反。
- 他们的研究结果同时还表明只要误吸物的 pH 值 >2.5，误吸的量超过 1.0ml/kg 也不会导致死亡，因此，误吸物的临界体积主要受其 pH 值影响，而不是误吸物本身的体积[2]。

酸吸入综合征的治疗主要是支持治疗，包括看到误吸胃内容物后立刻抽吸上呼吸道，插管以及根据患者的气道保护性反射进行气道保护，从而充分地保护患者的呼吸道。通常的治疗是保守的，对插管患者的管理包括呼气末正压通气

（PEEP）和实时吸出气管内的分泌物。马里克（Marik）有关吸入性肺炎和肺炎的综述还探讨了酸吸入综合征中早期使用抗生素和糖皮质激素治疗的争议,且建议患者出现临床指征时才使用这两种药物治疗[3]。

误吸和产科患者

很难准确估计全麻插管下进行剖宫产术的产科患者误吸的发生率。

- 施内克（Schneck）和舍勒（Scheller）从以往分类资料数据中估算出:在任何麻醉方式下行剖宫产手术的患者,其误吸的发生率是 1/1 600（0.062 5%）,并推算出剖宫产术中严重的酸吸入综合征的发生率接近 1/80 000,或 0.001 25%[4]。
- 可以确定的是,产科患者由误吸引起酸吸入综合征的发生率是下降的。在对英国和威尔士孕产妇死亡数的持续分析中,卫生与社会保障部发现孕产妇死于肺部误吸的人数从 1964 ~ 1966 年间的 18 人下降到 2000 ~ 2002 年间的 1 人[5]。

许多研究者现在怀疑是否高估了产科患者误吸的风险。

- 一个有关患者围生期要求全麻分娩的大型的回顾性分析显示:1 870 名未进行气管插管的患者中,仅有一个患者出现轻度误吸的体征[6]。

也有研究表明,在择期剖宫产手术中,喉罩是一种安全有效的气道管理装置。

- 一个对 1 067 名使用喉罩进行气道管理的患者的研究表明,仅 7 名患者需要改行气管插管,没有 1 位患者表现出任何肺部误吸的症状或体征[7]。这个研究的研究对象排除了有咽喉反流,孕前体重指数 > 30,以及确定有 / 预测有困难气道的患者,并且确保研究对象禁食超过 6h,且术前进行了预防误吸的预处理。

由于诸多因素的存在,产科患者误吸的风险增加。

- 妊娠增大的子宫挤压胃向上移位引起食管括约肌的肌张力降低。
- 加上同样由妊娠子宫所引起的胃内压的增加,产妇反流和误吸的风险比未怀孕的患者更高。
- 此外,全麻下行剖宫产术的产妇更容易发生困难气道(面罩通气和插管)和血氧饱和度迅速下降,增加反流和误吸的可能性。

长期以来人们一直认为怀孕会导致胃排空延缓,这也是增加误吸潜在的因素。

- 黄（Wong）等人则通过研究非临产期孕妇喝下 300ml 水后胃的排空能力反

驳了这一假设[8]。他们发现,与只喝 50ml 水的对照组相比,喝 300ml 水的患者胃排空时间明显缩短。

- 这些结果仅限于非临产期的患者,所以不能假定这一结论适合临产期的患者。此外,临产期患者的分娩镇痛通常是在硬膜外隙或蛛网膜下隙给阿片类药物,且已经证明了胃排空延缓与蛛网膜下腔输注 15μg 芬太尼或硬膜外输注 100μg 芬太尼有关[9]。这个研究还发现硬膜外输注 50μg 芬太尼不会延长胃排空的时间。

- 除了阿片类药物的原因以外,分娩引起的疼痛也会延长胃排空的时间。

预防误吸

柠檬酸钠

- 柠檬酸钠是一种常用的非颗粒抗酸剂,在手术前 15 ~ 20min 口服后能有效地将胃内容物的 pH 值升高到 2.5 以上。

- 在预防误吸的药物中,首选非颗粒抗酸剂,因为它比颗粒的抗酸剂更容易和胃内容物混合,从而迅速出现明显的临床效果。

- 此外,服用非颗粒抗酸剂后从误吸进展为吸入性肺炎的风险较服用颗粒性抗酸剂后低。

- 使用柠檬酸钠的优点包括:没有明显的副作用,不会和其他药物相互反应,能较快的升高胃内 pH 值,且相对便宜。

- 柠檬酸钠主要的缺点是很难吃,因为它的相对 pH 值为 8.4,因此对临产和非临产妇来说它的味道并不太好。

- 克贾尔(Kjaer)等人研究了服用柠檬酸钠和围术期恶心之间的关系,对 125 名患者的研究中发现,与改用法莫替丁代替柠檬酸钠的患者相比,服用柠檬酸钠的患者围术期恶心的发生率增加[10]。

H₂受体拮抗剂

- H₂ 受体拮抗剂是一类阻断组胺作用于胃壁细胞分泌的药物,此类药物包括西咪替丁、雷尼替丁和法莫替丁。

- 它们的效应是减少这些细胞泌酸,从而引起后续的 pH 值升高。

- 西咪替丁的使用在某种程度上是受限的,因为它具有镇静、精神混乱等副作用,还可能抑制某些肝酶。

- 雷尼替丁是一种新的,更强效的 H_2 受体阻断剂,它具有更少的临床副作用,并且其升高胃 pH 值的效应和西咪替丁一样。雷尼替丁优于西咪替丁的另一个优势是西咪替丁的有效血药浓度在 4h 内下降,而雷尼替丁的有效血药浓度能持续大约 8h。

质子泵抑制剂

- 质子泵抑制剂(PPIs)是一类新药,通过不可逆阻断胃壁细胞 H^+-K^+-ATP 酶系来发挥作用。这种质子泵的作用是在胃酸分泌的终末阶段使 H^+ 分泌到胃腔内。
- 这种药物能使胃酸分泌减少高达 99%,明显比 H_2 受体阻断剂有效。
- 除了药效明显比 H_2 受体阻断剂好以外,PPIs 药效的持续时间同样比其他类药物要长很多。
- PPIs 类的药物包括奥美拉唑,泮托拉唑和兰索拉唑。
- PPIs 的效果得到了临床研究的支持。
- 来自 Pisegna 等人最近的一项研究发现,给择期手术患者静脉输注泮托拉唑(包括 40mg 和 80mg 的剂量)能减少胃酸的分泌,使产生的胃液量降低至每小时 25ml 以下,使胃酸 pH 值升高至 2.5 以上[11]。
- 在一项观察降低急诊剖宫产术酸吸入风险的研究中,罗克(Rocke)等人将奥美拉唑和安慰剂作比较。他们发现静脉输注 40mg 奥美拉唑组胃酸的平均 pH 值明显升高,且胃酸容量明显减少[12]。得出这些结论的主要前提条件是必须在手术开始前至少 30min 输注奥美拉唑,才能取得显著统计学上有差异的效应。他们还得出,不论剖宫产手术开始前多久输注质子泵抑制剂,它都有利于减少复苏或拔管期间发生误吸时胃内容物的酸度。

甲氧氯普胺（胃复安）

- 甲氧氯普胺是一种普鲁卡因胺的衍生物,它能增加食管下段括约肌的张力并能刺激上消化道的蠕动,从而有效促进胃清除固体和液体。
- 甲氧氯普胺的临床效应起效迅速,给药后 15min 就能减少剖宫产患者的胃容量[13]。
- 前面所提到的研究者推测甲氧氯普胺对于行急诊剖宫产手术的患者可能是最有效的。因为它除了能增加食管下段括约肌张力外,甲氧氯普胺在胃排空时间改变的临产妇这类患者中,其促进胃动力的临床作用更加显著。

- 甲氧氯普胺是一种多巴胺受体阻断剂,有许多不利的副作用和明显的药物相互作用。静脉注射的副作用包括腹部绞痛,心动过缓或心动过速,心律失常以及潜在肌张力障碍的锥体外系反应(眼动危象,牙关紧闭,斜颈)。

禁食与分娩

以往对临产母亲禁食的主要关注点一直是分娩时的体力支出需要消耗大量的热量。

- 对于产程持续时间很长的初产妇,禁食对母亲和胎儿会造成潜在的危害。
- 禁食的产妇碳水化合物相对耗尽,这就促使机体通过脂肪代谢以满足她们对能量的需求。这种代偿是短期的,但是在产程持续时间较长的情况下,脂肪代谢会导致母亲和胎儿体内积聚脂肪酸和酮体。
- 假如不处理这种酮症将会导致酮症酸中毒,现已发现酮症与产程延长,初产妇诱导分娩、催产和产钳助产的需求增加以及围生期失血量增加有关[14]。
- 斯克鲁顿(Scrutton)等人在一项随机对照试验中,比较了两组产妇分娩的结果:在分娩期间,一组产妇给予少渣饮食,而另一组仅限于喝水,分析比较两组母亲分娩的结果。他们发现两组患者的第一、第二产程持续时间,缩宫素需要量,分娩方式,阿普加评分以及脐动、静脉血液样品没有明显的差异[15]。他们还发现少渣饮食组中,分娩期呕吐的产妇其呕吐的胃内容物容积明显增加。而且呕吐物中还有一些未被消化的固体食物残渣。考虑到这可能会加重吸入性肺炎后遗症的严重程度,这一调查结果应该引起注意。
- 最近一个大型随机对照试验的结果与这些结果一致[16],证实了分娩期进食与喝水相比较,没有什么额外的好处,尤其在分娩方式,新生儿情况以及呕吐的发生率方面没有什么区别。
- 最近的一个研究表明,用等渗性"运动饮料"代替分娩期饮用的水能产生相似的益处,而且还能明显减少产妇酮体的产生,因此可能会减少产程延长的产妇发生酮症酸中毒的情况[17]。

推荐

- 最新版本的美国麻醉医师协会(ASA)产科麻醉实践指南建议:对于没有并发症的产妇,可以摄入适量清亮液体。

- 指南建议分娩期要避免摄入固体食物,因为在分娩期间摄入固体食物确实会增加产妇的并发症。
- 从这些建议中得出的结论就是禁食指南应该根据个体差异而个性化,因为患者的某些因素会增加其误吸的风险,这就需要更加严格的遵循禁食指南[18]。

剖宫产术的误吸预防

最新的 Cochrane 回顾性指南关于剖宫产术期间预防误吸的药物疗法以及分娩期间常规的预防方法在延伸阅读部分列举。

人们普遍认为预防剖宫产术误吸的最安全和最有效的方法就是使用椎管内麻醉。实践指南指出对于大部分剖宫产手术,椎管内麻醉优于全身麻醉。然而,决定使用哪一种麻醉技术应该根据麻醉的、产科的或胎儿的风险因素,患者的选择以及麻醉医师的判断达到个性化的选择。

美国麻醉医师协会指南推荐

- 进行择期剖宫产的产妇可以在诱导前 2h 摄入适量的清亮液体,但是一定要禁食固体食物 6~8h。
- 美国麻醉医师协会实践指南对于择期剖宫产术并未推荐常规的误吸预处理方法,可能是因为没有可靠的证据表明,常规预防对此类患者有利。

事实上,脊髓麻醉下择期剖宫产术转为全麻的概率非常低,所以进行常规误吸预防似乎并不是必需的。例如,在 5 080 例剖宫产手术行局部麻醉失败的调查中,金塞拉(Kinsella)发现,在他们医院,行择期剖宫产术的患者从脊髓麻醉转为全麻的概率为 0.5%[19]。

英国国家卫生与临床优化研究所(NICE)指南推荐

英国国立卫生与临床优化研究所是英国国家医疗服务体系的一部分。它是一个独立的组织,其主要的目的就是通过现有最有力的证据促进临床实践优化。

- NICE 关于剖宫产术的最新指南于 2004 年出版,该指南推荐择期剖宫产术的产妇行区域麻醉,因为区域麻醉比全麻更安全,更能减小孕产妇和新生儿的患病率[20]。
- 此外,为了减小吸入性肺炎的风险,他们还建议在剖宫产手术前应该给产妇提供减少胃酸分泌和降低胃酸酸度的药物。

  鉴于这些患者改行全麻的概率非常低,而且考虑到非紧急情况下改行全麻通常都有时间进行适当的预防,因此常规进行预防误吸预防这一建议似乎是没有根据的。

  对于急诊剖宫产术,需要快速诱导麻醉以加快急诊手术分娩,因此需要进行误吸预防。如果有可能,所有需要全麻下行剖宫产的患者都应该给预防误吸的药物。

- H_2 受体拮抗剂联和柠檬酸钠能安全地用于急诊剖宫产的患者,从而进一步降低胃内容物的酸度。

- 奥尔梅扎诺(Ormezzano)等人研究了单独服用柠檬酸钠的患者和服用柠檬酸钠联合 H_2 受体拮抗剂的患者插管时和拔管时胃 pH 值。他们发现两种药物合用能使胃 pH 值平均增加约 0.5,而且使胃 pH 值 < 2.5 的患者的比率从 10% 或更高降低至 1.6%[21]。

  对于饱胃患者,除了通过药物预防误吸以外,麻醉诱导方法需要使用迅速顺序快诱导,以一种安全、及时的方式保护他们的气道,这一部分内容详见气道保护章节。

(杨玉桥 译　钱金桥 校)

扩展阅读

- Gyte GM , Richens Y. Routine prophylactic drugs in normal labour for reducing gastric aspiration and its effects.*Cochrane Database Syst Rev*, 2006, **3**:CD005298.

- Paranjothy S, Griffiths J D, Broughton H K, *et al*. Interventions at caesarean section for reducing the risk of aspiration pneumonitis. *Cochrane Database Syst Rev*, 2010, **1**: CD004943.

参考文献

1. Mendelson, C. The aspiration of stomach contents into the lungs during obstetric anesthesia. *Am J Obstet Cynecol*, 1946, **52**: 191-206.

2. James C F, Modell J H, Gibbs C P *et al*. Pulmonary aspiration - effects of volume and pH in the rat. *Anesth Analg*, 1984, **63**: 665-668.

3. Marik P E. Aspiration pneumonitis and aspiration pneumonia. *N Engl J Med,* 2001, **344**: 665-672.

4. Schneck H , Scheller M. Acid aspiration prophylaxis and caesarean section. *Curropin Anaesthesiol*, 2000, **13**: 261-265.

5. Calthorpe N , Lewis M. Acid aspiration prophylaxis in labour: a survey of UK obstetric units. *Int J Obstet Anesth*, 2005, **14**:300-304.

6. Ezri T, Szmuk P, Stein A, *et al*. Peripartum general anesthesia without tracheal intubation: incidence of aspiration pneumonia. *Anaesthesia*, 2000, **55**: 421-426.

7. Han TH, Brimacombe J, Lee EJ ,*et al*. The laryngeal mask airway is effective (and probably safe) in selected healthy parturients for elective Cesarean section: a prospective study of 1067 cases. *Can J Anesth*, 2001, **48**:1117-I1121.

8. Wong C, Loffredi M, Ganchiff J N, *et al*. Gastric emptying of water in term pregnancy *Anesthesiology*, 2002, **96**:1395-1400.

9. Kelly M, Carabine UA, Hill D ,*et al*. A comparison of the effect of intrathecal and extradural fentanyl on gastric emptying in laboring women. *Anesth Analg*, 1997, **85**:834-838.

10. Kjaer K, Comerford M, Kondilis L, *et al*. Oral sodium citrate increases nausea amongst elective Cesarean delivery patients. *Can J Anaesth*, 2006, **53**: 776-780.

11. Pisegna J R, Karlstadt R G, Norton J A, *et al*, Effect of preoperative intravenous pantoprazole in elective-surgery patients: a pilot study. *Dig Dis Sci*, 2009, **54**: 1041-1049.

12. Rocke D A, Rout C C , Gouws E. Intravenous administration of the proton pump inhibitor omeprazole reduces the risk of acid aspiration at emergency cesarean section. *Anesth Analg*, 1994, **78**: 1093-1098.

13. Cohen S E, Jasson J, Talafre ML, *et al*. Does metoclopramide decrease the volume of gastric contents in patients undergoing cesarean section? *Anesthesiology*, 1984, **61** :604-607.

14. Maharaj D. Eating and drinking in labor: should it be allowed? *Eur J Obstet Gynecol Reprod Biol*, 2009, **146**: 3-7.

15. Scrutton M J, Metcalfe G A, Lowy C, *et al*. Eating in labour. A randomised controlled trial assessing the risks and benefits. *Anaesthesia*, 1999, **54**: 329-334.

16. O'Sullivan G, Liu B, Hart D, *et al*. Effect of food intake during labour on obstetric outcome: randomised controlled trial. *BMJ*, 2009, **338**: b784.

17. Kubli M, Scrutton M J, Seed P T ,*et al*. An evaluation of isotonic sport drinks during labor. *Anesth Analg*, 2002, **94**: 404-408.

18. American Society of Anesthesiologists Task Force on Obstetric Anesthesia. Practice guideLines for obstetric anesthesia: an updated report by the American Society of Anesthesiologists Task Force on Obstetric Anesthesia. *Anesthesiology*, 2007, **106**: 843-863.

19. Kinsella S. A prospective audit of regional anesthesia failure in 5080 caesarean sections. *Anesthesia*, 2008, **63**: 822-832.

20. NICE. National Institute fo r Clinical Excellence (NICE) guidelines for Caesarean section. Royal College of Obstetricians and Gynaecologists: RCOG Press, April 2004.

21. Ormezzano X, Francois T P, Viaud JY, *et al*. Aspiration pneumonitis prophylaxis in obstetric anaesthesia: comparison of effervescent cimetidine-sodium citrate mixture and sodium citrate. *Br J Anaesth*, 1990, **64**: 503-506.

剖宫产气道管理中的争议

第十八章

P. 库斯舍夫斯基　P. 阿姆斯特朗　著

引言

　　剖宫产（CS）率在世界上的工业国家一直很高。

- 以下是 2008 年来自于一些国家的剖宫产率[1]：

  英国 24%

  加拿大 26%

  美国 30%

  巴西 高于 45%

- 而在 20 世纪 60 年代的时候其发生率还不到 5%。

- 美国每年有大约 1 000 000 例剖宫产，是一种最常见的外科手术。

  本章的目的：

- 回顾与插管失败相关的孕妇死亡率。

- 探讨可视喉镜和声门上气道措施在产妇气道管理中的应用。

- 讨论诱导药物和肌松药物在剖宫产麻醉中的应用。

- 讨论模拟教学在住院医师气道管理培训中的作用，因为在临床中接触到全麻剖宫产的机会毕竟是有限的。

产妇的病死率

　　第一次关于秘密调查孕产妇死亡开始于 1952 年，调查 3 年内英格兰和威尔士的产妇死亡情况和覆盖范围。而 1985 年的调查已扩展至整个英国[2]。

- 第一次为期 3 年的调查发现麻醉因素导致的死亡有 49 例，大多数是继发于误吸。

- 之后的 3 年调查发现，麻醉因素导致的死亡下降到约 30 例。

- 产妇死亡率最高的时候在 20 世纪 60 年代后期，每 3 年约有 50 例产妇死亡，大多数发生在剖宫产手术。

- 自那以后,产妇因麻醉药相关的死亡和剖宫产因气管插管失败死亡的人数逐渐下降。
- 最近的一次报道是对 2006 ~ 2008 年进行统计的,但这期间仍有几例与气道相关的死亡,其中有一例发生在 ICU。在最近的 15 年报道中,平均每 3 年统计里有 5 例与气道相关的死亡[3]。

霍金斯(Hawkins)等人最近出版了 1979 ~ 2002 年美国麻醉相关的产妇死亡数据[4]。

- 在 1991 ~ 2002 年期间,有 56 例产妇在分娩活胎或死胎后死亡,其中 86%的死亡发生在全麻下行剖宫产的产妇。
- 与全麻相关的死亡约 2/3 是由于在剖宫产术中气管插管失败或者麻醉诱导时出现的问题。
- 与 1979 ~ 1990 年期间相比,1991 ~ 2002 年间每百万活产的产妇的死亡数由原来的 2.9 下降至 1.2,死亡率下降了 59%。
- 据估计,产妇全麻下剖宫产术期间每百万的死亡人数由 1991 ~ 1996 年间的 16.8 下降至 1997 ~ 2002 年间的 6.5。
- 在过去的 3 个 6 年时期,全麻与区域麻醉的相对风险比已显著下降,在 1985 ~ 1991 年间,这个比率为 16.7,在 1991 ~ 1996 年间比率为 6.7,而在 1997 ~ 2002 年间这个风险比率只有 1.7。

总之,产妇与麻醉相关的死亡率在美国和英国是相似的。由于剖宫产手术首选全身麻醉的产妇死亡率高,导致麻醉医师改变麻醉方法。

- 英国 20 世纪 80 年代全麻剖宫产的比率超过 75%,而现在全麻剖宫产的比率不足 10%[5]。
- 在美国布里格姆女子医院,其 1990 年剖宫产的全麻比率为 7.2%[6],而在 2005 年该医院约有 2 700 例剖宫产手术,仅 22 例(<1%)在全麻下进行[7]。

尽管如此,值得注意的是,在全麻时与气道管理相关的死亡依然在继续发生,所有参与产科患者管理的麻醉医师都应该掌握安全、有效地处理困难气道的策略。

产妇的气道

- 产妇怀孕期会发生显著的生理学变化,这会导致产妇出现面罩通气和气管插管困难。

- 总的来说,怀孕可导致液体潴留的状态,液体潴留可导致上呼吸道的水肿及舌体的肿胀,而静脉输液及前兆子痫可加重水肿。
- 孕妇体重的增加可导致上呼吸道脂肪沉积,这伴随着水肿可降低软组织的活动度。
- 由于水肿,气道黏膜脆性增加,小的创伤就可以引起气道出血而影响直接喉镜下对声门的显露。
- 研究表明,预测插管的难易的 Mallampati 评分在怀孕时会增加[8]——甚至在分娩期间[9],因此,在分娩开始时及任何需要气道管理前都应仔细检查气道。
- 怀孕时乳房的增大也会导致直接喉镜下的困难气道。

患者的因素

- 困难气道的患者在怀孕后其插管变得更困难。
- 在我们这个社会里,肥胖已变得很普遍,这直接影响着气道。同时肥胖还与产科的许多病理相关,例如先兆子痫、妊娠期糖尿病、妊娠期高血压及需要择期或急诊剖宫产等。
- 怀孕和肥胖可以降低产妇的功能残气量,增加其代谢率,因此缩短了低氧血症发展过程中保护气道的时间[10]。
- 怀孕期间胃肠道系统也发生了显著的改变。分娩时低位食管括约肌张力降低,胃排空延迟,妊娠期增大的子宫增加了胃内压。如不能插管来保护气道就增加了孕妇误吸的可能。

外科因素

- 最佳的体位是使产妇子宫左倾,但这样的体位常因急诊剖宫产的紧张性质而忽略。由于患者的移动受限也可以使产妇的体位摆放困难,可在胸和头下垫一折叠的毯子摆成"嗅花位"[11]。这种方法可以改善病理性肥胖患者在行择期肥胖外科手术时喉镜下的视野,而且这种方式在保护产妇的气道和改善呼吸功能方面也有很重要的作用。
- 护士和手术室内的助手接触的剖宫产在全麻下进行的数量有限,因此,在产科有经验的帮助是个问题。这会导致不合适的患者体位,不正确的环状软骨压迫以及不熟悉直接喉镜暴露失败时使用不同的气道辅助设备。因此,除了与参与的每个人评估诱导方案并明确关注点之外,合适的术前准备是至关重要的。

困难气管插管的预测

- 困难气管插管最佳的预测方法需要结合 Mallampati 评分、甲颏间距及上下切牙间距[12]，但这种预测方法仅仅是针对直接喉镜插管时，当用其他方法进行气管插管时，这些评价似乎不能可靠预测困难气道[12]。

- 罗克认为对困难气道最好的预测方法是综合 Mallampati 分级、短颈、下颌缩进及上颌牙齿突出进行评估[13]。

- 2005 年一项荟萃分析表明，结合 Mallampati 分级和甲颏间距是最有用的床旁测试。此外，他们认为床旁筛选测试的价值有限[14]。

- 伊朗研究员对 400 例行择期剖宫产的孕妇进行前瞻性评估，他们试图通过直接喉镜预测困难气道。这项研究中没有插管失败的，有 35 例产妇在喉镜下 Cormack-Lehane 评分 3 级。这表明身高与甲颏间距的比率（RHTMD）是一种有用的预测困难的方法[16]。

- 在 3 年时间内，一个麻醉医师研究了 239 例行急诊剖宫产的孕妇，他采用 5 种床旁预测困难气道的方法（Mallampati 分级、胸颏距离、甲颏距离、上下切牙间距及寰枕的伸展度）。实验发现 225 例 CL 分级为 1 级或 2 级，14 例 CL 分级为 3 级，但所有插管均成功，作者认为，这些通过直接喉镜下（即使 CL 为 3 级）预测困难插管的价值有限[19]。

- 在肥胖的产妇中插管更加困难，一项病例对照研究表明，怀孕后体重超过 136kg 的 17 例孕妇中有 6 例困难插管，其发生率为 35%，而其对照组 8 例中无困难气管插管[10]。

总之，困难插管的预测并不是一门精确的科学，没有单一或综合的临床特征能可靠的预测困难插管。困难气管插管的低发生率导致这些预测方法的意义不是很大[17]，因此，这迫切需要麻醉医师采取各种措施来应对未预料的困难插管。

插管失败

在剖宫产手术时，所报道的困难插管的发生率。

- 来自英国一个卫生区域的两项调查[18,19]表明，剖宫产时困难插管的发生率为 1/249 和 1/238。

- 霍索恩（Hawthorne）报道在 1984 年其发生率为 1/300，而在 1994 年时为 1/250[20]。

- 罗奇（Roche）报道南美的发生率为 1/750。在 1 500 例全麻剖宫产患者中，仅有 2 例插管失败。在这些患者中，有 30 例气管插管非常困难的[13]。
- 美国一家三级护理教学医院的综述表明，在 1990 ~ 1995 年的 6 年间，全麻剖宫产插管失败率为 1/536[6]。随后，来自同样机构的数据表明在 2000 ~ 2005 年间其全麻插管失败率为 1/98[7]。
- 一项回顾性研究报道了 8 年间全麻下行剖宫产的 3 430 例患者中，无 1 例插管失败。尽管如此，有 3 例在纤维支气管镜下进行清醒插管，有 20 例被认为是插管困难的[21]。

产妇困难插管的发生率似乎显著高于普通人群（分别为 1/250,1/2 250）。当插管失败时，产妇死亡的发生率大约比普通外科患者高 13 倍[22]。

直接喉镜的替代方法

第一代可视喉镜（Bullard 和 Wuscope）在 20 世纪 90 年代早期进入了临床实践，尽管它们非常有效，但是由于各种原因（使用困难、昂贵等），可视喉镜很难被广泛接受。GlideScope（GVL）是最早使用的新一代的可视喉镜（VL），于 2001 年进入临床实践。自 2003 年以来，已出现几种其他的可视喉镜，例如 AirTraq（AQ-L），McGrath，Pentax-AWS，以及最近的 C-MAC。这些可视喉镜不需要使口咽喉在一条轴线便可以看见会厌。

- 文献中有最科学的证据支持 GlideScope 和 AQ-L 的使用。
- 科珀报道了 GVL 第一次用于 1 例曾经直接喉镜插管失败的患者，这个患者在直接喉镜显露下 CL 为 3 级，而 GVL 显露下 CL 为 1 级并很容易进行了插管[23]。
- 科珀等报道了在对 728 例患者使用 GVL 时其插管成功率达到 96.3%。在这些患者中有 35 例在直接喉镜显露下为 CL3 级和 4 级，而改用 GVL 后其显露分级为 CL1 或 2 级[24]。
- 两个大型的随机对照试验证明采用 GVL 对预计没有插管困难的患者有很高的成功率（100% vs. 97.9%）。因而，296 例患者中的 294 例在 GVL 显露下为 CL1 或 2 级[25,26]。
- 1 例产后需要立即在全麻下行子宫四度撕裂伤手术的患者在直接喉镜显露下为 CL4 级并插管失败，而采用 GVL 时可以变成直接插管[27]。
- 最近一篇关于 GVL 在 2004 例患者中使用的综述表明其成功率为 95%。在一组直接喉镜插管失败的 239 例患者中,GVL 的成功率为 94%,但有趣的是参与报道的 2 家机构存在统计学差异。作者认为其成功率的提高需要实践和经验[28]。

- 在 2005 年,AQ-L 进入临床实践,研究显示,它对普通患者和困难气道的患者插管都有效[29]。

- 在对病理性肥胖患者的一项随机对照研究中,使用 AQ-L 为 CL 为 1 级的 53 例患者并成功插管。此外,另 53 例采用直接喉镜插管的患者中有 6 例插管失败后改用 AQ-L 进行插管[30]。

- 2 例病理性肥胖的产妇在剖宫产时采用直接喉镜插管失败,其 CL 分级为 3 级和 4 级,后改行 AQ-L 成功插管[31]。

- 来自法国的一个研究组报道了非产科患者困难气道管理的流程图。在 2 年时间里,有 29 例患者直接喉镜下插管失败,其中有 27 例改行 AQ-L 后成功插管 AQ-L[32]。

- 以摘要形式出版的案例系列评论可视喉镜(MAC)在 27 例剖宫产插管中的作用。可视喉镜下这些患者的显露为 CL1 级,而采用直接喉镜时有 14 例 CL 为 1 级,12 例 CL 为 2 级,1 例 CL 为 3 级。所有患者的插管都很容易[33]。

因此,可视喉镜在产科患者中的使用很有价值,它可以使插管变得容易且可以减少插管的失败率,但可用的可视喉镜是否比其他任何方式都有优势尚还不清楚。围绕着可视喉镜是否应该作为我们的常规插管工具而不是只在困难插管或插管失败时使用,有不同的观点,但彼此相关。这个问题还需要去解决,但是未来的麻醉医师会认为我们依赖于传统喉镜很奇怪。

喉罩在产科患者的应用

喉罩(LMA)在英国于 1988 年进入临床实践,在北美于 1992 年进入临床。喉罩被认为是气道管理中的一场革命。在短期内喉罩即被认为对产科患者是非常有用的。此外,喉罩已成为极其重要的气道抢救器具。在北美,喉罩在临床使用仅 4 年后即于 1996 年被引入 ASA 困难气道流程中。

- 在 1989 年和 1990 年,有关于产科患者插管失败后采用喉罩的报道[34,35]。

- 韦尔盖塞(Verghese)和布里马科姆(Brimacombe)[36]报道了在两年时间里有 11 910 例患者采用喉罩进行全身麻醉,其成功率为 99.8%。此外,有 3 例插管失败后改用喉罩进行气道管理。

- 帕拉尼沙米（Palanisamy）等人[7]描述了一例剖宫产插管失败时改用喉罩仍不能进行有效通气，这很有可能是由于严重的喉痉挛所致。

- 在 2001 年，韩（Han）等人[37]报道了择期剖宫产患者喉罩的使用，有 1 067 例 ASA Ⅰ～Ⅱ级的产妇愿意选择全麻进行手术，但以下几种患者予以排除：已知或预测为困难气道者、有反流症状者或体重指数 >30。所有患者空腹并于诱导前给予雷米替丁和枸橼酸钠。喉罩对 99% 的患者是一种有效的气道，并且 98% 的患者可以一次性放置成功。其中有 7 例患者需要支气管插管，没有低氧血症、误吸、反流或喉痉挛的发生。

- 在 2004 年，一个病案报道了 ProSeal™ 喉罩在急诊剖宫产中的应用。该患者直接喉镜和面罩通气均失败时，第一次尝试 ProSeal™ 喉罩即很容易就成功了。插入胃管后有胃液引流出来，该患者在 ICU 内进行了 8h 的通气，直到患者生命体征稳定后才拔除[38]。

- 在 2010 年，来自约旦的一个研究组[39]报道了 ProSeal™ 喉罩在 3 000 例 ASA Ⅰ～Ⅱ级患者行择期剖宫产手术中的应用。所有患者空腹并在诱导前给予雷米替丁。当患者已知或预测为困难气道者、体重指数 >30 或有反流症状者予以排除。其中有 2 992 例患者在第一次放置 4 号 ProSeal™ 喉罩就取得了成功，有 8 例患者需要使用 5 号喉罩，没有需要行气管插管的。所有患者放置了胃管以引流胃液，患者在手术过程中处于肌松状态。在这些患者中有 1 例出现了反流但没有导致误吸，所有患者没有发生低氧血症和喉痉挛。

自喉罩问世以来已经历了多次改良，目前市场上有几种类型的喉罩。喉罩有可重复的使用的，也有一次性使用的，也有标准型的、可放置胃管引流的及带大套囊可以使封闭内压达到 30cmH$_2$O 的（这种可以用于正压通气），还有可以进行插管的喉罩（如 Fastrach）。像 I-gel、King 喉管等声门上工具在产科患者中的应用还不确定，这些设施在非产科患者中与喉罩进行了对比。

意外困难气道流程

尽管椎管内神经阻滞成了剖宫产最常采用的麻醉方式，但还是在某些时候孕妇、胎儿或者两者需要进行全身麻醉。意外困难气道的发生需要我们冷静有效地处理以避免灾难的发生。

- 滕斯托尔（Tunstall）于 1996 年发表了对插管失败的演练，这给产科麻醉医师提供了一个直观的处理插管失败的方法[40]。

- 1991 年发表了综合性 ASA 困难气道的处理流程,对产妇来说没有什么专门的处理。

- 哈默(Harmer)在 1997 年对滕斯托尔原来的训练方法加以改进,加入了喉罩[41]。

- 加拿大气道关注组在 1998 年讨论了产科气道,尽管他们提到有其他的方法用于困难气道,但是他们并不明确提倡使用这些方法[42]。

- 气道管理设备在技术层面有了巨大发展,自 2001 年来,大量的可视喉镜进入市场中(如 GlideScope、 AQ-L 及 AWS)。

- 可视喉镜在非产科患者中显示了其高效性,同时,也有对其在产科患者中的成功使用的报道。与其他人的观点一样[5],大量证据表明,我们认为既然这些设备对非产科患者非常有效,那么这充分说明这些设备可以引入到产科患者困难气道的处理流程中。现已证实经典喉罩和 ProSeal™ 喉罩在插管和通气失败时具有极其重要的作用。标准喉罩(LMA-S)与 ProSeal™ 喉罩相比较,我们认为 LMA-S 对产科患者是一种理想的声门上工具,它容易放置,且可以隔离消化道和呼吸道[43]。

- 最后的救助方法就是经皮环甲膜穿刺或者气管切开(很少使用)。

- 我们呈现的剖宫产手术插管失败流程图(图 18-1)包含了我们医院最常用的设备。其他医院应准备适合自己用途的设备和工具。处理流程应该允许临床医师使用他们最熟悉的设备,这种流程比按照其他医院的指南更有效[44]。由于在全麻下行剖宫产的数量减少,这也意味着插管失败更少见了。麻醉医师必须确保先在非紧急情况下就具有使用新设备的能力。

- 这些流程只是设计给从业者的一个框架,但是,临床的判断力是麻醉医师对产妇提供合理麻醉方案的一个重要方面。临床医师的麻醉方案将取决于孕妇和胎儿的情况。

- 处理产妇困难气道最重要的是氧合而不是插管,对此有一个标准的规程无疑将降低病死率。

- 另一个被忽略的处理困难气道的重要部分是术后的拔管计划。

- 进一步阅读的部分包括由专家提供的网络上的实践指南。

产科麻醉中环状软骨压迫

快速序贯诱导(RSI)是剖宫产全麻诱导的标准方法。除了给氧去氮外,在给

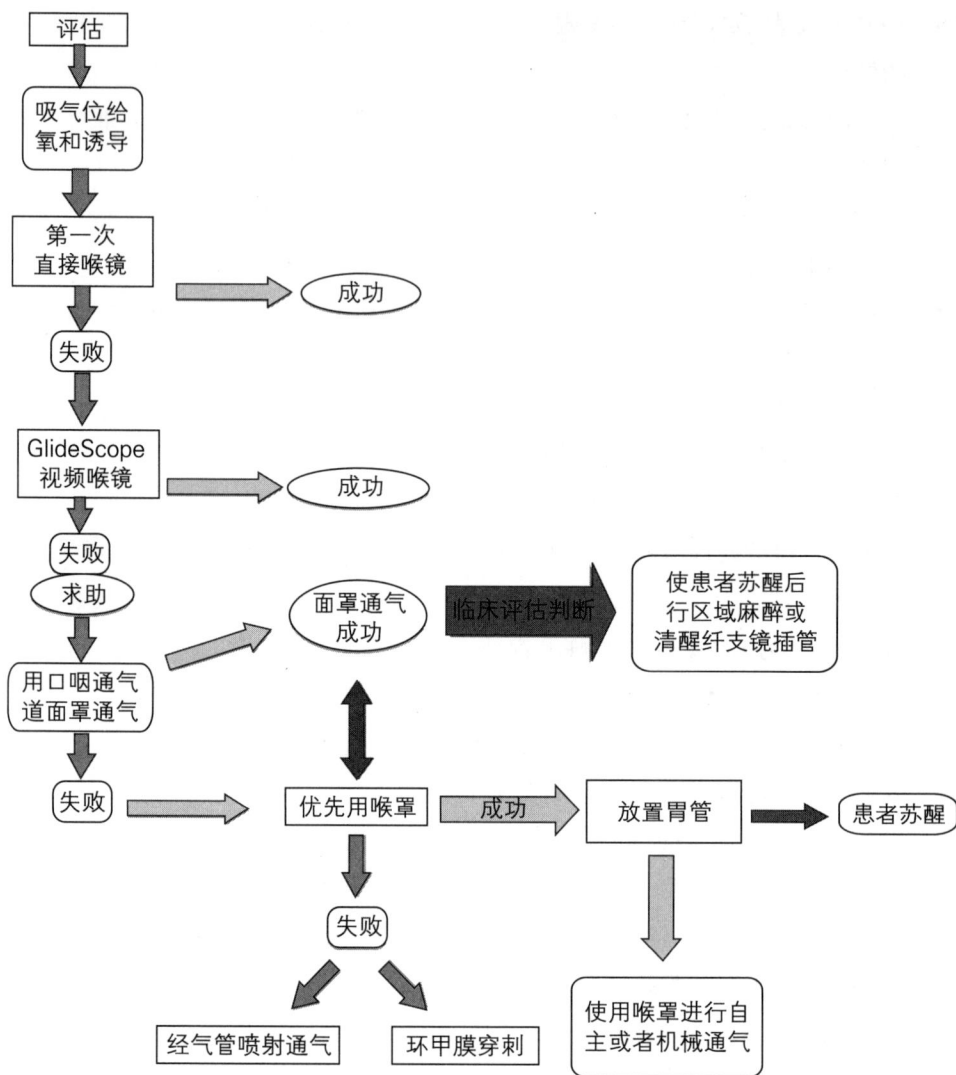

图 18-1 意外困难气道处理流程

诱导药物前应压迫环装软骨。

- CP 法于 1961 年第一次由塞利克（Sellick）描述，他建议可向后压迫环状软骨使食管受压于颈部椎体处。操作方法如下：助手先用 10N 的力压迫环状软骨，在患者意识消失后增至 30N；当患者清醒时使用全力可导致反流发生。当气管插管成功之前，应一直使用较大的压力。
- 此标准方案的证据基础尚不充足。

- 由于助手在压迫环状软骨时不知道应给予多大的压力,以至于该方法难应用于临床实践。此外,许多助手不知道在压迫时需要采用两种不同的压力。
- 每个患者都采用压迫环状软骨以封闭食管来预防胃内容物反流的理念仍有争议。史密斯(Smith)等采用磁共振成像[22]在健康志愿者身上发现,当不进行环状软骨压迫时,有50%的人的食管位于侧边,而当进行环状软骨压迫时,有90%的人的食管位于侧边[45]。
- 错误使用环状软骨压迫可使45%的患者出现喉镜显露困难,这对面罩通气和喉罩的放置产生负面影响,而这两种方法是插管失败后的重要补救措施[46]。
- 这就导致一个问题:在快速序贯诱导时是否应该对每个产妇都采用环状软骨压迫,尤其是当患者可能是困难气道时。

这个观点一直备受争议,尽管有人反对,但环状软骨压迫仍是标准操作,但有权威者呼吁应避免把这种方法作为常规使用[47]。

产科中的诱导药物

产科患者全身麻醉诱导药物的选择仍有争议。目前使用的两种主要的药物是丙泊酚和硫喷妥钠,这两种都是安全可靠的诱导药物,它们起效快、消除迅速,有负性肌力作用并可以通过胎盘。

丙泊酚

- 在发达国家,丙泊酚是最常用的诱导药物。
- 麻醉医师对它的剂量和副作用都有十足的把握。
- 它有抗呕吐的作用。
- 令人惊讶的是在许多中心它比硫喷妥钠还便宜。
- 丙泊酚(2.4mg/kg)比硫喷妥钠(5mg/kg)更易出现术中知晓的风险。切莱诺(Celleno)等人[48]表明脑电图的类型在50%的患者中是和浅麻醉一致的,并根据临床征象得到了证实。这种知晓的风险在一部分程度上是由于丙泊酚半衰期短,尤其是在切皮后药物逐渐消退而吸入麻醉药物的浓度又低。

硫喷妥钠

- 硫喷妥钠是一种目前被广泛研究的药物,对孕妇及胎儿的安全性有很好的追踪记录。

- 当给产妇 4mg/kg 硫喷妥钠进行诱导时,由于胎儿肝脏优先摄取且药物在母体内快速再分布,故药物在胎儿大脑内的浓度比较低;但当给予超过 8mg/kg 的大剂量诱导时,可以对新生儿产生明显的抑制。
- 新的住院医师和麻醉医师在培训时主要接触的是丙泊酚,由于对硫喷妥钠的使用缺乏经验,所以在急诊情况下用该药物会不熟悉。
- 硫喷妥钠在日常麻醉中并不经常使用。最近,我们中心没有该药物的库存以致住院医师更没有机会接触此药。

尽管有人认为硫喷妥钠比丙泊酚更安全,但两种药物都能在产科中安全使用。在有些机构,丙泊酚成了产妇唯一可以使用的静脉药物。

产科麻醉中肌松药的选择

在传统上,麻醉快诱导的选择药物为司可林,它具有起效快、维持时间短的优点;其缺点是对一些择期手术患者是禁忌的(如高钾血症、脊髓断裂、恶性高热等)。术后肌痛是该药的主要副作用。在 2005 年,一项荟萃分析报道了他们讨论的结果(共有 5 318 例患者的 52 个随机实验)[49]。

- 术后肌痛的发生率比较高,有时候会持续几天。
- 小剂量的非去极化肌松药(10% ~ 30% 的 ED95)在某种程度上可以预防肌颤和术后肌痛,但其潜在的严重副作用也是不可忽视的。
- 大剂量的司可林可以减少术后肌痛的风险(1.5mg vs.1mg)。
- 司可林导致的肌震颤与术后肌痛没有明显的相关性。
- 钠通道阻滞剂(如利多卡因)和非甾体抗炎药物(如双氯芬酸钠和阿司匹林)可以预防术后肌痛。
- 大剂量的罗库溴铵(1.2mg/kg)在快诱导时可以作替代司可林,它同样可以有效地提供最佳的插管条件[50]。
- 如果在使用罗库溴铵后遇到"不能插管或不能通气"时,恢复患者的自主呼吸可以挽救患者的生命。
- Sugammadex[51]可以完全结合罗库溴铵而拮抗其肌松效果,抑制罗库溴铵对运动终极的作用。Sugammadex 现在加拿大作为手术室里紧急的拮抗药物。由于其价格昂贵,在加拿大大概 200mg 需要 93 美元,因此它的使用将受到限制,但所有的麻醉医师应该可以使用这个药物。
- 当 Sugammadex 的价格显著降低后,司可林或许就被淘汰了。Sugammadex

在任何时候都可以拮抗罗库溴铵的作用,这点是令人兴奋的。

产科气道管理的培训

在过去 20 多年,许多国家的剖宫产麻醉转向了区域阻滞。在某些情况下剖宫产手术仍需要全麻气管插管,如区域阻滞失败或有禁忌证时及产妇胎儿的病情需要紧急手术时。

- 由于向区域阻滞的转变,受训者在产科接触全麻的机会有限。
- 去年我们教学医院实施了 1 300 例剖宫产手术,只有 130 例在全麻下进行的。
- 我们非正式调查了我们医院即将结束培训的高级住院医师 (5 年住院医师),发现他们平均给产妇行气管插管 6 ~ 8 例,住院医师给产妇气管插管最多的有 13 例,最少的仅有 4 例。
- 来自利物浦研究组发表了他们 8 年间实施全麻剖宫产的经验。他们报道了在 2007 年平均每位住院医师每月实施 2 例全麻剖宫产手术[21]。
- 这与我们的经验显著不同,来自波士顿研究组报道的住院医师接触的在全麻进行的剖宫产更少(每年大约 20 例)[7]。
- 有证据表明,对于初学者来说 GVL 比标准 Macintosh 喉镜更易学习气管插管[52]。或许在将来所有产科患者都将在可视喉镜下进行插管。

随着剖宫产麻醉越来越多向椎管内阻滞转变,我们有责任培训住院医师熟练处理困难气道。众多麻醉培训项目引入模拟教学可帮助接受培训的人员接触到各种不常遇到的情况,这其中就包括产科患者。我们这将提高对患者的处理能力,尤其对那些像剖宫产全麻中的少见情况。而对这种假设的测试的研究也一直在进行着。

小结和结论

- 气道相关的问题和与产妇有关的死亡也一直在发生。
- 孕妇的气道更难管理。
- 产科患者困难气道的预测并不可靠。
- 可视喉镜有望改善产妇气道管理。
- 喉罩是产科患者气道管理的重大突破。
- 医院和麻醉医师应采取措施应对产科困难气道。
- 产妇诱导时采用环状软骨压迫仍有争议。

- 丙泊酚有可能成为产妇的主要诱导药物—除非没有该药。
- 罗库溴铵将来可能取代司可林。
- 通过实践、模拟、教学，接受培训的人员应掌握技巧以更好处理产妇气道。

（杨　伟译　钱金桥校）

扩展阅读

- American society of Anesthesiologists Task Force on Management of the Difficult Airway. Practice guidelines for management of the difficult airway: an updated report by the American society of Anesthesiologists Task Force on Management of the Difficult Airway. *Anesthesiology*, 2003,**98**:1269-1277.

- Henderson JJ,Popal MT,Latto IP, *et al*. Difficult airway society guidelines for management of the unanticipated difficult intubation. *Anesthesiology*, 2004,**59**:675-694.
- Mhyre JM , Healy D. Focused review: the unanticipated difficult intubation in obstetrics. *Anesth Analg*, 2011,**112**:648-652.

参考文献

1. Gibbons L, Belizan J M, Lauer J A, *et al*. The Global Numbers and Costs of Additionally Needed and Unnecessary Caesarean Section Performed per Year: Overuse as a Barrier to Universal Coverage. World Health Report(2010) Background Paper, 30.

2. Ngan Kee W D. Confidential enquiries into maternal deaths: 50 years of closing the loop. *Br J Anaesth*, 2005,**94**:413-416.

3. Kinsella S M. Anaesthetic deaths in the CMACE(Centre for Maternal and Child Enquiries) Saving Mothers' Lives report 2006-2008. *Anaesthesia*, 2011,**66**:243-246.

4. Hawkins J L, Chang J, Palmer S K, *et al*. Anesthesia-related maternal mortality in the United States: 1979-2002.*Obstet Gynecol*, 2011,**117**:69-74.

5. Russell R. Failed intubation in obstetrics: a self-fulfiling prophecy? *Int J Obst Anesth*, 2007, **16**: 1-3.

6. Tsen L C, Pitner R , Camann W R. General anesthesia for cesarean section at a tertiary care hospital 1990-1995: indications and implications. *Int J Obstet Anesth*, 1998, **7**:147-152.

7. Palanisamy A ,Mitani A A , Tsen L C. General anesthesia for cesarean delivery at a tertiary care hospital from 2000 to 2005; a retrospective analysis and 10-year update. *Int J Obstet Anesth*, 2011, **20**: 10-16.

8. Pilkington S, Carli F, Dakin M J, *et al*. Increase in Mallampati score during pregnancy .*Br J Anaesth*, 1995, **74**: 638-642.

9. Farcon E L, Kim M H , Marx G F . Changing Mallampatic score during labour. *Can J Anesth*, 1994, **41**:50-51

10. Hood D D , Dewan D M. Anesthetic and obstecric outcomes in morbidly obese parturients.*Anesthesiology*, 1993,**79**:1210-1218.

11. Collins J S, Lemmens H J, Brodsky J B, *et al*. Laryngoscopy and morbid obesity: a comparison of the "sniff" and "ramped" positions. *Obes Surg*, 2004, **14**:1171-1175.

12. Murphy M, Hung O, Launcelott G, *et al*. predicting the difficult laryngoscopic intubation:are we on the right laryngoscopic intubation: are we on the right track? *Can J Anesth*, 2005, **52**:231-235.

13. Rocke D A, murray W B, Rout C C, *et al*. Relative risk analysis of factors associated with difficult intubation in obstetric anesthesia. *Anesthesiology*, 1992, **77**:67-73.

14. Shiga T, Wajima Z, Inoue T, et al. Predicting difficult intubation in apparently normal patients. a meta-analysis of bedside screening test performance. Anesthesiology, 2005, **103**:429-537.

15. Honarmand M , Safavi R. Prediction of difficult laryngoscopy in obstetric patients scheduled for Caesarean delivery. Eur J Anaesth, 2008, **25**:714-720.

16. Basaranoglu G, Columb M , Lyons L. Failure to predict difficult tracheal intubation for emergency caesarean section. Eur J Anaesth, 2010, **27**:947-949.

17. Yentis S M. Predicting difficult intubation-worthwhile exercise or pointless ritual? Anaesthesia, 2002, **57**:105-109.

18. Barnardo P D ,Jenkins J G. Failed tracheal intubation in obstetrics: a 6-year review in a UK region. Anaesthesia, 2000, **55**:685-694.

19. Rahman K ,Jenkins J G. Failed tracheal intubation in obstetrics: no more frequent but still managed badyly. Anaesthesia, 2005, **60**:168-171.

20. Hawthorne L, Wilson R, Lyons G ,et al. Failed intubation revisited: 17-yr experience in a teaching maternity unit. Br J Anaesth, 1996, **76**:680-684.

21. Djabatey E A , Barclay P M. Difficult and failed intubation in 3430 obstetric general anaesthetics. Anaesthesia, 2009, **64**:1168-1171.

22. Chestnut D H, Polley L S, Tsen L C ,et al. Chesnut's Obstetric Anesthesia; Principles and Practice, 4th ed. Mpsby. 2009.

23. Cooper R M Use of a new videolaryngoscope (Glide Scope®) in the management of a difficult airway. Can J Anesth, 2003, **50**:611-613.

24. Cooper R M, Pacey J A, Bishop M J, et al. clinical experience with a new videolaryngoscope (Glide Scope)in 728 patients. Can J Anesth, 2005, **52**:191-198.

25. Sun D A, Warriner C B, Parsons D G, et al. The GlideScope video laryngoscope; randomized clinical trial in 200 patients. Br J Anaesth, 2005, **94**:381-384.

26. Jones P M, Turkstra T P, Armstrong K P, et al. Effect of stylet angulation and endotracheal tube camber on time to intubation with the GlideScope. Can J Anesth, 2007, **541**:21-27.

27. Turkstra T P, Armstiong P M, Jones P M ,et al. GlideScope use in the obstetric patient. Int J Obstet Anesth, 2010, **19**:123-124.

28. Aziz M F. Healy D, Kheterpal S, et al. Routine clinical practice effectiveness of the GlideScope in difficult airway management; an analysis of 2004 GilideScope intubations. Complications, and failures from two instiutions. Anesthesiology, 2011, **114**:34-41.

29. Maharaj C H, O'Croinin D, Curley G, et al. A comparison of tracheal intubation using the Airtraq or the Macintosh laryngoscope in routine airway management: a ramdomized. Controlled clinical trial. Anaesthesia, 2006, **61**:1093-1099.

30. Ndoko S K, Amathieu R, Tual L, et al. Tracheal intubation of morbidly obese patients; a randomized trial comparing performance of Macintosh and Airtraq laryngoscopes. Br J Anaesth, 2008, **100**:263-268.

31. Dhonneur G, Ndoko S, Amathieu R, et al. Tracheal in tubation using the Airtraq in morbid obese patients undergoing emergency cesarean delivery. Anesthesiology, 2007, **106**:629-630.

32. Amathieu R, Combes X, Abdi W, et al . An algorithm for difficult airway management. Modified for modern optical devices (Airtraq laryngoscope; LMA C Trach ™):a 2-year prospective validation in patients for elective abdominal, gynecologic, and thyroid surgery. Anesthesiology, 2011, **114**:25-33.

33. Gray K, Lucas N, Robinson P N, et al. A case series of successful videolaryngoscopic intubations in obstetric patients. Int J Obstet Anesth, 2009, **18**; Supplement 1:12.

34. Chadwick I S . Vohra Anaesthesia for emergency Caesarean section using the Brain laryngeal airway. Anaesthesia, 1989, **44**:261-262.

35. McClune S, Regan M , Moore J. Laryngeal mask airway for Caesarean section. Anaesthesia, 1990, **45**:227-228.

36. Verghese C , Brimacombe J R. Survey of Laryngeal Mask Airway Usage in 11910 Patients; Safety and Efficacy for Conventional and Nonconventional Usage. Anesth Analg, 1996, **82**:129-133.

37. Han T H, Brimacombe J, Lee E J ,et al. The laryngeal mark airway is effective and probably safe in selected healthy partuients for elective Cesarean section. *Can J Anesth*, 2001,**48**:1117-1121.

38. Keller C ,Brimacombe J,Lirk P ,et al. Failed obstetric tracheal intubation and postoperative respiratory support with the ProSeal laryngeal mask airway. *Anesth Analg*, 2004, **98**:1467-1470.

39. Halaseh B K, Sukkar Z F ,Hassan L H, et al. The use of ProSeal laryngeal mask airway in caesarean section- experience in 3000 cases. *Anaesth Intensive Care*, 2010,**38**:1023-1028.

40. Tunstall M E. Failed intubation drill. *Anaesthesia*, 1976,**31**:850.

41. Harmer M. Difficult and failed intubation in obstetrics. *Int J Obstet Anesth*, 1997,**6**:25-31.

42. Crosby E T , Cooper R M, Douglas M J, et al. The unanticipated difficult airway with recommendations for management. *Can J Anesth*, 1998,**45**:757-776.

43. Verghese C , Ramaswamy B. LMA-Supreme- a new single-use LMA with gastri c access: a report on its sclinical efficacy. *Br J Anaesth*, 2008,**101**:405-410.

44. Schmidt U , Eikermann M. Organizational aspects of difficult airway management: think globally, act locally. *Anesthesiology*, 2011, **114**:3-6.

45. Smith K J. DobranowskiJ , Yip G, et al. Cricoid pressure displaces the esophagus: an observational study using magnetic resonance imaging. *Anesthesiology*, 2003:**99**:60-64.

46. Vanner R Cricoid pressure. *Int J Obstet Anesth*, 2009,**18**:103-105.

47. Paech MJ. "Pregnant women having caesarean delivery under general anaesthesia should have a rapid sequence induction with cricoid pressure and be intubated" Can this holy cow be sent packing? *Anaesth Intensive Care*, 2010,**38**:989-991.

48. Celleno D, Capogna G, Emanuelli M, et al. Which induction drug for cesarean section? A comparison of thiopental sodium, Propofol, and midazolam. *J Clin Anesth*, 1993,**5**:284-288.

49. Schreiber J U, Lysakowski C, Fuchs-Buder T, et al .Prevention of succinylcholine- induce fasciculation and myalgia: a meta-analysis of randomized trials. *Anesthesiology*, 2005, **103**:877-884.

50. Perry JJ, Lee J S, Sillberg V A , et al. Rocuronium versus succinylcholine for rapid sequence induction intubation. *Cochrane Database syst Rev*, 2008: **16**:CD002788.

51. Sharp L M, Levy D M. Rapid sequence induction in obstetrics revisited. *Curr Opin Anaesthsiol*, 2009, **22**:357-361.

52. Nouruzi-Sedeh P, Schumann M , Groeben H. Laryngoscopy via Mactintosh blade versus GlideScope: success rate and time for endotracheal intubation in untrained medical personnel. *Anesthesiology*, 2009, **110**: 32-37.

剖宫产术中给氧

第十九章

K. 马麦　伊恩·麦格康纳谢　著

引言

- 在剖宫产手术期间为产妇供氧似乎是有益的,即使是在椎管内麻醉下进行手术时也是如此。

- 氧气是氧化代谢极其重要的前体物质;没有充足的供应,就会发生无氧代谢和酸中毒。产妇发生低氧血症还会导致胎儿血氧不足和酸中毒、胎儿窘迫以及新生儿不良后果。

- 与出生后不同,出生后肺是主要的氧气摄取器官,功能残气量有氧气储备的作用,而胎儿几乎没有氧气的储备能力,因此依赖母亲持续不断的氧气供应。胎儿需要氧气,通过氧化代谢提供能量以维持生命。

- 在全麻下行剖宫产术期间,氧气供应已经被证实可以改善胎儿分娩时的氧供及新生儿的结局[1],并且已经从 20 世纪 60 年代起作为标准做法。

- 有人推荐,椎管内麻醉行择期剖宫产手术的患者也应给氧;在过去的几十年间,使用鼻导管或面罩为在椎管内麻醉下行择期剖宫产的产妇进行供氧已成为常规做法。推广这种做法的主要原因是认为供氧对胎儿有益[2]。

- 最近,一些文献质疑这种做法对正常胎儿是否有益。一些研究提出,给胎儿正常的孕产妇给氧甚至是不利的[3]。

- 因为这个原因,对胎儿正常产妇在椎管内麻醉下行择期下段剖宫产是否为其供氧还存在不断地争论。

胎儿氧气摄取、运输和利用的生理学

　　足月时子宫的血流量大约是非怀孕状态时的 50 倍,这是由于孕妇的心输出量和血容量增加,还因为雌激素相关的子宫血管舒张(一氧化氮介导的)。足月时胎盘接受子宫总血流量 90%,可以认为,对胎儿是过度灌注的。然而:

- 子宫的血流量不存在自身调节,因此,在产妇或胎儿应激反应时血流量不会增加。

- 胎盘没有可以对产妇PaO_2降低而调节子宫血流量的自身调节机制。
- 胎儿的氧合是氧气从子宫循环到脐带循环流经胎盘时被动扩散发生的。1根脐静脉提供胎儿氧合血,2根脐动脉将胎儿的脱氧血液输送回胎盘。胎盘组织中氧的转移是流量限制的。胎盘到胎儿的氧转移可能是同时交换机制的结果(与发生在肾单位的逆流交换机制相反)。这种交换机制效率不高,解释了为什么增加孕产妇的吸入氧浓度可以增加子宫动脉的氧合,而不能显著增加脐静脉的PO_2。

胎盘的氧转移效率比成人肺的低。孕产妇的PaO_2和脐静脉的PO_2之间存在巨大差异,原因很多:

- 子宫本身消耗氧气。
- 子宫系统也提供胎盘氧气,在绵羊的研究中,这占转移氧的20% ~ 30%[5]。
- 胎盘充当的是静脉平衡器,而不是动脉平衡器。
- 这就在子宫和胎盘循环的脐带之间存在一定程度的分流。

因此,在等压的条件下,无论孕产妇的FiO_2是多少,胎儿的动脉PO_2不会增加超过50 ~ 60mmHg[4]。

运输到胎儿心脏(以及泵入到胎儿组织中)的血液中的氧含量比离开胎盘的时候少。这是由于在胎儿下腔静脉混合了来自静脉导管(脐静脉的主要分支)相对氧合好的血液和来自胎儿门静脉窦相对缺氧的血液以及来自胎儿身体下部的血液。胎儿灌注这种相对缺氧的血液部分从以下几方面代偿:

- 增加胎儿的CO
- 胎儿氧离曲线左移胎盘摄氧率增加
- 增加胎儿血红蛋白量

尽管胎儿血PO_2低,但正常条件下,这并不会导致胎儿的组织缺氧。

- 运输到胎儿器官的氧量是由血流量乘以胎儿血氧含量决定的,这种氧量远高于成人血液中的含量。
- 氧含量主要取决于血红蛋白的含量和饱和度;特别是溶解的氧量非常低,而血红蛋白浓度却比成人高的胎儿时(大约180g/L)。
- 除了红细胞容积增加以外,胎儿还有高浓度胎儿血红蛋白(足月时占总血红蛋白浓度的75% ~ 84%)[6]。胎儿血红蛋白(HbF)与氧气有更大的亲和力(与2,3-二磷酸甘油酸的相互作用减弱所致),导致血氧饱和度曲线左移,并且 P50 为 19 ～ 21mmHg（相比于成人血液中 P50=27mmHg）。

- 与 HbA 相比，HbF 有更高的氧亲和力，这不仅增加了胎儿血液的运载能力，而且还提高了绒毛间隙内从母亲转移到胎儿的氧量。
- 除了这些增加氧供的方法，胎儿还可以通过改变需氧量预防组织缺氧。胎儿的生长和活动占据了胎儿大部分的氧耗量[7,8]。因此，在胎儿应激期间，胎儿的氧耗量会明显减少，进一步降低组织缺血的可能性。

给氧对孕产妇有益处吗?

从 20 世纪 60 年代以来，全麻时进行供氧已经成为常规做法。

- 为维持正常的氧饱和度而需要供氧是由于在全麻和机械通气期间呼吸系统发生了生理变化[9]。
- 到达 T4 平面的椎管内麻醉（这是在下段剖宫产术期间达到足够的疼痛控制所必需的）同样对呼吸系统有很多影响，包括肋间肌麻痹，导致呼气流量峰值、呼气储备量、用力肺活量的减少。
- 尽管怀孕和椎管内麻醉都对呼吸系统都有影响，然而，产妇持续吸入室内空气时，血氧饱和度仍能维持在足够的水平[10]。

根据这些信息，为椎管内麻醉下行择期下段剖宫产手术的健康产妇提供氧气可能没有任何真正的益处，虽然确实存在一些理论上的给氧指征。

- 那些支持在择期剖宫产术中常规给氧的人认为，在腰麻期间，一定程度的血压降低是不可避免的，此时为产妇供氧，增加了这一时期氧气的输送量[3,11]。
- 然而，其他人主张，必要时使用血管升压药纠正低血压是更好的办法，仅在难治性低血压时才需要供氧[11]。

还有人认为，给氧可能会降低恶心和呕吐的发生率。虽然这种作用的机制还未明确，但妇产科手术期间，增加 FiO_2 水平已被证实能明显减少术后恶心和呕吐的发生率和严重程度[12]。

- 但是最近更多的研究表明，为椎管内麻醉下所行的择期和半紧急剖宫产术中给氧，并未减少术后恶心和呕吐的发生率或严重程度[13]。

有人提出，在择期剖宫产手术期间为产妇供氧的另一个可能的好处是能减少术后伤口感染的发生率。

- 这一建议源于最近的研究结果，即在结直肠癌切除术的围术期和术后即刻给氧，能降低外科切口感染的发生率[14]。

　　这可能是常规择期剖宫产手术期间为产妇供氧的第一个真正的好处。然而，就这一好处而言，并没有足够的证据将这种可能存在的好处推广到整个感兴趣的患者人群。

　　总之，为椎管内麻醉下行择期下段剖宫产手术的健康产妇提供氧气对孕产妇是没有明确的益处的。

给氧对胎儿有益处吗

　　在 1984 年，由克劳福德（Crawford）撰写的第 15 版《产科麻醉的原理和实践》出版，其中提到，为区域麻醉下行剖宫产手术的孕产妇给氧，直到分娩，对于胎儿是明智的做法[15]。这成为了广泛接受的做法，并且现在仍被许多人所提倡，尽管近几年一些最新的证据并不支持这一做法，支持的人数已明显减少。

- 在 1982 年，拉马纳坦（Ramanathan）和同事们表明，健康的产妇在硬膜外麻醉下行择期剖宫产时增加 FiO_2 从 21% 到 47% ～ 100%（通过面罩和麻醉环路）可导致脐带静脉 PO_2（UV PO_2）和脐动脉 PO_2（UA PO_2）明显增高。尽管 PO_2 有增加，但他们发现脐动脉的 pH 值和 Apgar 评分没有显著的变化。然而，按碱缺失的测量情况，他们发现含氧量高的胎儿较少发生酸中毒。根据这些结果，他们得出结论：即使孕产妇的氧饱和度基础值正常，也应该为在椎管内麻醉下行择期剖宫产手术时给孕产妇供氧。他们的理由是通过增加 UV PO_2（在胎儿典型的 PO_2 水平及一定的血氧饱和度曲线的陡斜率下，或许增加胎儿的氧含量），胎儿氧储备会增加，进一步可以帮助新生儿有能力承受不可预知的分娩时或产后的缺氧[16]。

- 几年后，凯利等人发现，产妇面罩吸 35% 的氧气不能显著改善 UV PO_2 或脐静脉 pH 值[10]。

- 2002 年，科利亚诺（Cogliano）的随机对照试验认同了凯利（Kelly）的研究结果；他们将腰麻下行择期剖宫产手术的健康产妇随机分成通过鼻导管吸入 2L/min 氧气组和通过面罩吸入 21% 氧气组或吸入 40% 氧气组。他们发现这三个组中测评的生化指标都没有任何明显的变化（UV PO_2；UV pH；UV PCO_2；UA PO_2；UA pH；UA PCO_2）。此外，他们发现作为衡量 Apgar 评分的临床结果没有任何区别。他们得出结论，怀有正常胎儿的健康产妇在腰麻下行择期剖宫产手术时，没有必要给氧[17]。

- 同样在 2002 年，克霍（Khaw）等人对腰麻下行剖宫产手术的健康孕产妇进行了一项随机对照试验。他们把患者随机分成吸入 FiO_2 为 21% 组和 FiO_2 为 60% 组,并且发现在吸入氧浓度为 60% 的患者其 UV PO_2 出现中等度的增加(36.1mmHg 对比 30.1mmHg,P=0.04)。所有其他测量结果显示没有明显变化。测量的指标包括: UA PO_2, UA PCO_2, UA pH, 和碱剩余,还有 UV PCO_2, UV pH,碱剩余及 Apgar 评分。这个研究组得出结论,给予高 FiO_2 (60%)的氧气能适度增加胎儿氧合,但是也可能会通过产生氧自由基对机体造成损害(见下文)[3]。

- 克霍(Khaw)等人随后进行了另一个关于为腰麻下行择期剖宫产手术的健康孕产妇供氧的随机对照试验。这次,患者被随机分成面罩吸入 FiO_2 为 21%、40% 和 60% 三个组。他们发现与吸入 40% 和 21% 氧气的组相比,吸入 60% 氧气组的患者 UV PO_2 有小幅度的增加。而吸入 40% 和 21% 氧气的组之间 UV PO_2 无显著差异。此外,他们还发现,三组间的 UA pH 值、胎儿酸中毒(定义为 UapH 值 <7.2)或 Apgar 评分均没有显著差异[18]。

- 2007 年, Backe 和其同事在一项随机对照试验中,健康产妇在腰麻下行择期剖宫产手术,结果发现,生化结果和新生儿结局没有显著差异。他们比较了吸入 $FiO_2$21% 和 40% 的氧,比较了 UV PO_2 和 UA pH 值,没有发现任何显著差异。此外,他们测量了 Apgar 评分和神经适应能力评分(NACS),在实验组间还是没有发现任何显著差异。根据这些结果,他们得出结论,行择期剖宫产术时,吸氧并不比吸室内空气给正常新生儿带来多的益处,因为在这种人群中给氧不能改善胎儿氧运载、酸中毒或新生儿的行为影响[19]。

尽管仍然存在一些争议,最新的文献似乎并不支持为了胎儿而为在椎管内麻醉下行择期剖宫产术的产妇供氧。因为需要非常高的氧浓度(>60%)才能小幅度的增加胎儿氧合(通过测量 UV PO_2)。临床上标准的面罩给氧方法是提供不了这个范围的 FiO_2 的;从临床工作和经济上考虑,对所有择期剖宫产分娩的产妇常规使用仪器达到这样的氧浓度是不切实际的。此外,即使观察到 UV PO_2 增加,但它不会转化为明显的临床改善(Apgar 评分或 NACS),也不会导致测量到的生化结果有显著的差别,包括 pH 值和碱剩余,这些指标被认为是围术期最佳的反应窒息和预测新生儿结局的指标[16]。

给氧有害吗?

尽管最近大部分的证据显示,椎管内麻醉下行择期剖宫产手术给氧对孕产妇和新生儿都没有益处,但仍存在一些争议:可能没有好处,但不会有害处。这个理论已成为近几年讨论的课题。

- 在科利亚诺的随机对照试验中,尽管患者未诉面罩给氧有明显的不适症状,但他们报道:比起鼻导管给氧,面罩给氧不便于交流[17]。椎管内麻醉下剖宫产手术的一个优点是母亲是清醒的,可以与支持者沟通和交流,还可以与麻醉师交流任何的顾虑或术中的症状,所以,应该避免使用有碍于这种交流的不必要器械。

- 尽管拉马纳坦在他的研究中报道,氧含量高的胎儿很少有酸中毒(见上文),但已有一些相互矛盾的数据显示,长时间的高氧实际上可能会导致脐血血气数据的恶化[20]。

- 索普(Thorpe)等人在他们的随机对照实验中发现,母亲在第二产程时吸入氧气(10L/min,面罩给氧)超过 10min,胎儿酸中毒(定义为 UApH 值 <7.2)明显增加。他们的结论是,在正常分娩的第二产程给产妇长时间氧疗会导致出生时脐带血气值恶化,而不是改善。有人认为,这一结果是因为组织中高氧导致胎盘血管收缩,从而导致胎盘血流量减少[20]。然而,必须指出的是,这一研究是以自然分娩的妇女为对象进行,其结果不适用于择期剖宫产手术的患者。

- 利奇菲尔德(Litchfield)等人在 2007 年进行了一项研究,研究表明,健康足月产妇组织高氧可降低心脏指数和增加全身血管阻力。这项研究的局限性包括小样本,使用了胸部电生物阻抗评估血流动力学参数,以及未评估新生儿氧合和出生结局[21]。

- 2002 年,克霍等研究组认为,继发于孕产妇供氧后形成的高氧血症可以通过促进氧自由基的生成和脂质过氧化反应对新生儿造成不利影响[3]。氧自由基是一种含有不成对电子的分子,因此活性非常高,半衰期极短。自由基可以与细胞膜上的磷脂和 DNA 发生反应,导致细胞损伤。它们可以通过很多途径造成损伤:可以由伴随缺血再灌注损伤的低氧应激所启动,也可以由高氧环境所促发。在克霍的随机对照试验中,腰麻下行择期剖腹产的健康产妇被随机分成吸入氧浓度为 21% 组和 60% 组。在分娩的时候,脂质过氧化物(自由基和多不饱和脂肪酸的反应的产物)作为氧自由基活性的一个标志物被测量。他们发现,产妇给氧 10min 后,血浆中脂质过氧化物的含量显著增高,而且吸入 $FiO_2$60% 的组中 UA 和 UV 血浆中脂质过氧化物的含量均明显高于吸入 21% FiO_2 组。他们还发现产妇 PaO_2 和脐带血中脂质过氧化物的浓度间存在正相关,这表明产妇的 PaO_2 和胎儿活性自由基的数量有直接的关系[3]。有趣的是,在区域麻醉下所行的急诊剖宫产术中,当使用 60% 与 21% 的吸入氧浓度时,脂质过氧化物并未增加[22]。在最新的研究中,他们发现使用全麻进行择期剖宫产术时可导致明显的自由基活性的增加,与吸入氧浓度无关[23]。

不幸的是,自由基活性增加的临床意义尚不清楚。

- 在克霍的研究中,尽管两组间脂质过氧化物有差异,但新生儿的结局没有明显的差异。然而,仅有粗略的测量方法(Apgar 评分)用来评估新生儿的出生结局,而且所有产妇其他方面都健康,没有任何证据显示胎儿有损伤。
- 氧自由基产生的增加会导致固有的抗氧化系统消耗殆尽,会降低新生儿抵挡随后损伤的能力[3]。
- 在胎儿窘迫时,组织中高氧会非常有害,它会增加缺血再灌注损伤,或者可因为低水平的抗氧化酶而导致胎儿早产;高氧血症可参与形成早产儿疾病,比如早产儿视网膜病变、支气管肺发育不良、颅内出血和坏死性小肠结肠炎等[3]。
- 研究已表明,用空气复苏比用氧气能更好地改善新生儿的结局[24],这个发现已经改变了临床实践。
- 高氧和复苏后更坏的结局之间的关系已经在其他人群中被证明了,由此支持了增加氧自由基活性潜在的重要性。比如,在心脏骤停的幸存者中高氧的存在与更糟糕的院内死亡率有关[25]。

因为低氧和高氧都会导致不利影响,最新的美国心脏协会(AHA)建议,对新生儿进行复苏,用空气比以前标准的用 100% 的氧气更合理。此外,他们认为,一旦氧饱和度达到 95%,应减少给氧或间断给氧[26]。

总结

几十年来,择期剖宫产术时给氧已经成为常规做法,主要是因为大家认为这对胎儿有好处。直到今天,这种做法仍然存在争议。大部分最新的文献表明,通过测量 UV PO_2 发现,需要提供非常高的 FiO_2($>60\%$)才能使胎儿氧合小幅度的改善。给氧后,其他的生化结果(比如胎儿酸中毒)以及临床结果(包括 Apgar 评分和 NACS)并没有证实有确切的改善。除了缺乏证据支持在椎管内麻醉下择期行剖宫产手术时需要给氧,最近还有研究表明,高氧血症可能还会产生不利影响。氧自由基活性增加的临床意义尚不清楚。由于这些原因,在椎管内麻醉下行择期下段剖宫产手术时,对怀有正常胎儿的产妇不常规给氧已成为更普遍的做法[3,17-19,27,28]。

值得注意的是,剖宫产期间,当胎儿有任何宫内窘迫迹象或实施全麻时,给产妇供氧仍然是标准的做法[28]。

（黄　婧　杨玉桥 译　钱金桥 校）

参考文献

1. Marx G F , Mateo C V. Effects of different oxygen concentration during general anaesthesia for elective Caesarean section. *Can Anesth Soc J*, 1971,**18**:587-593.

2. Backe S K , Lyons G.Oxygen and elective Caesarean section.*Br J Anaesth,* 2002,**88**:4-5.

3. Khaw K S,Wang C C,Ngan Kee W D,*et al*. Effects of high inspired oxygen fraction during elective Caesarean section under spinal anaesthesia on maternal and fetal oxygenation and lipid peroxidation.*Br J Anaesth*,2002,**88**:18-23.

4. Hestnut D H,Polley L S,Tsen L C ,*et al*.Chestnut's Obstetric Anedthesia: Principles and Practice,4th edn.Philadephia:Elsevier, 2009,pp.60-62.

5. Campbell A G M,Dawes G S,Fishman A P, *et al*.The oxygen consumption of the palcenta and foetal membranes in the sheep.J Physiol, 1966,**182**:439-464.

6. Kirschbaum T H.Fetal haemoglobin composition as a parameter of the oxyhemoglobin dissociation curve of fetal blood.*Am J Obstet Gynecol*,1962,**84**:477-485.

7. Brooke O G.Energy expenditure in the fetus and neonate:sources of variability.Acta Paediatr Scand Suppl, 1985,319:128-134.

8. Rurak D W ,Gruber N C.The effect of neuromuscular blockage gases in the fetal lamb.Am J Obstet Gynecol, 1983,145:258-262.

9. Lumb A B,Nunn's Applied Respiratory Physiology,5th edn.Oxford:Butterworth Hein emann,2000,pp.420-459.

10. Kelly M C,Fitzpatrick K T J , Hill D A.Respiratory effects of spinal anaesthesia for Caesarean section.*Anaesthesia*,1996,**51**:1120-1122.

11. Mandal N G , Gulati A.Oxygen supplementation during Caesarean delivery. *Br J Anaesth*,2004,**93**:469.

12. Goll V,Akca O,Greif R, *et al*.Ondansetron is no more effective than supplemental intraoperative oxygen for prevention of postoperative nausea and vomiting.*Anesth Analg*,2001,**92**:112-117.

13. Phillips T W,Broussard D M,Sumrall W D, *et al*.Intraoperative oxygen administration dose not reduce the incidence or severity of nauses or vomiting associated with neuraxial anesthesia for Cesarean delivery.*Anesth Analg*,2007,**105**:1113-1117.

14. Greif R,Akca O,Horn E P, *et al*.Supplemental perioperative oxygen to reduce the incidence of surgical wound infection.*N Engl J Med*, 2000,**342**:161-167.

15. Crawford J S.Principles and practice of Obstetric Anaesthesia,5th edn.Oxford: Blackwell Scientific Publications,1984, p.303.

16. Ramannathan S,Gandhi S,Arismendy J, *et al*.Oxygen transfer from mother to fetus during Cesarean section under epidural anesthesia.*Anesth Analg*, 1982,**61**:576-581.

17. Cogliana M S,Graham A C , Clark V A.Supplementary oxygen administration for elective Caesarean section under spinal anaesthesia.Anaesthesia, 2002,**57**:66-69.

18. Khaw K S,Ngan Kee W D,Lee A, *et al*. Supplementary oxygen for elective Caesarean section under spinal anaesthesia:useful in prolonged uterine incision-to-delivery interval?*Br J Anaesth*,2004,**92**:518-522.

19. Backe S K,Kocarev M,Wilson R C, *et al*. Effect of maternal facial oxygen on neonatal behavioural scores during elective Caesarean section with spinal anaesthesia.*Eur J Anaesth*, 2007,**24**:66-70.

20. Thorpe J A,Trobough T,Evans R, *et al*.The effect of maternal oxygen administration during the second stage of labor on umbilical cord blood gas values:a randomized controlled prospective trial.*Am J Obstet Gynecol*,1995,**172**:465-474.

21. Litchfield K N,Harten J M,Anderson K J, *et al*.Effects of normobaric hyperoxia on haemodynamic parameters of healthy full-term parturients.*Anaesthesia*,2007,**62**:931-935.

22. Khaw K S,Wang C C,Kee N,*et al*.Supplementary oxygen for emergency Caesarean section under regional anaesthesia.*Br J Anaesth*, 2009,**102**:90-96.

23. Khaw K S,Kee N,Chu C Y, *et al*.Effects of different inspired oxygen fractions on lipid peroxidation during general anaesthesia for elective Caesarean setion.*Br J Anaesth*, 2010,**105**:355-360.

24. Vento M,Asensi M,Sastre J, *et al*.Resuscitation with room air instead of 10% oxygen prevents oxidative stress in moderately asphyxiated term neonates.*Pediatrics*, 2001,**107**: 642-647.

25. Kilgannon J H,Jones A E ,Shapiro N I.Association between arterial hyperoxia following resuscitation from cardiac arrest and in-hospital mortality.*JAMA*,2010,**303**:2165-2171.

26. American Heart Association & Amerian Academy of Pediatrics.2005 American Heart Association(AHA) guidelines for cardiopulmonary resuscitation(CPR) and emergency cardiovascular care(ECC) of pediatric and neonatal patients:neonatal resuscitation guidelines.*Pediatrics*, 2006,**117**: e1029-e1038.

27. Birnbach D J ,Soens M A.Hotly debated topics in obstetric anaesthesiology 2008:a theory of relativity.*Minerva Anestesiol*,2008,**74**:409-424.

28. Chestnut D H,Polley L,Tsen L C ,*et al*. Chestnut's Obstetric Anesthesia:Principles and Practice,4th edn.Philadelphia: Elsevier,2009,p.532.

剖宫产时缩宫素的用法与用量

第二十章

J. 拉辛　伊恩·麦格康纳谢　著

引言

近年来,关于剖宫产时缩宫素的用法与用量有越来越多的争议,传统的使用方式也开始受到挑战。缩宫素常用于预防子宫收缩乏力,也用于治疗子宫收缩乏力和产后出血。本章没有讨论缩宫素在促进分娩或预防经阴道分娩后的产后出血中的应用。

缩宫素的生理学

缩宫素是在分娩过程中刺激子宫收缩的主要激素。

- 缩宫素是由下丘脑分泌的 9 个氨基酸组成的多肽,在多种生理刺激下由垂体后叶释放进入全身循环。
- 在分娩过程中,缩宫素参与形成正反馈环,比如,缩宫素促进子宫收缩而释放更多的缩宫素。哺乳期,垂体也释放缩宫素以促进乳汁的持续分泌。
- 妊娠期间雌激素水平上升使子宫上的缩宫素受体增加,从而增加了子宫对催产素的敏感性。
- 缩宫素刺激血管内皮细胞释放一氧化氮,导致血管舒张。
- 缩宫素合成物被广泛用于促进分娩,防止子宫收缩乏力,或治疗产后出血。

过去的用法和用量

子宫收缩乏力导致的产后出血(PPH)是常见的出生并发症和孕产妇死亡的主要原因。诊断可能会延误的原因有:

- 出血的性质在开始时被掩盖。
- 妊娠的生理适应使机体往往能适应出血而只有轻微的早期临床体征。
  在 PPH 的预防和治疗中,缩宫素是一种重要的子宫张力药物干预方式。

　　因此,剖宫产术中子宫收缩药物的使用是降低风险、治疗产后出血及提高母婴的安全必不可少的。在这些应用中,缩宫素的最佳剂量是未知的。静脉注射5 ~ 10U 已经成为一个标准剂量,但常常会忽略其潜在的不良效应,直到近来,这个剂量和给药方式才被提出质疑。

缩宫素对血流动力学影响

- 缩宫素直接松弛血管平滑肌而引起全身血管阻力降低、血压下降和心动过速。
- 缩宫素也可能通过影响房室传导和心肌复极而刺激心肌受体引起心动过速。
- 已有研究显示,缩宫素会导致内脏小动脉和冠状动脉收缩。
- 剖宫产时缩宫素使用引起的低血压可能会错误地归因于失血或椎管内麻醉引起的交感神经阻滞。

　　各项文献资料研究了缩宫素对产妇血流动力学的影响。

- 在一项早期研究中[1],择期终止妊娠的健康妇女中使用5 ~ 10U 缩宫素静脉注射引起血压下降、心动过速、心输出量增加 30% ~ 50%。相比之下,缩宫素输注造成极小的血流动力学变化,并被作者推荐。
- 类似的研究[2]也在妊娠早期发现类似的血流动力学影响,但令人关注的是,静注 10U 剂量缩宫素会引起肺动脉压显著增加。
- 朗塞特(Langesaeter)等人[3]研究了缩宫素对重度子痫前期的妇女血流动力学的影响。18 例重度子痫前期妇女在腰麻下行剖宫产期间进行了有创监测,并在分娩后给予静脉注射 5U 缩宫素。注射后,所有的患者都出现了心率增快、全身血管阻力降低和血压下降。其中有 5 例因不能增加每搏量而引起心输出量下降。
- 有趣的是,与初始剂量相比,给予第二次注射时预期的血压和心输出量的变化减少了[4]。
- 就在注射缩宫素之前使用去氧肾上腺素可减轻缩宫素注射相关的低血压[5]。

　　因此,现在已经清楚,即使是相对小剂量合成缩宫素都可引起产妇的心率和血压的显著变化。心血管不稳定(包括子痫前期或有心脏疾病)的患者如果使用缩宫素需要谨慎。

孕产妇死亡率

　　缩宫素是常见的有副作用的药物,特别是低血压,并成为一个与几例产妇死亡相关的因素：

- 在 1997 ~ 1999 年期间，2 名英国产妇死亡，随后的秘密调查孕产妇死亡（confidential enquiries into maternal deaths, CEMD）报道指出，10U 缩宫素的使用是一个影响因素[6]。报道建议静脉注射的初始剂量应从 10U 减少到 5U。
- 最近，在南非 Dyer 报道缩宫素涉及另外 2 名产妇死亡。1 例是被认为与腰麻有关的低血压使血流动力学不稳定恶化，另 1 例则是急诊剖宫产中静脉注射 10U 缩宫素导致心脏骤停[7]。
- 2007 年，缩宫素被添加到美国安全用药实践研究所（ISMP）的药物名单上，需要特别注意以减少错误和伤害风险[8]。

一次缩宫素10U的安全性

在过去，许多麻醉医师都习惯使用 10U 缩宫素静脉推注，对这种用法的安全性一直颇有争议。

- 平德（Pinder）等人[9]研究了腰麻下剖宫产术中静注 5U 或 10U 缩宫素对足月健康产妇的影响。相对于推注 5U 的缩宫素来说，使用 10U 的剂量会使血压明显下降，心率和心输出量显著增加。
- 重要的是，低血容量或有心脏病的妇女可能无法产生适当的代偿性反应，因此，注射缩宫素后血流动力学变化的风险较大。
- 奇尔弗斯（Chilvers）等人[10]描述了这样一个患者，她在剖宫产中注射了 5U 剂量的缩宫素后出现了心肌缺血。尽管随后冠状动脉的解剖显示正常，但是血清肌钙蛋白测量证实了心肌损伤。推测其中可能有两种机制。首先，已有实验观察到在犬体外冠状动脉内注射缩宫素会产生冠脉痉挛。此外，静脉注射缩宫素会引起血管平滑肌舒张，使收缩压和舒张压降低，而舒张压降低会减少冠脉灌注。结合心动过速和妊娠生理性贫血，这可能就导致了心肌缺血。
- 一项随机对照试验也研究了缩宫素的与剂量相关的心血管副作用[11]。试验的中期分析显示，24% 患者在接受了 10U 缩宫素静脉注射后，产生了心肌缺血的体征。这也支持大剂量推注缩宫素后有诱发心肌缺血的可能性。
- 在一项有趣的研究中[12]，斯瓦斯特伦（Svanstrom）等人对比了在腰麻下实行剖宫产术的产妇与健康的、非妊娠、非麻醉的对照组妇女。对照组妇女和一半的剖宫产产妇静脉给 10U 缩宫素，而另一半剖宫产产妇给 0.2mg 甲基麦角新碱。接受缩宫素的患者都出现了心率增快和血压下降。此外，还发现 ST

段变化和心肌缺血的症状。甲基麦角新碱引起了轻微的血压升高,但没有心电图的改变。似乎 10U 缩宫素静脉给药会产生强烈提示心肌缺血的改变。对照组出现类似的变化提示是因为缩宫素,而不是妊娠、手术或腰麻的原因。

推注和输注的比较

如以上所讨论的,关于静脉注射缩宫素的给药方式存在争议。静脉注射的缩宫素半衰期很短,为 10 ~ 15min。因此,剖宫产术中输注缩宫素的潜在优势在于:无论在手术过程中,还是出血发生最多的产后时期,都能保持子宫收缩。

- 托马斯(Thomas)等人[13]研究表明,与静脉推注缩宫素相比,静脉滴注缩宫素能减少心率增快和骤变。
- 乔治(George)等人[14]使用序贯增减法对接受剖宫产的产妇进行研究,确定了胎儿娩出 3min 内子宫张力适当增加所需的缩宫素输注 ED90 是 0.29U/min。这是大约相当于 15U 注入 1 000ml 注射液中输注超过 1h。然而,仍有将近 20% 的患者需要额外的子宫收缩剂。
- 金(King)[15]比较了椎管内麻醉下实施的择期剖宫产术的患者,给她们输注缩宫素的基础上,静推或不静推 5U 缩宫素。尽管静推组患者的子宫张力在胎盘娩出后有所提高,但两组在失血量和输血量方面没有差异。因此,他们认为在静脉滴注缩宫素的基础上静推缩宫素是没有什么益处的。

剂量的进一步研究

鉴于缩宫素的不利影响,最好是给予最低有效剂量。最近的研究建议,在剖宫产中为预防宫缩无力所使用的缩宫素的有效剂量比麻醉医师传统静脉推注的 5 ~ 10U 的剂量还要小。

- 萨尔纳(Sarna)等人[16]研究了在择期剖宫产中,缩宫素从 5 ~ 20U 不同剂量的效果。在评估中,各组之间子宫张力没有差异。确实如此,剂量超过 5U 似乎不会增加益处。
- 卡瓦略等人[17]在腰麻下实施剖宫产的产妇中进行了一个随机试验。静注缩宫素的 ED90 预计是 0.35U,因为 97.1% 的产妇反应率是 0.5U,而且 100% 对 1.0U 有反应。他们认为,择期剖宫产的缩宫素静脉推注量可以减少。
- 在一随访研究中[18],同组资料表明,尽管使用缩宫素催产,分娩停止需要进行剖宫产的产妇 ED90 增加到 2.99。这意味着,分娩过程中给缩宫素会导致脱敏或缩宫素受体数目下调（见下文）。应该注意的是，这是在非择期剖宫产中进行的唯一的研究。

- 布特威克（Butwick）等人[19]对比了在椎管内麻醉下的择期剖宫产中，0（安慰剂组）、0.5IU、1.3IU 以及 5U 剂量静注对于子宫张力的作用。他们总结出，0.5IU 到 3U 的缩宫素剂量对于大多数择期患者来说都是足够的，5U 的剂量没有明显的益处（而且有更多低血压的趋势）。安慰剂组的很多患者在分娩后 2min 的子宫张力就已足够。

- 萨廷（Sartain）等人[20]比较了椎管内麻醉下行择期剖宫产术产妇：静注 2U 或 5U 缩宫素后，再以 10IU/h 速度输注缩宫素。血压由去氧肾上腺素输注维持。2 组患者在子宫张力、额外子宫收缩药的需要量和估计失血量都没有差异，但是 5U 静注组会出现更多的低血压、心动过速和恶心。

因此，似乎是比麻醉医师在剖宫产中习惯使用的剂量更小的剂量有益于减少缩宫素潜在的副作用。如果在怀孕过程中子宫缩宫素受体密度增加，子宫对低剂量缩宫素可产生有效反应就不奇怪。

巴尔基和郑（Tsen）[21]基于他们所说的"3 原则"（编辑），提出了一项剖宫产术中缩宫素使用方法。包括使用缩宫素达 3 次，每次静注 3U（超过 15s），在 2次剂量之间按要求用 3min 评估子宫张力。他们也提议一个剂量相对较低的维持方案，3U 缩宫素注入 1L 的注射液中以 100 ml/h 输注，如果此方案治疗失败，则使用其他子宫收缩药。虽然这个建议是基于现阶段的研究，但是还需要前瞻性的研究进行验证。

值得注意的是，适合于椎管内麻醉下择期剖宫产的剂量并不适用于所有的情况，例如全麻下的急诊剖宫产。

急性受体下调

持续使用高剂量的缩宫素对缩宫素受体会产生负面影响，导致受体脱敏，需要长时间给药。

- 缩宫素静脉滴注催产会发生急性受体下调[22]。
- 这种脱敏现象出现得很快——输注缩宫素的 3h 内[23]。
- 动物实验表明，急性受体下调确实存在，而像麦角新碱等其他子宫收缩药似乎不会发生[24]。
- 在分娩中，事先使用缩宫素与产后大出血的发展密切相关，有时甚至严重到需要输血[25]，这提示，子宫对缩宫素的反应降低。

除此之外，潜在的受体脱敏对麻醉医师来说有更多的含义。

- 相比第一剂量来说，缩宫素的第二剂量血流动力学的影响更小，这支持了受体脱敏或受体下调的概念[4]。
- 如果缩宫素反应很差，需要增加或重复剂量，这说明有选择替代性子宫收缩药的需要。

国际研究

近年来在许多国家，缩宫素的剂量和使用方法已发生了变化，但实际运用仍可能与官方的建议不相符合。

- 2001 年，在英国有一项调查中，87% 的受访者在剖宫产中仍旧使用 10U 剂量静注[26]。
- 按照上文提到的 CEMD 推荐，最近的一项调查发现，在英国的剖宫产中，缩宫素的初始剂量显著减少——100% 的受访者缩宫素的给药量至少是 5U 静注，而只有 12% 使用 10U 给药[27]。
- 德国最近的一项研究表明[28]，缩宫素有各种不同剂量用法。很多受访者仅输注给药，同时，也有使用各种剂量静推的，其中很多人仍使用 10U 甚至更大剂量静脉推注。缩宫素总的给药量从 1 ~ 80U 的都有。
- 最后，从澳大利亚和新西兰的另一项近期调查报道了择期剖宫产缩宫素的使用剂量[29]。大部分受访者给药量是 5IU 或 10U 静注，之后静脉输注，最常用的剂量是 40U 的缩宫素溶于 1L 的注射液，4h 滴完。

吸入麻醉剂对缩宫素用量的影响

很多年以前就已知道，在全麻下的剖宫产手术中，吸入麻醉药对于子宫平滑肌的松弛作用。临床研究表明，所有的吸入麻醉剂都会使子宫收缩力显著且进行性抑制。幸运的是，子宫仍旧对缩宫素有反应。

1. 恩氟烷、异氟烷和氟烷同样地都能抑制离体子宫平滑肌[30]。

2. 对于较新的吸入麻醉药，体外研究证实，地氟烷和七氟烷对缩宫素引起的子宫收缩呈剂量依赖性抑制[31]。不过，在 1 MAC 浓度时地氟烷似乎比七氟烷的对子宫收缩影响更小。他们得出结论：高达 0.5 MAC 的七氟烷和 1 MAC 的地氟烷可以在全麻剖宫产中使用，而不会明显增加子宫收缩乏力的风险。

缩宫素的替代品

虽然缩宫素被公认为是预防剖宫产术中子宫收缩乏力的一线药物,但是就像前面所说的,对于合并有先兆子痫、心脏疾病或产程延长的患者,它还不是治疗产后出血的理想药物。如果一线药物都无法胜任的话,寻找一种新药也是很重要的。其他的一些替代药物会在产科出血章节做进一步讨论。

总结

- 不推荐 10U 的缩宫素静注。
- 较低剂量缩宫素(1 ~ 3U)的静注可能会有同样的效果,而且副作用更小。
- 缩宫素快速输注可能比推注的效果更好。
- 使用缩宫素后可能很快就产生受体下调,过量的给药可能会造成需要量增加或者需要使用其他子宫收缩药。
- 尽可能地使用输注给药,这样可以减少血流动力学的影响。
- 在所有的合并有严重心脏疾病或子痫前期的患者,静脉推注缩宫素都应该非常谨慎。
- 缩宫素静脉滴注预防和治疗宫缩乏力的最佳剂量和速度现在没有明确地确定。
- 子宫收缩药有宫缩乏力的患者需要使用不同作用机制的子宫收缩药。

(陆 悦 译 陈红梅 钱金桥 校)

扩展阅读

- Dyer R A,van Dyk D & Dresener A. The use of uterotonic drugs during caesarean section. *Int J Obster Anesth*, 2010,**19**:313-319.
- Dyer R A,Butwick A J & Carvalho B. Oxytocin for labour and caesarean delivery : implications for the anaeshesiologist . *Curr Opin Anaesthesionl*, 2011,**24**:255-261.

参考文献

1. Weis Jr F R,Markello R ,Mo B ,*et al* . Cardiovascular effects of oxytocin. *Obstet Gynecol*, 1975,**46**:211-214.

2. Secher N J,Arnsbo P , Wallin L.Hemodynamic effects of oxytocin (syntocinon) and methylergometrine (methergin) on the systemic and pulmonary circulation of pregnant anesthetized women. *Acta Obstet Gynecol Scan*, 1978,**57**:97-103.

3. Langesaeter E,Rosseland L A , Stubhaug A.Haemodynamic effects of oxytocin in women with severe preeclampsia. *Int J Obstet Anesth*, 2011,**20**:26-29.

4. Langesaeter E,Rosseland L A , Stubhaug A.Haemodynamic effects of repeated doses of oxytocin during Caesarean delivery in healthy parturients. *Br J Anaesth*, 2009,**103**:260-262.

5. Dyer R A, Reed A R ,van Dyk D, *et al*.Hemodynamic effects of ephedrine,phenylephrine,and the coadministration of phenylephrine with oxytocin during spinal anesthesia for elective cesarean delivery.*Anesthesiology,*2009,**111**:753-765.

6. Thomas T A , Cooper G M .Maternal deaths from anaesthesia.An extract from Why Mothers Die 1997-1999,the Confidential Enquiries into Maternal Deaths in the United Kingdom.*Br J Anaesth,* 2002,**89**:499-508.

7. Dyer R A ,van Dyk D , Dresner A.The use of uterotonic drugs during caesarean section. *Int J Obstet Anesth,* 2010,**19**:313-319.

8. Rooks,J P. Oxytocin as a "high alert medication:"a multilayered challenge to the status quo.*Birth,* 2009,**36**:345-348.

9. Pinder A J,Dresner M,Calow C, *et al*.Haemodynamic changes caused by oxytocin during caesarean section under spinal anaesthesia.*Int J Obstet Anesth,*2002,**11**:156-159.

10. Chilvers J P.Myocardial ischemia complicating an elective cesarean section. *Anesthesia,* 2003,**58**:822-823.

11. Jonsson M,Hanson U,Lidell C ,*et al.* .ST depression at caesarean section and the relation to oxytocin dose:a randomized controlled trial. *BJOG,* 2010,**117**:76-83.

12. Svanstrom M C,Biber B,Hanes M, *et al*.Signs of myocardial ischaemia after injection of oxytocin:a randomized double-blind comparison of oxytocin and methylergometrine during Caesarean section. *Br J Anaesth,* 2008,**100**:683-689.

13. Thomas J S ,Koh S H ,Cooper G M.Haemodynamic effects of oxytocin given as i.v. bolus or infusion on women undergoing Caesarean section. *Br J Anaesth,*2007,**98**:116-119.

14. George R B, McKeen D,Chaplin A C ,*et al*. Up-down determination of the ED90 of oxytocin infusions for the prevention of postpartum uterine atony in parturients undergoing Cesarean delivery.*Can J Anesth,*2010,**57**:578-582.

15. King K J,Douglas M J,Unger W, *et al*.Five unit bolus oxytocin at cesarean delivery in women at risk of atony: a randomized,double-blind,controlled trial. *Anesth Analg,* 2010,**111**:1460-1466.

16. Sarna M C,Soni A K,Gomez M ,*et al*.Intravenous oxytocin in patients undergoing elective cesarean section. *Anesth Analg,* 1997,**84**:753-756.

17. Carvalho J C,Balki M ,Kingdom J ,*et al.* Oxytocin requirements at elective cesarean delivery: a dose-finding study. *Obstet Gynecol,* 2004,**104**:1005-1010.

18. Balki M, Ronayne M, Davies S, *et al*.Minimum oxytocin dose requirement after cesarean delivery for labor arrest. *Obstet Gynecol,* 2006,**107**:45-50.

19. Butwick A J, Coleman L, Cohen S E,*et al*.Minimum effective bolus dose of oxytocin during elective Caesarean delivery. *Br J Anaesth,* 2010,**104**:338-343.

20. Sartain J B, Barry JJ, Howat P W, *et al*. Intravenous oxytocin bolus of 2 units is superior to 5 units during elective Carsarean section.*Br J Anaesth,* 2008,**101**:822-826.

21. Balki M, Tsen L. Editorial on oxytocin prodocols during cesarean delivery: time to acknowledge the risk/benefit ratio. *Int Journal Obstet Anesth,* 2010,**19**:243-245.

22. Phaneuf S, Asboth G, Carrasco M P, *et al*. The desensitization of oxytocin receptors in human myometrial cells is accompanied by dowm-regulation of oxytocin receptor messenger RNA. *J Endocrinol,* 1997,**154**:7-18.

23. Robinson C, Schumann R, Zhang p ,*et al*. Oxytocin-induced desensitization of the oxytocin receptor. *Am J Obstet Gynecol,* 2003,**188**:497-502.

24. Balki M, Cristian A L, Kingdom J ,*et al*.Oxytocin pretreatment of pregnant rat myometrium reduces the efficacy of oxytocin but not of ergonovine maleate or prostaglandin F 2 alpha. *Reprod Sci,* 2010,**17**:269-277.

25. Grotegut C A, Paglia M J, Johnson L N, *et al*. Oxytocin exposure during labor among women with postpartum hemorrhage secondary to uterine atony. *Am J Obstet Gynecol,* 2011,**204**:56.el-6.

26. Bolton T J, Randall K , Yentis S M. Effect of the confidential enquiries into maternal deaths on the use of Syntocinon at cesarean section in the UK. *Anesthesia,* 2003,**58**:261-279.

27. Sheehan S R, Wedisinghe L, Macleod M ,et al. Implementation of guidelines on oxytocin use at caesarean section: a survey of practice in Great Britain and Ireland. *Eur J Obstet Gynecol Reprod Biol,* 2010,**148**:121-124.

28. Marcus H E, Fabian A, Lier H, *et al.* Survery on the uses of oxytoncin for cesarean section. *Minerva Anestesiol,* 2010,**76**:890-895.

29. Mockler J C, Murphy D J , Wallace E M. An Australian and New Zealand survey of practice of the use of oxytocin at elective cesearan section. Aust N Z J Obstet Gynaecol, 2010,**50**:30-35.

30. Munson E S , Embro W J. Enflurane,isoflurane and halothane and isolated human uterine muscle. *Anesthesiology,* 1977,**46**:11-14.

31. Yldiz K, Dogru K, Dalgic H, *et al.* Inhibitory effects of desflurane and sevoflurane on oxytocin-induced contraction of isolated pregnant human myometrium. *Acta Anaesthesiol Scand,* 2005,**49**:1355-1359.

剖宫产术后镇痛

T. 郭　S. 辛格　G. 贝林厄姆　著

引言

- 最近的一项研究显示,剖宫产术后 24h 重度疼痛(即疼痛评分为 6/10 分或以上)的发生率为 17%[1]。

- 这很重要,因为这种未控制的术后疼痛除了会降低母亲有效的哺乳能力外,还会使母亲不能在产后立刻很好的照顾孩子。

- 镇痛不足会限制患者的活动,使原本易患血栓栓塞性疾病的孕妇和产妇进一步增加患血栓栓塞性疾病的风险。

- 最后,急性术后疼痛治疗不善是发展成慢性疼痛的一个危险因素[2]。

- 显然,有效的剖宫产术后镇痛可以影响母亲许多方面的恢复。

- 在一个调查孕妇评估她们在剖宫产手术中的偏好的研究中发现:剖宫产术中和术后有效的镇痛是这些患者最关心的问题[3]。

- 疼痛的治疗必须安全、有效,而又不影响母亲照顾自己和孩子的能力。

- 此外,母乳喂养使镇痛药的选择必须同时满足母乳中转移量最小且对新生儿几乎没有副作用。

本章节作为目前临床治疗方法的指南,并围绕剖宫产术后镇痛的相关争议进行了讨论。

椎管内注射阿片类药物

在蛛网膜下腔或硬膜外腔给予的局部麻醉药中加入阿片类药物,为维持剖宫产术后长时间镇痛提供了一个有效的方法。几篇综述表明,椎管内注射阿片类药物的镇痛作用优于全身给药[4-6]。

- 不含防腐剂的吗啡是椎管内给药最常用的阿片类药物。然而,可以提供足够的剖宫产术后持续镇痛,且副作用最小的吗啡的最佳有效剂量仍有争论。

- 二氢吗啡酮不常用于椎管内给药,但是它可以作为吗啡过敏患者的一个不错的选择。

- 哌替啶是唯一具有局部麻醉作用的阿片类药物,因此,椎管内给药时它可以产生运动阻滞,哌替啶已单独用于剖宫产术脊髓麻醉[7]。

椎管内注射阿片类药物的副作用呈剂量依赖性,包括镇静、瘙痒、恶心、呕吐、便秘、尿潴留和呼吸抑制。

- 应常规进行瘙痒、恶心、呕吐的预防性治疗。
- 虽然呼吸抑制很罕见[8],但它仍是剖宫产术椎管内给阿片类药物的潜在致命性并发症,因此,建议24h呼吸监护。
- 另一个需要关注的问题是,椎管内给吗啡引起的三叉神经皮区瘙痒症会增加口唇单纯疱疹病毒Ⅱ型再活化的风险[9]。

蛛网膜下腔注射阿片类药物

蛛网膜下腔注射阿片类药物是作用于脊髓背角胶状质的μ受体,从而抑制C纤维兴奋性神经肽的释放[10]。

蛛网膜下腔给药后,体循环摄取的阿片类药物通常是无效的,因为使用的典型剂量是很小的。药物从脑脊液吸收的程度取决于药物的脂溶性。

芬太尼

- 芬太尼,以其高脂溶性能很快吸收到背角,因此起效很快。
- 芬太尼的迅速吸收使它在脑脊液中浓度较低,降低了其扩散至较高脊髓平面的可能性。
- 因此,芬太尼的镇痛效果多呈节段性。

吗啡

- 吗啡脂溶性低,因为停留在脑脊液里的时间比芬太尼长,故作用持续时间相对较长。
- 一个对蛛网膜下腔注射阿片类药物相关研究的系统回顾分析表明,蛛网膜下腔注射吗啡的剂量在100～200μg时可提供最佳镇痛,需要补充镇痛的平均时间为27h(范围11～29h),而蛛网膜下腔注射芬太尼提供镇痛的平均时间只有4h(范围2～13h)。
- 蛛网膜下腔注射吗啡在剖宫产术后24h内可以降低疼痛评分,减少需要补充的镇痛药的总量,而与对照组相比,蛛网膜下腔注射芬太尼并不会影响剖宫产术后 24h 的疼痛评分,也不会影响补充的镇痛药的用量[5]。

- 蛛网膜下腔注射吗啡的镇痛作用有封顶效应。一个荟萃分析显示,吗啡剂量在 100 ~ 200μg 时效果最佳。当剂量超过 200μg 时并没有更好的疼痛缓解效果,当剂量小于 100μg 时,镇痛作用最小[5]。

硬膜外注射阿片类药物

- 研究表明,拔硬膜外导管前向硬膜外腔注入吗啡可提供持续 18 ~ 26h 的术后镇痛,这个作用类似于蛛网膜下腔注射吗啡[11]。
- 吗啡缓慢地通过蛛网膜颗粒,镇痛作用起效缓慢。高浓度离子化吗啡最终积聚在脑脊液里,使其向头侧扩散,并产生长时间的镇痛作用。
- 芬太尼迅速扩散到硬膜外静脉、节段动脉,并通过蛛网膜颗粒和硬脊膜鞘进入脑脊液。因此,除了扩散至脑脊液里的脊髓受体以外,芬太尼可能同时在脊髓和脊髓上位点(通过全身给药)发挥作用[12]。
- 硬膜外注射吗啡也有剂量封顶效应。Palmer 等人评估了使用不同剂量的吗啡(0 ~ 0.5mg)硬膜外注射的效果,结果发现,当吗啡剂量 > 3.75mg 时,疼痛不能再随剂量的增加而减轻[11]。
- 一个对硬膜外注射吗啡的系统回顾分析认为,4mg 是吗啡最佳的剂量:可以使镇痛持续时间和其副作用达到最佳平衡[13]。
- 与传统的硬膜外吗啡制剂比较,硬膜外腔给予吗啡缓释剂可提供长效镇痛,且副作用没有增加[14]。

剖宫产术后留置硬膜外导管并不常见,因为虽然它可以提供良好的术后镇痛,但会导致活动障碍的发生率增高,而且硬膜外镇痛输注装置也很笨重,会妨碍母亲下床活动和照顾新生儿。

椎管内辅助用药

- 椎管内注射新斯的明(乙酰胆碱酯酶抑制剂),通过抑制脊髓中乙酰胆碱酯酶的降解,增加脊髓毒蕈碱和烟碱受体的兴奋性,从而产生镇痛作用。它还可以通过在脊髓中释放一氧化氮来延长和加强镇痛效果。研究表明,新斯的明可以延长镇痛持续时间,而且对胎儿心率和子宫收缩没有明显影响。然而,其临床使用仍然受限,因为涉及到当新斯的明与局部麻醉药联合使用时,会产生镇静、严重恶心呕吐以及运动阻滞延长等副作用[15,16]。

- 研究表明,椎管内注射高比重布比卡因联合可乐定(α_2肾上腺素能受体激动剂)可以延长脊髓麻醉的时间,并且能增强剖宫产术后早期镇痛效果,但不能减少阿片类药物的用量[17]。然而,可能会导致低血压、镇静、运动阻滞延长及围术期呕吐等严重副作用[18]。

阿片类药物全身用药

- 阿片类药物全身用药是全麻剖宫产术后疼痛治疗中最常用的。
- 全身用药用于产后患者的主要优势是给药容易、成本低,且历史久远。
- 阿片类药物可通过护士(肌内、皮下或静脉注射)或患者自控镇痛泵(PCA)实现按需给药。
- 研究表明,剖宫产术后用PCA的患者疼痛缓解的效果优于肌内注射阿片类药物[19]。然而,当比较剖宫产术后使用PCA吗啡镇痛和椎管内吗啡镇痛的患者的疼痛后发现,PCA组40%患者有中到重度的疼痛,相比之下,硬膜外组只有15%[19]。虽然PCA比椎管内给药镇痛效果差,但PCA组患者的满意度较高[4,5,19]。比起椎管内给阿片类药物,PCA良好的自控性可能与患者满意度高有关。同时,椎管内给阿片类药物所致的瘙痒、恶心、呕吐、尿潴留发病率高似乎使得患者满意度降低。

口服阿片类药物

- 口服阿片类药物通常用于椎管内或PCA吗啡镇痛后的二级镇痛治疗。对乙酰氨基酚与可待因是以前最常见的口服阿片类药物。可待因作为一种药物前体,它的镇痛效果几乎完全归因于其主要代谢产物吗啡。
- 然而,可待因的药物代谢动力学不稳定。具体来说,细胞色素P450 CYP2D6同工酶的多态性可以增强可待因转化为吗啡的代谢速率。这种药物的遗传变异性已经涉及到一个经母乳喂养的新生儿的死亡,其母亲产后给予了可待因[20]。可待因的超速代谢导致大量的吗啡转移到母乳,引起新生儿呼吸抑制。
- 在我们中心,不再提倡用可待因进行剖宫产术后镇痛。取而代之的,我们强调对于剖宫产术后2～3d内的突发性疼痛用羟考酮行多模式镇痛。产后2～3d少量摄入初乳可限制新生儿暴露于阿片类药物中,从而带来的风险最小[21]。没有发现产后早期使用羟考酮的母亲喂养的新生儿有不良反应[21]。

- 我们的大多数患者在椎管内注射阿片类药物后不需要大剂量补充羟考酮,我们通常每 4 ～ 6h 给予 5mg（相当于推荐的每日最大剂量：20 ～ 30mg）。然而,我们应该教护士和母亲监测她们的孩子暴露于阿片类药物中的表现,如镇静,情感淡漠,胃肠道症状和呼吸抑制。

　　NB Motherisk（多伦多儿童医院, www.motherisk.org）目前正在调查研究羟考酮对母乳喂养的母亲和其新生儿的影响。

多模式镇痛

　　椎管内镇痛可能不能完全缓解剖宫产术后的疼痛。然而,产后摄入的镇痛药往往不足,因为母亲们希望在喂养期能避免用药。多模式镇痛的目的则是通过联合使用不同作用机制的较低剂量的镇痛药物,以获得协同镇痛或相加镇痛作用的同时较少的药物副作用。

非甾体抗炎药（NSAIDs）

- 已经表明 NSAIDs 能够加强剖宫产术后全身或椎管内给阿片类药物的镇痛作用,同时可以减少阿片类药物的用量和副作用[22,23]。
- 虽然它们的止痛作用有封顶效应,但是它们同时具有抗炎和退热的特性。此外,它们能有效治疗子宫痉挛性疼痛。
- 出血、血小板功能障碍、胃肠道副作用和肾功能不全等潜在问题可能会限制非甾体类抗炎药的使用。
- 虽然美国食品药品管理局黑盒子警告不要在分娩（理论上对胎儿血液循环有不利影响以及存在子宫收缩乏力的风险）和哺乳时（前列腺素抑制剂对新生儿有潜在的不利影响）使用酮咯酸,但美国儿科研究院认为哺乳期母亲使用非甾体类抗炎药是安全的[24]。

对乙酰氨基酚

- 对乙酰氨基酚(扑热息痛)是常见的术后多模式镇痛疗法的药物之一。
- 科克伦(Cochrane)综述发现,对乙酰氨基酚可提供有效的术后镇痛,而几乎没有副作用[25]。
- 对乙酰氨基酚的作用机制可能是通过抑制中枢 COX2,以减少中枢神经系统前列腺素 E2 的产生,并激活下行 5 羟色胺能通路。

对产科患者的研究是有限的,且研究结果不一致。

- 一个随机对照试验比较了剖宫产术后静脉注射对乙酰氨基酚 1g 和口服布洛芬 400mg 的效果,发现两组阿片类药物的用量没有差别,并得出结论:作为剖宫产术后 PCA 吗啡镇痛的辅助药,静脉注射对乙酰氨基酚代替口服布洛芬是合理的[26]。

- 赛迪克(Siddik)等人发现直肠给双氯芬酸,但不静脉给盐酸丙帕他莫(对乙酰氨基酚的前体),可产生显著的吗啡节约效应,而两者联合使用时并没有产生额外的有利作用[27]。

- 与之相反,穆尼尚卡(Munishankar)等人发现比起单独使用对乙酰氨基酚,对乙酰氨基酚和双氯芬酸联合使用可明显减少吗啡的用量[28]。

虽然研究结果不一致,但是联合对乙酰氨基酚治疗术后疼痛几乎没有风险,而且它几乎常规使用于术后疼痛的治疗中。

髂腹股沟和髂腹下神经阻滞

两侧髂腹股沟和髂腹下神经都可以从普芬南施蒂尔切口传递躯体疼痛。自从 1988 年发表过最早的相关研究后,对髂腹股沟和髂腹下神经阻滞治疗剖宫产术后疼痛疗效的评价已经很少了[29]。

- 在一个双盲、随机、安慰剂对照的试验中,通过解剖学标志和阻力消失技术,对剖宫产术后患者行双侧髂腹股沟和髂腹下神经阻滞[30]。主要的疗效判定标准是术后 24h 静脉注射吗啡的总量。与安慰剂组相比,用布比卡因行神经阻滞的患者吗啡用量明显减少。然而,阿片类药物相关性副作用如恶心和瘙痒并没有明显减少。

- 髂腹股沟和髂腹下神经位置的变异性降低了盲探法的成功率,临床研究引用过的成功率在 55% ~ 95%[30]。

一直以来主张使用超声技术来确保神经阻滞能成功。

- 最近的一个案例系列报道了 3 名患者术后行超声引导下髂腹股沟和髂腹下持续神经阻滞,通过导管持续给予 0.2% 罗哌卡因 72h[31]。报道显示,患者在持续神经阻滞期间,疼痛评分很低,阿片类药物用量最少,副作用最小。虽然样本量小,但这样的结果却令人鼓舞,在正式临床试验中,应该在超声引导下做进一步的研究。

腹横肌平面（TAP）阻滞

产妇剖宫产分娩后感受到的疼痛主要来自前下腹壁手术切口。这个区域主要由较低的 T6 脊神经（T7 ~ Tl2）腹侧支和第一腰椎脊神经支配。这些神经的分支走形于腹部腹内斜肌和腹横肌之间的神经筋膜平面，在腹横肌水平（TAP）。将局部麻醉剂注入这个平面里阻滞这些感觉神经，可以对 T7 ~ L1 支配的前腹壁皮肤、肌肉和腹膜壁层产生镇痛作用[32]。

检测产科患者 TAP 阻滞效果的随机对照试验很少，而且有的报道结果相互矛盾。这些矛盾的结果很可能是因为技术、药物和疗效评价标准的差异造成的。

- 第一个研究是麦克唐奈（Mcdonnell）完成的，他用 Petit 腰三角解剖学标志定位和阻力消失法穿刺进入腹横肌平面[33]。在他的研究中，患者被随机分配到两组，一组用 0.75% 罗哌卡因，另一组用盐水安慰剂。
- 另外 2 个研究是贝拉维（Belavy）和科斯特洛完成的，他们在超声引导下注射低浓度的罗哌卡因（分别为 0.5% 和 0.375%）行神经阻滞[34,35]。
- 麦克唐奈和贝拉维的研究中，患者做剖宫产术时行脊髓麻醉，但没有给吗啡。2 个研究都发现，TAP 阻滞明显降低了术后患者对阿片类药物的需求，但 24h 后，组间视觉模拟评分（VAS）没有明显差异。
- 科斯特洛等人做了一个随机对照试验，来检测剖宫产术后 TAP 阻滞的效果，他们把 TAP 阻滞作为椎管内注射吗啡在内的多模式镇痛的一部分[35]。这个研究在各组间 24h 内的 VAS 评分上没有显示出任何差异（VAS 评分是主要的疗效评价标准），而且术后补充的阿片类药物剂量也没有差异。在这个特殊的研究中，一直担心的问题是这种阻滞方式可能会造成目标神经阻滞不一致[36,37]。局部麻醉药聚集的地方离髂嵴有一定的距离，且位于覆盖着腹横肌的筋膜层上方。这样将会导致阻滞失败，因为支配下腹壁的神经紧贴着这个平面以下的髂嵴前方走行。
- 近期由卡纳齐（Kanazi）等人做的随机对照试验比较了剖宫产术后超声引导下双侧各 20ml 0.375% 布比卡因 TAP 阻滞和蛛网膜下腔注射吗啡镇痛的效果[38]。将术后首次需要补充镇痛药的时间作为疗效评价的主要指标，蛛网膜下腔吗啡组比 TAP 阻滞组的时间长（分别为 8h 和 4h），但是蛛网膜下腔注射吗啡组的副作用也更大。值得注意的是，研究中的蛛网膜下腔注射吗啡的剂量为 200μg，是推荐剂量的 2 倍多。

目前，TAP 阻滞对剖宫产术后疼痛的作用似乎仅限于减少阿片类药物的补充剂量。虽然术后早期疼痛评分显著下降,但是这个镇痛作用仅限于术后第一个24h。故进一步的研究应该旨在更彻底的评估 TAP 阻滞的作用,不过要特别注意局麻药聚集的正确解剖学位置。此外,由于单次给药的效果仅限于局麻药作用的持续时间,故使用 TAP 导管以延长镇痛持续时间可能比较有意义。

伤口浸润法

已经有几项试验研究了剖宫产术后伤口浸润法控制术后疼痛的效果。在伤口闭合处留置导管输注或单次注射局麻药已有研究。这种技术简单、安全,而且可以减少术后疼痛,降低补充阿片类药物的需求。

- 输液导管的研究结果多变,可能是因为在研究方法和留置导管的位置上有差异。在几项随机双盲对照试验中,他们把导管放置在肌肉筋膜上方,结果表明,局麻药的注入能减少阿片类药物的用量(减少量从 25% ~ 73%)。疼痛评分似乎会中等度下降,大多数研究术后第 1 天后实验组和安慰剂组的疼痛评分相等[39-41]。与硬膜外导管给药或静脉给 NSAIDs 相比,研究没有显示出伤口留置输液导管的优点[42-44]。

- 也研究了从伤口处留置的输液导管输注 NSAIDs 代替局麻药的效果。局部输注双氯芬酸(48h 输注了 300 mg)会产生很强的阿片类药物节约效应,且其术后镇痛效果比同等剂量下间断静脉注射的效果更好。此外,局部输注双氯芬酸产生的镇痛效果等同于局部输注罗哌卡因联合全身双氯芬酸用药的效果[45]。

  对以前的研究进行评判:伤口导管放置的位置应该在腹膜壁层和腹横筋膜之间。这可能会产生更好的镇痛效果,因为这样可以部分增强腹壁痛觉感受器的阻滞效果。

- 一个随机对照试验比较了导管放置在筋膜上和筋膜下对镇痛效果的影响,结果表明,导管放置于筋膜下组术后 48h 内阿片类药物用量大大减少[46]。

  也有研究评估过伤口单次注射局麻药的镇痛效果。

- 对于全麻下剖宫产的患者,伤口浸润和腹膜喷洒 0.75% 罗哌卡因可以降低术后短期严重的 / 不能忍受的疼痛的发生率,同时也可以减少阿片类药物的需求量[47]。

- 另一个相似的试验:脊髓麻醉下剖宫产的患者术后仅用 0.75% 罗哌卡因浸润伤口来镇痛,也得到了相似的结果[48]。

总之,伤口浸润技术可中等度的控制术后疼痛。

- 最近的 Cochrane 分析显示:行伤口浸润镇痛的女性因为减少了阿片类药物的用量而受益。据报道,术后 24h 吗啡的标准平均差为-1.70mg （95% CI-2.75 ~ -0.94)[49]。

保守疗法

使用针灸和经皮电神经刺激(TENS)以减少术后疼痛的方法已经在随机对照试验中做过评估[50-52]。然而这些试验仍有局限性,有的实验因为没有设计盲法,有的实验因为缺乏对术中麻醉的细节描述(如描述患者是否接受了椎管内或全身麻醉)。

- 已经在随机对照试验中评估过针灸的使用,试验中受试者在麻醉复苏室被随机分配到对照组、针灸组或电针灸组。所有患者术中都施行脊髓麻醉,但没有描述蛛网膜下腔给药的细节。患者术后都用 PCA 吗啡镇痛。与对照组相比,2 个针灸组在术后第一个 24h 内,PCA 中吗啡使用的总剂量减少了 30% ~ 35%。此外,针灸组的疼痛评分均低于对照组,但其效果只在术后头 2h 内明显[52]。

- 一个随机、安慰剂对照试验对术后使用 TENS 疗法的效果做了个非盲法评估。参与者们在术中都施行了脊髓麻醉,但术中并未使用阿片类药物。术后立即给予患者对乙酰氨基酚的标准剂量,用吗啡进行患者自控镇痛,治疗组的患者接受 TENS 疗法持续至少 24h。结果,用了 TENS 疗法的患者术后第一个 24h 后吗啡总用量显著降低近 50%,各组 VAS 评分无差别[51]。

术后用针灸和 TENS 疗法控制疼痛的证据有限。但是,也有人建议这些保守疗法可以作为有用的辅助治疗。最后,评估这些方法的试验有限,因为患者和研究人员对治疗方法很难做到盲法。

剖宫产术后慢性疼痛的发展

普芬南施蒂尔切口是剖宫产手术和其他妇科手术常用的切口,因为其不容易发生切口疝和离散瘢痕[53]。然而,研究表明:这样的切口常常会发生慢性术后疼痛。

- 对行普芬南施蒂尔切口的剖宫产妇女的随访调查表明:18.6% 的患者 3 个月后仍有疼痛,12.3% 的患者平均随访 10.2 个月后仍有疼痛,而在这些 12.3% 的患者中,有 5.9% 至今仍有疼痛或者几乎每日都痛[54]。

- 普芬南施蒂尔切口后慢性疼痛的常见病因是髂腹股沟、髂腹下或生殖股的神经损伤。这些神经起源于腰丛,解剖学变异度高,解剖学标志不可靠,故外科手术时容易损伤到这些神经。损伤可能包括神经横断、外伤或周围瘢痕组织包绕形成神经瘤。据估计,因这种切口而主诉有慢性疼痛的患者中,15% ~ 53% 会由于神经包绕而发展为神经病理性疼痛[53,55]。

已确定了普芬南施蒂尔切口后与慢性疼痛发展相关的几个危险因素[53-55]:

- 切口长度。
- 全身麻醉剂的使用。
- 严重的急性术后疼痛。
- 切口周围麻木。
- 反复的普芬南施蒂尔切口。
- 急诊剖宫产。

如果怀疑慢性疼痛继发于神经瘤,患者可以用治疗神经病理性疼痛的药物(如三环类抗抑郁药或 gabapentenoids)进行保守治疗。有创疗法包括在损伤的神经周围注射局部麻醉剂,加或不加类固醇。进一步的干预包括转诊给神经外科医师行神经瘤切除术或纤维瘢痕组织神经减压术[56]。

我们的实践

- 目前,在我们中心,蛛网膜下腔注射吗啡(100 ~ 300μg)或硬膜外注射吗啡麻醉(2 ~ 4mg)与区域麻醉联合用于剖宫产术。
- 如果做了全麻,给患者用以吗啡为基础的 PCA 来治疗剖宫产术后疼痛。
- 也可以行 TAP 阻滞。
- 给患者用包括 NSAIDs 和对乙酰氨基酚在内的多模式镇痛 24h,爆发性疼痛还要用羟考酮。此外,要常规预防性给止吐药和止痒药。

(丁妮娜 译 钱金桥 校)

参考文献

1. Eisenach J C, Pan P H, Srrtiley R, et al. Sererity of acute pain after childbirth, but not type of delivery, predias persistent pain and postpartum depression. *Pain*, 2008, **140**: 87-94.

2. Perkins F M, Kehlet H. Chronic pain as an outcome of surgery: a review of predictive factors. *Anestlzesiology*, 2000, **95**: 1123-1133.

3. Carvalho B, Cohen S E, Lipman S S, et al. Patient preferences for anesthesia outcomes associated with cesarean delivery. *Anesth Analg*, 2005, **101**: 1182-1187.

4. Block B M, Liu S S, Rowlingson A J, et al. Efficacy of postoperative epidural analgesia: a meta-analysis. *JAMA*, 2003, **290**: 2455-2463.

5. Dahl J B, Jeppesen I S, Jorgensen H, *et al.* Intraoperative and postoperative analgesia efficacy and adverse effects of intrathecal opioids in patients undergoing Cesarean section with spinal anesthesia. A qualitative and quantitative systematic review of randomized controlled trails.*Anesthesiology*, 1999, **91**:1919-1927.

6. Bonnet M P, Mignon A, Mazoit J X, *et al.* Analgesic efficacy and adverse effects of epidural morphine compared to parenteral opioids after elective caesarean section: a systematic review. *Eur J Pain*, 2010, **14**: 894-902.

7. Kafle S K. Intrathecal meperidine for elective Cesarean section: a comparison with lidocaine. *Can J Anesth*, 1993, **40**: 718-721.

8. Carvalho B. Respiratory depression after neuraxial opioids in the obstetric setting. *Anesth Analg,* 2008, **107**: 956-961.

9. Crone L A, Conley J M, Storgard C, *et al.* Herpes labialis in parturients receiving epidural morphine following cesarean section. *Anesthesiology*, 1990, **43**: 208-213

10. Cousins M J & Mather L E. Intrathecal and epidural administration of opioids. *Anesthesiology*, 1984, **61** : 276-310.

11. Palmer C M, Nogami W M, Van Maren G ,*et al.* Postcesarean epidural morphine: a dose-response study. *Anesth Analg*, 2000, **90**: 887-891.

12. Mather L E , Cousins M J. The site of action of epidural fentanyl: what can be learned by studying the difference between infusion and bolus administration? The importance of history, one hopes. *Anesth Analg*, 2003, **97**: 1211-1213.

13. Bonnet M P, Mignon A, Mazoit J X, *et al.* Analgesic efficacy and adverse effects of epidural morphine compared to parenteral opioids after elective caesarean section: a systematic review. *Eur J Pain*, 2010, **14**: 894. el-9.

14. Carvalho B, Roland L M, Chu L F, *et al.* Single-dose, extended-release epidural morphine (DepoDur) compared to conventional epidural morphine for postcesarean pain. *Anesth Anatg*, 2007, **105**:176-183.

15. Liu S S, Hodgson P S, Moore J M, *et al.* Dose-response effects of spinal neostigmine added to bupivacaine spinal anesthesia in volunteers. *Anesthesiology*, 1999, **90**: 710-717.

16. Ross V H, Pan P H, Owen M D, *et al.* Neostigmine decreases bupivacaine use by patient-controlled epidural analgesia during Labour: a randomized controlled study. *Anesth Analg*, 2009, **109**: 524-531.

17. Van Tuijl I, Van Klei W A, Van der Werff D B M, *et al.* The effect of addition of intrathecal clonidine to hyperbaric bupivacaine on postoperative pain and morphine requirements after Caesarean section: a randomized controlled trial. *Br J Anaesth*, 2006, **97**: 365-370.

18. Eisenach J C. Kock M C , Klimscha W. Alpha-2 adrenergic agonists for regional anesthesia: a clinical review of clonidine(1984-1995). Anesthesiology, 1996, **85**: 655-674.

19. Eisenach J C, Grice S C , Dewan D M. Patient-controlled analgesia following cesarean section: a comparison with epidural and intramuscular narcotics.*Anesthesiology*, 1988, **68**: 444-448.

20. Madadi P, Ross C J, Hayden M R, *et al.* Pharmacogenetics of neonatal opioid toxicity following maternal use of codeine during breastfeeding: a case-control Study. *Clin Pharmacol Ther*, 2009, **85**: 31-35.

21. Seaton S, Reeves M , McLean S. Oxycodone as a component of multimodal analgesia for lactating mothers after Caesarean section; relationships between maternal plasma, breast milk and neonatal plasma levels. *Aust N Z J Obstet Gynaecol*, 2007, **47**: 181-185.

22. Lowder J L, Shackelford D P, Holbert D ,*et al.* randomized, controlled trial to compare ketorolac tromethamine versus placebo after cesarean section to reduce pain and narcotic usage. *Am J Obstet Gynecol*, 2003, **189**: 1559-1562.

23. Pavy T J G, Gambling D R, Merrick P M, *et al.* Rectal indomethacin potentiates spinal morphine analgesia after caesarean delivery. *Anaesth Intens Care*, 1995, **23**: 555-559.

24. American Academy of Pediatrics Committee on Drugs. The transfer of drugs and other chemicals into human milk. *Pediatrics*, 2001, **108**: 776-785.

25. Toms L, McQuay H J, Derry S, et al. Single dose oral paracetamol (acetaminophen) for postoperative pain in adults. *Cochrane Database Syst Rev*, 2008, **4**: CD004602.

26. Alhashemi J A, Alotaibi Q A, Mashaat M S, et al. Intravenous acetaminophen vs oral ibuprofen in combination with morphine PCIA after Cesarean delivery. *Can J Anesth*, 2006, **53**: 1200-1206.

27. Siddik S M, Aouad M T, Jalbout M I, et al. Diclofenac and/or propacetamol for postoperative pain management after cesarean delivery in patients receiving patient controlled analgesia morphine. *Reg Anesth Pain Med*, 2001, **26**: 310-315.

28. Munishankar B, Fettes P, Moore C, et al. A double-blind randomised controlled trial of paracetamol, diclofenac or the combination for pain relief after caesarean section. *Int J Obstet Anesth*, 2008, **17**: 9-14.

29. Bunting P, McConachie I. Ilioinguinal nerve blockade for analgesia after caesarean section. *Br J Anaesth*, 1988, **61**: 773-775.

30. Bell E A, Jones B P, Olufolabi A J, et al. Iliohypogastric ilioinguinal peripheral nerve block for post-Cesarean delivery analgesia decreases morphine use but not opioid-related side effects. *Can J Anesth*, 2002, **49**: 694-700.

31. Gucev G, Yasui G M, Chang T Y, et al. Bilateral ultrasound-guided continuous ilioinguinal-iliohypogastric block for pain relief after cesarean delivery. *Anesth Analg*, 2008, **106**: 1220-1222.

32. Rozen W M, Tran T M, Ashton M W, et al. Refining the course of the thoracolumbar nerves: a new understanding of the innervation of the anterior abdominal wall. *Clin Anat*, 2008, **21**: 325-333.

33. McDonnell J G, Curley G, Carney J, et al. The analgesic efficacy of transversus abdominis plane block after cesarean delivery: a randomized controlled trial. *Anesth Analg*, 2008, **106**: 186-191.

34. Belavy D, Cowlishaw P J, Howes M, et al. Ultrasound-guided transversus abdominis plane block for analgesia after Caesarean delivery. *Br J Anaesth*, 2009, **103**: 726-730.

35. Costello J F, Moore A R, Wieczorek P M, et al. The transversus abdominis plane block when used as part of a multimodal regimen inclusive of intrathecal morphine, does not improve analgesia after cesarean delivery. *Reg Anesth Pain Med*, 2009, **34**: 586-589.

36. Hebbard P D, Royse C F. Lack of efficacy wirh transversus abdominis plane block: is it the technique, the end points, or the statistics? *Reg Anesth Pain Med*, 2010, **35**: 324.

37. Factor D, Chin K J. Transversus abdominis plane block in lower segment cesarean section: a question of block failure or lack of effcacy? *Reg Anesth Pain Med*, 2010, **35**: 404-405.

38. Kanazi G E, Aouad M T, Abdallah F W, et al. The analgesic efficacy of subarachnoid morphine in comparison with ultrasound-guided transversus abdomi nis plane block after cesarean delivery: a randomized controlled trial. *Anesth Analg*, 2010, **111**: 475-481.

39. Mecklem D W, Humphrey M D, Hicks R W. Efficacy of bupivacaine delivered by wound catheter for post-caesarean section analgesia. *Aust N Z J Obstet Gynaecol*, 1995, **35**: 416-421.

40. Fredman B, Shapiro A, Zohar E, et al. The analgesic efficacy of patient-controlled ropivacaine instillation after Cesarean delivery. *Anesth Analg*, 2000, **91**: 1436-1440.

41. Givens V A, Lipscomb G H, Meyer N L. A randomized trial of postoperative wound irrigation with local anesthetic for pain after cesarean delivery. *Am J Obstet Gynecol*, 2002, **186**: 1188-1191.

42. Zohar E, Shapiro A, Eidinov A, et al. Postcesarean analgesia: the efficacy of bupivacaine wound instillation with and without supplemental diclofenac. *J Clin Anesth*, 2006, **18**: 415-421.

43. Magnani E, Corosu R, Mancino P, et al. Postoperative analgesia after cesarean section by continued administration of levobupivacaine with the On-Q Painbuster system over the fascia vs ketorolac + morphine i.v. *Clin Exp Obstet Gynecol*, 2006, **33**: 223-225.

44. Ranta P O, Ala-Kokko T I, Kukkonen J E, et al. Incisional and epidural analgesia after caesarean delivery: a prospective, placebo-controlled, randomised clinical study. *Int J Obstet Anesth*, 2006, **15**: 189-194.

45. Lavand'homme P M, Roelants F, Waterloos H, et al. Postoperative analgesic effects of continuous wound infiltration with diclofenac after elective cesarean delivery. Anesthesiology, 2007, **106**: 1220-1225.

46. Rackelboom T, Le Strat S, Silvera S, et al. Improving continuous wound infusion effectiveness for postoperative analgesia after cesarean delivery. Obstet Gynecol, 2010, **116**: 893-900.

47. Bamigboye A A , Justus H G. Ropivacaine abdominal wound infiltration and peritoneal spraying at cesarean delivery for preemptive analgesia. Int J Gynaecol Obstet, 2008, **102**: 160-164.

48. Nguyen N K, Landais A, Barbaryan A, et al. Analgesic efficacy of Pfannenstiel incision infiltration with ropivacaine 7.5 mg/mL for Caesarean section. Anesthesiol Res Pract, 2010, Article ID542375.

49. Bamigboye A A , Hofmeyr G J. Local anaesthetic wound infiltration and abdominal nerves block during caesarean section for postoperative pain relief. Cochrane Database Syst Rev, 2009, **3**: CD006954.

50. Reynolds R A, Gladstone R , Ansari A H. Transcutaneous electrical nerve stimulation for reducing narcotic use after Cesarean section. J Reprod Med, 1987, **32**: 843-846.

51. Binder P, Gustafsson A, Uvnas-Moberg K ,et al. Hi-TENS combined with PCA-morphine as post caesarean pain relief. Midwifery, 2010, doi:10.1016/j. midw.2010.05.002.

52. Wu H C, Liu Y C, Ou K L, et al. Effects of acupuncture on post-cesarean section pain. Chin Med J (Engl), 2009, **122**: 1743-1748.

53. Loos M J, Scheltinga M R, Mulders L G, et al. The Pfannenstiel incision as a source of chronic pain. Obstet Gynecol, 2008, **111**: 839-846.

54. Nikolajsen L, Sorensen H C, Jensen T S, et al. Chronic pain following Caesarean section. Acta Anaesthesiol Scand, 2004, **48**: 111-116.

55. Luijendijk R W, Jeekel J, Storm R K, et al. The low transverse Pfannenstiel incision and the prevalence of incisional hernia and nerve entrapment. Ann Surg, 1997, **225**: 365-369.

56. Ducic I, Moxley M , Al-Attar A. Algorithm for treatment of postoperative incisional groin pain after cesarean delivery or hysterectomy. Obstet Gynecol, 2006, **108**: 27-31.